Stefanie Brune

AMTS und Medikationsanalyse

Erweiterte Medikationsberatung bei Polymedikation – Arbeitshilfe für die Apotheke

Stefanie Brune, Meinerzhagen

Mit 29 Abbildungen und 30 Tabellen

Online PLUS

Checklisten, Arbeitstabellen und Mustertexte unter www.Online-PlusBase.de

AF854578

Deutscher Apotheker Verlag

Zuschriften an
lektorat@dav-medien.de

Anschrift der Autorin
Dr. rer. nat. Stefanie Brune
Otto-Fuchs-Str. 21
58540 Meinerzhagen

Hinweise
Im Sinne einer besseren Lesbarkeit wird auf die gleichzeitige Verwendung männlicher und weiblicher Sprachformen verzichtet. Alle Formen schließen Personen jeglichen Geschlechts ein.
Alle Links zu externen Inhalten wurden zum Zeitpunkt der Drucklegung gewissenhaft überprüft. Wir bitten jedoch um Ihr Verständnis, dass der Deutsche Apotheker Verlag keinen Einfluss auf die dauerhafte Verfügbarkeit externer Online-Ressourcen hat und demzufolge keinen zeitlich unbegrenzten Zugang zu diesen Inhalten gewährleisten kann.

Alle Angaben in diesem Werk wurden sorgfältig geprüft. Dennoch können die Autorin und der Verlag keine Gewähr für deren Richtigkeit übernehmen.

Ein Markenzeichen kann markenrechtlich geschützt sein, auch wenn ein Hinweis auf etwa bestehende Schutzrechte fehlt.

Bibliografische Information der Deutschen Nationalbibliothek
Die Deutsche Nationalbibliothek verzeichnet diese Publikation in der Deutschen Nationalbibliografie; detaillierte bibliografische Daten sind im Internet unter https://portal.dnb.de abrufbar.

Jede Verwertung des Werkes außerhalb der Grenzen des Urheberrechtsgesetzes ist unzulässig und strafbar. Das gilt insbesondere für Übersetzungen, Nachdrucke, Mikroverfilmungen oder vergleichbare Verfahren sowie für die Speicherung in Datenverarbeitungsanlagen.

1. Auflage 2023

ISBN 978-3-7692-8130-9 (Print)
ISBN 978-3-7692-8233-7 (E-Book, PDF)

© 2023 Deutscher Apotheker Verlag
Birkenwaldstraße 44
70191 Stuttgart
www.deutscher-apotheker-verlag.de
Printed in Germany

Satz: primustype Hurler GmbH, Notzingen
Grafik: GRAFIK Ruth Hammelehle, Bad Boll
Druck und Bindung:
Himmer GmbH Druckerei & Verlag, Augsburg
Umschlaggestaltung: deblik, Berlin
Umschlagabbildung: zadorozhna/stock.adobe.com

MIX
Papier | Fördert gute Waldnutzung
FSC® C128922
www.fsc.org

Klimaneutral
Druckprodukt
ClimatePartner.com/11798-2306-1013

Vorwort

Die pharmazeutischen Dienstleistungen sind ein Meilenstein in der Entwicklung des Berufsstands mit dem Fokus auf der heilberuflichen Tätigkeit. Für uns Apotheker ein Grund zum Jubeln: Erstmals dürfen wir Dienstleistungen mit der Krankenkasse abrechnen, wenn ein Bedarf beim Patienten erkannt wurde. Durch diesen Schritt, der durch den Schiedsspruch am 10.06.2022 Realität wurde, kann sich der Apothekerberuf stärker in Richtung heilberufliche Tätigkeit entwickeln, was – insbesondere auch bei jungen Apothekern– die Attraktivität des Berufs erhöht. Darüber hinaus wird das Verhältnis zu unseren Patienten intensiviert und die Kundenbindung gefördert. Des Weiteren kann die interprofessionelle Zusammenarbeit mit den Ärzten ausgebaut werden.

Nun ist ein Jahr seit dem Schiedsspruch vergangen und es lässt sich ein klares Fazit ziehen: Bisher werden viel zu wenig pharmazeutische Dienstleistungen durchgeführt. Jährlich stehen 150 Millionen € für die pharmazeutischen Dienstleistungen zur Verfügung. Davon wurden bisher pro Quartal nur maximal 1,93 Millionen € abgerufen. Nur ungefähr ein Viertel der Apotheken erbrachte im ersten Quartal 2022 pharmazeutische Dienstleistungen.

Für die Zurückhaltung bei der Durchführung der pharmazeutischen Dienstleistung „Erweiterte Medikationsberatung bei Polymedikation" werden hauptsächlich zwei Gründe genannt: zum einen Personalmangel, zum anderen die nicht dem Aufwand entsprechende Honorierung. Doch es sind auch die oben genannten Nutzenaspekte und Chancen zu berücksichtigen wie Zukunftssicherung durch Steigerung der Attraktivität des Apothekerberufs sowie die neue Form der packungsunabhängigen Vergütung, Förderung der Kundenbindung und Intensivierung der interprofessionellen Zusammenarbeit. Somit sind die pharmazeutischen Dienstleistungen ein Weg in Richtung Zukunft der Apotheke vor Ort. Die „Erweiterte Medikationsberatung bei Polymedikation" bietet eine neue und spannende Herausforderung, bringt Abwechslung in den Apothekenalltag und stiftet für die Patienten großen Nutzen.

Zunächst wurde die Freude über die neuen pharmazeutischen Dienstleistungen allerdings durch die Äußerungen einiger Vertreter der Ärzteschaft getrübt. Diese Art der Leistungsabrechnung war bisher den Ärzten vorbehalten. Neuerungen führen oft zu Unsicherheit und es liegt in der Natur der Sache, dass Gegenwind entsteht und es von den ersten Meilensteinen bis hin zur allgemeinen Akzeptanz ein langer Weg ist.

Doch dies sollte uns Apotheker nicht zweifeln lassen oder verunsichern. Die Durchsetzung der lange vorbereiteten und hart erkämpften Dienstleistungen sollten uns Mut machen und motivieren, den vielfältigen Nutzen der Dienstleistung unter Beweis zu stellen.

Die Zusammenarbeit mit den Ärzten – die vielerorts auch schon sehr gut funktioniert – ist für den nachhaltigen Erfolg der erweiterten Medikationsberatung in der Apotheke sehr wichtig. Aufgrund der elementaren Bedeutung der konstruktiven Zusammenarbeit könnte die Einführung der pharmazeutischen Dienstleistungen als Gelegenheit genutzt werden, um den Kontakt zu Ärzten in der Umgebung Ihrer Apotheke neu aufzubauen und zu intensivieren. Dazu gehört als Basis die detaillierte Information der Ärzte über die neuen Dienstleistungen (Umfang, Inhalt, Honorierung, Nutzen), idealerweise vor Aufnahme der neuen Tätigkeit. Einerseits gilt es dabei darzustellen, dass die klaren Grenzen zwischen der Tätigkeit der Ärzte und Apotheker erhalten bleiben und andererseits zu vermitteln, dass die Ärzte von der Dienstleistung und der Zusammenarbeit mit den Apothekern als kompetente Partner in Sachen Arzneimittelfragen profitieren können. Dabei kann unsere Arbeit als eine Art pharmazeutisches Konsil dargestellt werden.

Natürlich müssen wir – wie jeder neue Player in einem Team – zeigen, dass wir mit unserer Kompetenz und unseren Fähigkeiten tatsächlich einen Nutzen stiften. Dabei ist es wichtig, dass wir uns auf unsere Kernkompetenzen fokussieren: Beratung zur richtigen Arzneimittelanwendung und -einnahme, Sicherstellung der richtigen Lagerung bzw. Aufbewahrung, Aufklärung über Einnahmegründe und Nutzen der Arzneimittel mit dem Ziel der Adhärenzförderung und – falls erforderlich – Beratung zur geeigneten Selbstmedikation sowie Information der Ärzte und Patienten zu Arzneimittelrisiken mit dem Ziel, unerwünschte Arzneimittelwirkungen und Interaktionen zu minimieren.

Bei all unserem Bestreben darf eines nie vergessen werden: Die Patienten stehen im Fokus. Wir erhöhen durch die erweiterte Medikationsberatung die Arzneimitteltherapiesicherheit (AMTS) der Patienten. Die Therapietreue der Patienten wird gefördert und Risiken in der Arzneimitteltherapie reduziert. Dies trägt zur Erhöhung des Therapieerfolgs und der Lebensqualität bei. Die Dankbarkeit und das positive Feedback der Patienten zeigen in vielen Fällen, dass diese Dienstleistung wichtig ist und geschätzt wird.

Natürlich werden wir nicht bei allen Medikationsanalysen arzneimittelbezogene Probleme im Sinne von Neben- oder Wechselwirkungen finden, aber eine intensive Beratung zur richtigen Arzneimittelanwendung und die Erklärung der Einnahmegründe sind ebenso wichtige Bestandteile dieser pharmazeutischen

Dienstleistung, denn sie erhöhen nachhaltig das Therapieverständnis, die Therapietreue und dadurch den Therapieerfolg. Oft habe ich von Patienten nach einer Medikationsanalyse den Satz gehört: „Vielen Dank, nun weiß ich endlich, wofür ich die Arzneimittel überhaupt alle einnehmen muss und warum sie wichtig sind. Jetzt fühle ich mich viel sicherer". Schon allein diese Förderung des Verständnisses für die Arzneimitteltherapie bei den Patienten leistet einen großen Beitrag zur Erhöhung der Arzneimitteltherapiesicherheit (AMTS).

Dieses Buch soll Ihnen eine Hilfe sein, um die pharmazeutischen Dienstleistungen in den aktuellen Strukturen des Gesundheitswesens zu etablieren und unverzichtbar werden zu lassen. Gerade weil das Thema so wichtig ist, gibt es viele Hilfestellungen zu den pharmazeutischen Dienstleistungen. Neben den Inhalten dieses Buches möchte ich Ihnen auch die Arbeitshilfen der Bundesapothekerkammer ans Herz legen. Des Weiteren ist es unumgänglich, sich durch ständige Fortbildung fachlich intensiv mit dem Thema AMTS auseinanderzusetzen und möglichst viel Erfahrung durch die eigenständige Bearbeitung von Fällen zu sammeln – denn Übung macht den Meister.

Die erweiterte Medikationsberatung bei Polymedikation ist keine „Raketenwissenschaft", denn sie beinhaltet im Wesentlichen die Aspekte der täglichen pharmazeutischen Beratung in der Apotheke. Der Unterschied ist hier nur, dass Sie systematisch und strukturiert die komplette Medikation erfassen und diese in ihrer Gesamtheit prüfen. Üben Sie an Fallbeispielen und beginnen Sie mit „kleinen" Fällen. Sie werden durch jeden Fall lernen, Ihre Kompetenz steigern und merken, dass diese Dienstleistung viel Freude und Abwechslung in Ihren Apothekenalltag bringen kann.

Sehen Sie die vielen Chancen, die uns die pharmazeutischen Dienstleistungen bieten und lassen Sie uns keine Zeit verlieren, sondern jetzt loslegen!

Meinerzhagen, im Sommer 2023 Stefanie Brune

Abkürzungsverzeichnis

A

ABDA Bundesvereinigung Deutscher Apothekerverbände e. V.
ABP arzneimittelbezogenes Problem, arzneimittelbezogenen Probleme
ACE Angiotensin conveting enzyme
ADR adverse drug reaction
AM Arzneimittel
AMG Arzneimittelgesetz
AMINO Arbeitsgemeinschaft der deutschen Arzneimittelinformationsstellen
AMTS Arzneimitteltherapiesicherheit
ApBetrO Apothekenbetriebsordnung
ARMIN Arzneimittelinitiative Sachsen-Thüringen
ATHINA **A**rzneimittel**th**erapiesicherheit **in** **A**potheken
AVP Arzneiverordnung in der Praxis

B

BAK Bundesapothekerkammer
BHS Blut-Hirn-Schranke
BMP bundeseinheitlicher Medikationsplan
BPS benignes Prostatasyndrom

C

CYP Cytochrom P 450

D

DAV Deutscher Apothekerverband e. V.
DAZ Deutsche Apotheker Zeitung
DIMDI Deutsches Institut für medizinische Dokumentation und Information
DSGVO Datenschutz-Grundverordnung

E

eGFR estimated glomerular filtration rate, geschätzte glomeruläre Filtrationsrate
eGK elektronische Gesundheitskarte
EMA European Medicines Agency, Europäische Arzneimittelagentur
ePA elektronische Patientenakte

G

GKV gesetzliche Krankenversicherung

F

FDA U. S. Food and Drug Administration, US-amerikanischen Arzneimittelbehörde
FORTA Fit fOR The Aged

H

HV Handverkauf

M

MA Mediaktionsanalyse
MDDI multi drug-drug interactions
MFA medizinische(r) Fachangestellte(r)
MP Medizinprodukt

N

NEM Nahrungsergänzungsmittel
NNF Nacht- und Notdienstfonds des DAV e. V.

O

OTC Over-the-Counter, nichtverschreibungspflichtige Präparate

P

PCNE Pharmaceutical Care Network Europe
pDL pharmazeutische Dienstleistungen
PEI Paul-Ehrlich-Institut
P-gp P-Glykoprotein
PhiP Pharmazeut im Praktikum
PIM potenziell inadäquate Medikationen im Alter
PKA pharmazeutisch-kaufmännische(r) Angestellte(r)
PKV private Krankenversicherung
PPI Protonenpumpeninhibitor
PTA pharmazeutisch-technische Assistenten

Q

QMS Qualitätsmanagementsystem
QMV Qualitätsmanagementverantwortliche(r)

R

Rx verschreibungspflichtige Arzneimittel

S

SB-pDL Sonderbelege für pharmazeutische Dienstleistungen
SGB Sozialgesetzbuch
SOP Standardarbeitsanweisung (Standard Operating Procedure)
SPZN Sonder-Pharmazentralnummer

T

TdP Torsade de pointes

U

UAW unerwünschte Arzneimittelwirkung(en)

V

VOASG Gesetz zur Stärkung der Vor-Ort-Apotheken

Wie Sie dieses Buch nutzen

Dieses Buch ist eine Arbeitshilfe zur Durchführung der pharmazeutischen Dienstleistung „**Erweiterte Medikationsberatung bei Polymedikation**". Es ist angelehnt an die Inhalte der offiziellen Dokumente zur Definition und Beschreibung dieser pharmazeutischen Dienstleistung, z. B. u. a. dem SGB V, der ApBetrO, dem Vertrag zwischen dem GKV-Spitzenverband und dem Deutschen Apothekerverband (DAV), der Leistungs- und Prozessbeschreibung der Bundesapothekerkammer sowie dem BAK-Curriculum „Medikationsanalyse, Medikationsmanagement als Prozess". Sie finden sowohl Informationen zu den Hintergründen und grundlegenden Inhalten der pDL als auch Vorlagen, Gesprächsleitfäden, Checklisten und Formulierungshilfen.

Das Buch gliedert sich in 4 Hauptteile:

Teil A (▸ Kap. 1 und ▸ Kap. 2) des Buches erläutert die Hintergründe und theoretischen Grundlagen.

Teil B (▸ Kap. 3–5) beschäftigt sich mit der Organisation der pDL „**Erweiterte Medikationsberatung bei Polymedikation**" in der Apotheke. Dazu werden in ▸ Kap. 3 die Vorbereitungen zur Durchführung der pDL erläutert, die entweder verpflichtend oder empfehlenswert sind, bevor eine Apotheke mit der Durchführung der pDL beginnt. Dies dient einerseits dazu, die im Vertrag von GKV-Spitzenverband und DAV festgelegten Regeln einzuhalten, andererseits, die Abläufe und Wirtschaftlichkeit der Dienstleistung in der Apotheke zu optimieren. ▸ Kap. 4 geht auf die Zusammenarbeit mit den Ärzten ein, die ein wichtiger Eckpfeiler für die erfolgreiche Durchführung der erweiterten Medikationsberatung ist. Dieses Kapitel wird ergänzt durch die ▸ Kap. 2.3 und ▸ Kap. 11, die sich mit dem Nutzen der pDL für die Ärzte und der Kommunikation beschäftigen. Detaillierte Informationen zur Abrechnung der pDL werden in ▸ Kap. 5 erläutert.

Teil C (▸ Kap. 6–11) beschreibt die einzelnen Prozessschritte mit den wichtigsten Informationen zu den einzelnen Schritten und stellt Arbeitshilfen in Form von Kopiervorlagen (Arbeitstabellen) oder Checklisten zur Verfügung.

Teil D des Buches (▸ Kap. 11–13) stellt drei Fallbeispiele dar, die prozessorientiert mithilfe eines für die pharmazeutischen Dienstleistungen optimierten Software-Tools durchgeführt und detailliert besprochen werden.

In ▸ Kap. 3.2.1 und ▸ Kap. 6 finden Sie eine Übersicht über den Prozess und Verweise auf die entsprechenden Textstellen zur näheren Erläuterung der Prozessschritte inklusive Arbeitshilfen.

Dieses Buch kann einerseits als Einstieg zur ersten Orientierung bezüglich der pDL „**Erweiterte Medikationsberatung bei Polymedikation**" dienen, andererseits als Repetitorium für diejenigen, die bereits das BAK-Curriculum oder eine gleichwertige Fortbildung besucht haben. Es unterstützt die Apotheke Schritt-für-Schritt bei der Etablierung dieser pDL und kann die Apotheke gleichzeitig als Nachschlagewerk nach der Einführung der pDL begleiten. Die Inhalte des BAK-Curriculums werden praxisorientiert aufgearbeitet und Materialien zur Unterstützung und Erleichterung der Umsetzung der pDL zur Verfügung gestellt. Nicht zu vergessen sind aber auch die Arbeitshilfen der Bundesapothekerkammer, auf die in diesem Buch ebenfalls wiederholt wieder verwiesen wird und auf denen dieses Buch basiert. Diese werden nicht ersetzt, sondern durch die Vorlagen in diesem Buch ergänzt. Die Sichtung und Nutzung der von der BAK bereitgestellten Arbeitshilfen ist obligatorisch zur Durchführung der pDL. Sie können über die Homepage der ABDA www.abda.de (Pfad Stand Juni 2023: → Schnellzugriff → Pharmazeutische Dienstleistungen) eingesehen und bei Bedarf heruntergeladen werden. Empfehlenswert ist außerdem ein Abonnement der Netzwerk-Mail Pharmazeutische Betreuung (→ www.abda.de/fuer-apotheker/einschreibeformulare/netzwerk). Hier werden auch Neuigkeiten bezüglich der pharmazeutischen Dienstleistungen kommuniziert, z. B. wenn es neue Arbeitshilfen oder Vorlagen gibt.

Am 15.05.2023 startete eine kostenfreie digitale Veranstaltungsreihe zu pharmazeutischen Dienstleistungen. Näheres dazu finden Sie im Bereich pDL auf der Homepage der ABDA.

Inhaltsverzeichnis

Vorwort ... V

Abkürzungsverzeichnis ... VII

Wie Sie dieses Buch nutzen ... VIII

TEIL A
EINLEITUNG UND HINTERGRÜNDE

1 Einleitung ... 3

1.1 Rechtliche und vertragliche Grundlagen ... 3

1.2 Pharmazeutische Dienstleistungen im Überblick ... 4

1.3 Pharmazeutische Dienstleistung „Erweiterte Medikationsberatung bei Polymedikation" im Überblick ... 4

1.3.1 Umfang der Dienstleistung ... 4
1.3.2 Qualifikation des Personals ... 4
1.3.3 Zielgruppe ... 5
1.3.4 Honorierung: Wieviel darf abgerechnet werden? ... 6

2 Nutzen und Ziele der erweiterten Medikationsberatung . 7

2.1 Risiko Polymedikation ... 7

2.1.1 Ursachen der Polymedikation ... 7
2.1.2 Folgen der Polymedikation ... 8
2.1.3 Ältere Patienten als besondere Risikogruppe ... 9

2.2 Arzneimittelbezogene Probleme und Medikationsfehler ... 9

2.3 Definierte Ziele der Dienstleistung ... 11

2.4 Nutzen der pDL „Erweiterte Medikationsberatung bei Polymedizin" ... 11

2.4.1 Nutzen für die Patienten ... 11
2.4.2 Nutzen für Ärzte und medizinische Fachangestellte ... 14
2.4.3 Nutzen für Pflegekräfte und (pflegende) Angehörige ... 16
2.4.4 Nutzen für die Krankenkassen ... 16
2.4.5 Nutzen für die Apotheken ... 16

TEIL B
ORGANISATION IN DER APOTHEKE

3 Vorbereitung ... 21

3.1 Vorbereitung des Teams auf die neue Dienstleistung ... 21

3.2 Qualitätsmanagement ... 24

3.2.1 Beispielhafte Prozessbeschreibung ... 25

3.3 Erforderliche Dokumente ... 25

3.3.1 Vereinbarung zwischen Apotheke und der versicherten Person ... 27
3.3.2 Schweigepflichtentbindung ... 29

3.3.3 Dokumentation der Ergebnisse: Ergebnisberichte, Ergebnisprotokolle ... 29
3.3.4 Quittierung der Dienstleistung ... 30

3.4 Beratungs- und Arbeitsplätze, Materialien ... 30
3.4.1 Gesprächs- bzw. Beratungsplatz ... 30
3.4.2 Arbeitsplatz und Tools für die pharmazeutische AMTS-Prüfung ... 32

3.5 Einsatz und Qualifikation des Personals ... 33
3.5.1 Wer darf eine erweiterte Medikationsberatung durchführen? ... 34
3.5.2 Fortbildung auf Basis des BAK-Curriculums ... 36
3.5.3 Gleichgestellte Fortbildungen ... 36
3.5.4 Weitere Fortbildungsangebote ... 37

3.6 Zeitmanagement ... 40
3.6.1 Dauer der erweiterten Medikationsberatung bei Polymedikation ... 40
3.6.2 Zeitersparnis in der erweiterten Medikationsberatung ... 40
3.6.3 Terminvergabe ... 41

3.7 Rekrutierung der Patienten ... 41
3.7.1 Identifikation geeigneter Patienten ... 42
3.7.2 Patientenansprache ... 44
3.7.3 Marketing ... 46

3.8 Betriebshaftpflicht ... 47

4 Zusammenarbeit mit Ärzten ... 48

4.1 Information der Ärzte ... 48
4.1.1 Vorbereitung auf den Arztbesuch ... 48

4.2 Förderung der Kooperation zwischen Arzt und Apotheke ... 50

5 Abrechnung ... 51

5.1 Organisatorisches zur Abrechnung ... 51

5.2 Höhe der Vergütung ... 51

5.3 Sonderbeleg für pharmazeutische Dienstleistungen ... 52

TEIL C
PRAKTISCHE DURCHFÜHRUNG DER ERWEITERTEN MEDIKATIONSBERATUNG

6 Vorgehen und Prozess ... 57

7 Einschreibung der Patienten ... 58

8 Datenerhebung und Datenerfassung ... 59

8.1 Identifizierung von aktuellen Problemen und Bedürfnissen des Patienten im Erstgespräch ... 59
8.1.1 Medikationsplan als Gesprächsgrundlage ... 59
8.1.2 Ein heikles Thema: mangelnde Therapietreue und Arzneimittelmissbrauch ... 60
8.1.3 Aktive Einbindung des Patienten in den Datenaufnahmeprozess ... 61
8.1.4 Arbeitshilfen ... 62

8.2 Datenquellen **63**
8.2.1 Brown-Bag-Review 63

9 Pharmazeutische AMTS-Prüfung 66

9.1 Arten der Medikationsanalyse **66**

9.2 Arzneimittelbezogene Probleme (ABP) **67**
9.2.1 Ungeeignetes bzw. unzweckmäßiges Dosierungsintervall 69
9.2.2 Ungeeignete bzw. unzweckmäßige Anwendungs-/Einnahmezeitpunkte 69
9.2.3 Ungeeignete bzw. unzweckmäßige Darreichungsform 71
9.2.4 Anwendungsprobleme 71
9.2.5 Mangelnde Therapietreue 71
9.2.6 Nicht sachgerechte Lagerung bzw. Aufbewahrung 72
9.2.7 Nebenwirkungen 72
9.2.8 Wechselwirkungen 75

9.3 Bewertung der arzneimittelbezogenen Probleme **77**
9.3.1 Klinische Relevanz der Interaktionen 78

9.4 Erarbeitung von Lösungsvorschlägen **78**
9.4.1 Art der Maßnahme 79
9.4.2 Umsetzung und Kommunikation der Maßnahmen 80

9.5 Computerbasierte Programme zur Unterstützung **82**
9.5.1 Vergleich einer Auswahl von Software-Tools mit Fokus auf die Medikationsanalyse in der öffentlichen Apotheke 84
9.5.2 Nutzung der Software-Tools 94

9.6 Weitere Recherche-Tools und Datensammlungen **95**
9.6.1 Fachinformationen 95
9.6.2 Leitlinien zu den Erkrankungen 96
9.6.3 Klinische Studien und Literaturrecherche in wissenschaftlichen Datenbanken 97
9.6.4 Arzneimittelinformationsstellen 98
9.6.5 Online-Tools bzw. Materialien 98

10 Dokumentation 100

10.1 Medikationsplan **101**

10.2 Risikoprotokoll und Ergebnisbericht **101**
10.2.1 Ergebnisdokumentation in der Apotheke 101
10.2.2 Zusammenfassung der Ergebnisse für die Patienten 102
10.2.3 Ergebnisbericht für den Arzt 102

10.3 Quittierung der Dienstleistung **102**

11 Kommunikation der Ergebnisse 103

11.1 Kommunikation mit dem Arzt **103**
11.1.1 Kommunikationswege 103
11.1.2 Anschreiben 103
11.1.3 Ergebnisbericht/Ergebnisprotokoll 104
11.1.4 Formulierungen 104

11.2 Abschlussgespräch mit dem Patienten ... 106
11.2.1 Der aktualisierte Medikationsplan als Gesprächsgrundlage ... 106
11.2.2 Besprechung der vom Patienten geschilderten Probleme und Erwartungen ... 107
11.2.3 Patientenprotokoll bzw. ein Empfehlungsschreiben und Informationsmaterial für den Patienten ... 107
11.2.4 Beendigung des Gesprächs ... 109

TEIL D
FALLBEISPIELE

12 Fall 1 – Magnus Mistral ... 113

12.1 Schritt 1: Initiierung der erweiterten Medikationsberatung und Vorbereitung des Erstgesprächs ... 113
12.1.1 Kommt der Patient für eine erweiterte Medikationsberatung in Frage? ... 113
12.1.2 Einschreibung des Patienten ... 113
12.1.3 Vorbereitung des Erstgesprächs und des Brown-Bag-Review ... 114
12.1.4 Terminvergabe ... 114

12.2 Schritt 2: Das Erstgespräch zur Vervollständigung der Datenerhebung/Datenerfassung ... 114

12.3 Schritt 3: Die pharmazeutische AMTS-Prüfung ... 115
12.3.1 Anzustrebende Therapieziele (Beispiele) ... 116
12.3.2 Hilfsmittel für die pharmazeutische AMTS-Prüfung ... 116
12.3.3 ABP als Ergebnis der pharmazeutischen AMTS-Prüfung ... 117
12.3.4 ABP: Schwindel als Beschwerde ... 118
12.3.5 Selbstmedikation ... 119

12.4 Schritt 4: Lösungswege, Maßnahmen, Kommunikation mit den Ärzten ... 119
12.4.1 Lösungsvorschläge ... 119
12.4.2 Ergebnis der Arztrücksprache ... 122

12.5 Schritt 5: Abschlussgespräch ... 122

12.6 Schritt 6: Dokumentation ... 123

13 Fall 2 – Hildegard Herbstlaub ... 124

13.1 Schritt 1: Initiierung der erweiterten Medikationsberatung und Vorbereitung des Erstgesprächs ... 124
13.1.1 Kommunikation ... 124
13.1.2 Vorbereitung des Erstgesprächs und des Brown-Bag-Reviews ... 124

13.2 Schritt 2: Das Erstgespräch zur Vervollständigung der Datenerhebung/Datenerfassung ... 125

13.3 Schritt 3: Die pharmazeutische AMTS-Prüfung ... 127
13.3.1 Anzustrebende Therapieziele (Beispiele) ... 127
13.3.2 Folgende ABP wurden detektiert ... 128

13.3.3 Hinweise zu alternativen Therapiemöglichkeiten der Nagelpilzinfektion (Onychomykose) ... 133
13.3.4 Exkurs: Harninkontinenz und Diuretikum ... 133

13.4 Schritt 4: Lösungswege, Maßnahmen, Kommunikation mit den Ärzten ... 134

13.5 Schritt 5: Abschlussgespräch ... 136

13.6 Schritt 6: Dokumentation ... 138

14 Fall 3 – Gisela Goldschmidt ... 139

14.1 Schritt 1: Initiierung der erweiterten Medikationsberatung und Vorbereitung des Erstgesprächs ... 139
14.1.1 Kommunikation ... 139
14.1.2 Vorbereitung des Erstgesprächs und des Brown-Bag-Reviews ... 139

14.2 Schritt 2: Das Erstgespräch zur Vervollständigung der Datenerhebung/Datenerfassung ... 139

14.3 Schritt 3: Die pharmazeutische AMTS-Prüfung ... 140
14.3.1 Anzustrebende Therapieziele (Beispiele) ... 140
14.3.2 Folgende ABP wurden detektiert ... 141

14.4 Schritt 4: Lösungswege, Maßnahmen, Kommunikation mit den Ärzten ... 142
14.4.1 Lösungsvorschläge ... 142
14.4.2 Information der Hausärztin ... 142

14.5 Schritt 5: Abschlussgespräch ... 142

14.6 Schritt 6: Dokumentation ... 144

Literatur und Quellen ... 145

Dateien zum Download ... 148

Bildnachweis ... 149

Sachregister ... 150

Die Autorin ... 157

Teil A
Einleitung und Hintergründe

1 Einleitung

1.1 Rechtliche und vertragliche Grundlagen

Apotheker sind durch § 20 der Apothekenbetriebsordnung (ApBetrO) verpflichtet, Patienten und andere Kunden sowie die zur Ausübung der Heilkunde, Zahnheilkunde oder Tierheilkunde berechtigten Personen hinreichend über Arzneimittel und apothekenpflichtige Medizinprodukte zu informieren und zu beraten.

In § 129 Abs. 5e SGB V sind pharmazeutische Dienstleistungen (pDL) als Dienstleistungen definiert, bei denen das Ausmaß der Beratung über die in § 20 der ApBetrO definierte, verpflichtende Beratung und Information hinausgeht. Dabei dienen die pharmazeutischen Dienstleistungen in erster Linie dazu, die Sicherheit und Wirksamkeit der Arzneimitteltherapie zu verbessern. Der Grundstein für die Vergütung der pDL und der Anspruch des Patienten auf diese Dienstleistungen wurden im Gesetz zur Stärkung der Vor-Ort-Apotheken (VOASG) gesetzlich festgeschrieben.

§ 129 Abs. 5e SGB V
„Versicherte haben Anspruch auf pharmazeutische Dienstleistungen durch Apotheken, die über die Verpflichtung zur Information und Beratung gemäß § 20 der Apothekenbetriebsordnung hinausgehen und die die Versorgung der Versicherten verbessern. Diese pharmazeutischen Dienstleistungen umfassen insbesondere Maßnahmen der Apotheken zur Verbesserung der Sicherheit und Wirksamkeit einer Arzneimitteltherapie, insbesondere bei

1. der Anwendung bestimmter Wirkstoffe, die nur in besonderen Therapiesituationen verordnet werden,
2. der Behandlung chronischer schwerwiegender Erkrankungen,
3. der Behandlung von Patienten mit Mehrfacherkrankungen und Mehrfachmedikation und
4. der Behandlung bestimmter Patientengruppen, die besondere Aufmerksamkeit und fachliche Unterstützung bei der Arzneimitteltherapie benötigen.“

Das VOASG trat bereits am 15.12.2020 in Kraft, der Anspruch des Patienten auf pharmazeutische Dienstleistungen nach Anlage 11 des Rahmenvertrags nach § 129 Absatz 2 SGB V erst am 15.12.2021. Dennoch konnte dieser Anspruch bis Mitte 2022 nicht wahrgenommen werden, denn der Deutsche Apothekerverband e. V. (DAV) und der GKV-Spitzenverband erzielten in den Verhandlungen zur Konkretisierung der pharmazeutischen Dienstleistungen, die eigentlich schon 6 Monate nach Inkrafttreten des Gesetzes abgeschlossen werden sollten, keine Einigung. Zur Vermittlung wurde die Schiedsstelle eingeschaltet. Nach etwa einem Jahr, am 10.06.2022, erreichte die ABDA der schriftliche Schiedsspruch.

Damit wurde der 10.06.2022 zu einem historischen Tag für den Berufsstand der Apotheker, denn nun können zum ersten Mal Dienstleistungen der Apotheke zulasten der GKV oder PKV abgerechnet und zudem noch selbst initiiert werden, denn einer ärztlichen Verordnung bedarf es nicht. Die Apotheken dürfen eigenverantwortlich die anspruchsberechtigten Patienten nach festgelegten Regeln identifizieren und die Dienstleistung aktiv anbieten, wenn Bedarf erkannt wird.

In Anlage 11 des Rahmenvertrages nach § 129 Absatz 2 SGB V ist die vertragliche Basis zwischen GKV-Spitzenverband und dem DAV zu finden. Hier sind Ausführungen zu den Voraussetzungen für die Inanspruchnahme der pharmazeutischen Dienstleistungen, Qualifikation, Vergütung, Abrechnung, Informationen über die Dienstleistungen, Gewährleistung und Haftung, Vertragsanpassungen und Kündigung festgehalten. Anlage 11 ist am 15.12.2021 auf unbestimmte Zeit in Kraft getreten. Eine Kündigung von Anlage 11 ist erstmals ab dem 30.09.2023 möglich, danach mit einer Frist von 3 Monaten zu einem Quartalsende.

Im Anhang zu Anlage 11 befindet sich eine Mustervorlage für die „Vereinbarung zur Inanspruchnahme einer pharmazeutischen Dienstleistung" zwischen Apotheke und Patient. Außerdem werden dort Details zur Abrechnung, die über den Nacht- und Notdienstfonds des Deutschen Apothekerverbands e. V. (NNF) erfolgt, abgebildet.

Auf der Homepage der Bundesvereinigung Deutscher Apothekerverbände e. V. (ABDA) sind die vertraglich vereinbarten Leistungs- und Prozessbeschreibungen zu jeder pharmazeutischen Dienstleistung sowie Details zur Honorierung, Anspruchsberechtigung der Patienten, wichtige Informationsmaterialien und Arbeitshilfen zu finden.

1.2 Pharmazeutische Dienstleistungen im Überblick

Fünf pharmazeutische Dienstleistungen können in der Apotheke durchgeführt und zulasten der GKV abgerechnet werden. Dienstleistungen, welche die Arzneimitteltherapiesicherheit des Patienten erhöhen und den Apotheker als Heilberufler stärken.

Beanspruchbare pDL

Die Patienten haben Anspruch auf folgende pharmazeutische Dienstleistungen in Apotheken:

- erweiterte Medikationsberatung bei Polymedikation,
- pharmazeutische Betreuung von Organtransplantierten,
- pharmazeutische Betreuung bei oraler Antitumortherapie,
- standardisierte Risikoerfassung hoher Blutdruck,
- erweiterte Einweisung in die korrekte Arzneimittelanwendung mit Üben der Inhalationstechnik.

Kombination mehrerer pharmazeutischer Dienstleistungen: Bei einem Patienten können mehrere Dienstleistungen initiiert werden. Dabei ist darauf zu achten, dass die Leistungen zum Patientenprofil passen, d. h. die Anspruchsberechtigung vorhanden ist, außerdem in sinnvollem Zeitabstand zueinander erfolgen und ein zusätzlicher Nutzen für die Arzneimitteltherapiesicherheit des Patienten erkennbar ist.

Zum Beispiel könnte bei einem Asthma-Patienten eine Einweisung in die korrekte Anwendung der Inhalativa sowie im Anschluss eine erweiterte Medikationsberatung bei Polymedikation erfolgen, wenn der Patient anspruchsberechtigt ist. Ebenso kann bei einem Hypertonie-Patienten, der die Anspruchsberechtigung für beide Dienstleistungen erfüllt, die „Standardisierte Risikoerfassung bei hohem Blutdruck" sowie eine erweiterte Medikationsberatung durchgeführt werden.

Eine zeitgleiche Kombination der erweiterten Medikationsberatung bei Polymedikation mit den pDL „Pharmazeutische Betreuung von Organtransplantierten" oder „Pharmazeutische Betreuung bei oraler Antitumortherapie" ist nicht möglich, da all diese Dienstleistungen ein strukturiertes Patientengespräch erfordern. Somit müssen diese zeitlich getrennt durchgeführt werden. Der Umfang der Dienstleistung, anspruchsberechtigte Patienten sowie die Qualifikation des Apothekenpersonals und die Vergütung sind jeweils genau in der Leistungsbeschreibung der ABDA definiert (◘ Tab. 1.1).

1.3 Pharmazeutische Dienstleistung „Erweiterte Medikationsberatung bei Polymedikation" im Überblick

1.3.1 Umfang der Dienstleistung

Was gehört zur Dienstleistung „Erweiterte Medikationsberatung bei Polymedikation"?

Laut Leistungsbeschreibung des Deutschen Apothekerverbands besteht die Dienstleistung aus den Prozessschritten 3 bis 7 der „Leitlinie der Bundesapothekerkammer zur Qualitätssicherung: Medikationsanalyse".

Relevante Prozessschritte für die Dienstleistung

- Datenerhebung und Datenerfassung (3),
- pharmazeutische AMTS-Prüfung (4),
- Erarbeitung von Vorschlägen zur Lösung detektierter ABP (5),
- Abschlussgespräch mit der versicherten Person (6),
- Dokumentation (7).

Die Nummerierung entspricht den Prozessschritten der „Leitlinie der Bundesapothekerkammer zur Qualitätssicherung: Medikationsanalyse".

Eine detaillierte Beschreibung zu den Teilschritten, zum praktischen Vorgehen und der zu bearbeitenden ArzneimittelBezogenen Probleme (ABP) finden Sie in ▸ Kap. 6-11.

1.3.2 Qualifikation des Personals

Wer darf die Dienstleistung durchführen?

Wie bei jeder der honorierten pharmazeutischen Dienstleistungen muss das Personal, das diese Dienstleistung durchführt, bestimmte Voraussetzungen erfül-

Tab. 1.1 Ein Überblick über die pharmazeutischen Dienstleistungen zulasten der GKV. Nach Leistungsbeschreibung der ABDA, Stand 09/2022

Pharmazeutische Dienstleistung	Anspruch	Personal	Vergütung
Erweiterte Medikationsberatung bei Polymedikation	Patienten mit mindestens 5 Arzneimitteln in Dauertherapie (▸Kap. 3.7)	Apotheker mit entsprechender Fortbildung (▸Kap. 3.5)	90,00 € netto (▸Kap. 5)
Pharmazeutische Betreuung von Organtransplantierten	Patienten nach Organtransplantation	Apotheker mit entsprechender Fortbildung	90,00 € netto
Pharmazeutische Betreuung bei oraler Antitumortherapie	Patienten, die orale Antitumortherapeutika einnehmen	Apotheker mit entsprechender Fortbildung	90,00 € netto
Standardisierte Risikoerfassung hoher Blutdruck	Patienten mit Bluthochdruck und Verordnung eines Antihypertensivums	Pharmazeutisches Personal der Apotheke	11,20 € netto
Einweisung in die korrekte Arzneimittelanwendung und Üben der Inhalationstechnik	Patienten ab 6 Jahren, die Inhalativa verordnet bekommen	Pharmazeutisches Personal der Apotheke	20,00 € netto

len. Im Fall der **erweiterten Medikationsberatung bei Polymedikation** müssen laut ABDA die in ▸Kap. 1.3.1 genannten zentralen Prozessschritte 3 bis 7 der „Leitlinie der Bundesapothekerkammer zur Qualitätssicherung: Medikationsanalyse" von einem approbierten Apotheker durchgeführt werden, der eine mindestens 8-stündige Fortbildung auf Basis des BAK-Curriculums „Medikationsanalyse, Medikationsmanagement als Prozess" abgeschlossen hat. Das bedeutet, dass eine Apotheke diese Dienstleistung erst anbieten kann, wenn ein Apotheker der Apotheke diese Leistungsvoraussetzung erfüllt. Die Qualifikation muss einmalig erworben werden. Eine Rezertifizierung ist nicht notwendig.

Leistungsvoraussetzung für das durchführende Personal

1. Approbation als Apotheker,
2. Fortbildung auf Basis des BAK-Curriculums „Medikationsanalyse, Medikationsmanagement als Prozess".

Dabei werden die folgenden Fortbildungen bzw. Qualifikationen dem BAK-Curriculum gleichgestellt:

- ATHINA (**A**rzneimittel**th**erapiesicherheit **in A**potheken),
- Apo-AMTS (Ausbildungsapothekenkonzept in Westfalen-Lippe),
- ARMIN (Arzneimittelinitiative Sachsen-Thüringen),
- Medikationsmanager BA KlinPharm (Bayern),
- Weiterbildung Geriatrische Pharmazie,
- Weiterbildung Allgemeinpharmazie.

Die Krankenkassen haben die Möglichkeit diese Bescheinigungen jederzeit einzufordern.

Weitere Details zur Qualifikation des Personals (Praktische Umsetzung, Abläufe, Umfang der Fortbildungsmaßnahmen etc.) finden Sie in ▸Kap. 3.5.

1.3.3 Zielgruppe

Wem kann man die Dienstleistung anbieten?

Die Zielgruppe für diese Dienstleistung besteht aus gesetzlich oder privat krankenversicherten Patienten in der ambulanten, häuslichen Versorgung mit Polymedikation, d. h. Patienten, die aktuell und voraussichtlich in den nächsten 28 Tagen mindestens 5 verschiedene, systemisch wirksame und ärztlich verordnete Arzneimittel (inklusive Inhalativa), erhalten. Patienten, die diese Voraussetzungen erfüllen, werden als anspruchsberechtigte Personen bezeichnet. Seit Februar 2023 ist definiert, dass auch Versicherte in Alten- und Pflegeheimen zu den anspruchsberechtigten Personen zählen und die pDL auch im Pflegeheim erbracht werden kann.

■ **CAVE Hierbei muss beachtet werden, dass es sich nicht um 5 Wirkstoffe handelt, sondern tatsächlich um 5 verschiedene Arzneimittel, d. h. um 5 verschiedene Präparate. Zudem müssen diese 5 Arzneimittel dauerhaft eingenommen werden, ärztlich verordnet worden sein und systemisch wirken. Inhalativa werden dabei auch berücksichtigt.**

Detaillierte Informationen und Beispiele finden Sie in ▸Kap. 3.7.1.

Wie oft kann die Dienstleitung durchgeführt werden?

Dies ist in § 5 der Leistungsbeschreibung festgehalten. Die Dienstleistung „**Erweiterte Medikationsberatung bei Polymedikation**" darf bei anspruchsberechtigten

Patienten einmal in 12 Monaten durchgeführt werden. Anders ausgedrückt: Wenn die Dienstleistung einmal initiiert wurde, darf sie erst nach Ablauf der 12 Monate erneut durchgeführt werden.

Es gibt eine Ausnahme: Bei erheblichen Umstellungen der Therapie darf die Dienstleistung bedarfsgerecht auch unabhängig von der 12-Monatsfrist durchgeführt werden. Eine erhebliche Umstellung der Arzneimitteltherapie ist dabei folgendermaßen definiert: „mindestens 3 neue/andere systemisch wirkende Arzneimittel/Inhalativa innerhalb von 4 Wochen als Dauermedikation." Die 12-Monatsfrist beginnt ab der Aufnahme der Leistungserbringung „Erweiterte Medikationsberatung bei Polymedikation bei erheblichen Umstellungen" erneut. Bei der Abrechnung muss in diesem Fall eine andere PZN verwendet werden (▸ Kap. 1.3.4, ▸ Kap. 5).

1.3.4 Honorierung: Wieviel darf abgerechnet werden?

Für die Durchführung einer erweiterten Medikationsanalyse erhält die Apotheke 90,00 € netto.

Abgerechnet wird über die Formulare des Nacht- und Notdienstfonds mit folgenden Sonder-Pharmazentralnummern (SPZN):

- SPZN 18816808 – erweiterte Medikationsberatung bei Polymedikation,
- SPZN 17716814 – erweiterte Medikationsberatung bei Polymedikation bei erheblichen Umstellungen.

Weitere Details und ein Muster des Abrechnungsformulars finden Sie in ▸ Kap. 5.

MERKE Insgesamt steht ein jährlicher Betrag von 150 Millionen € für die pDL zur Verfügung. Davon wurden bisher pro Quartal nur maximal 1,96 Millionen € abgerufen. Honorarkürzungen sind daher aktuell (Juni 2023) nicht zu befürchten.

2 Nutzen und Ziele der erweiterten Medikationsberatung

Für die Apotheken sind die pharmazeutischen Dienstleistungen ein Meilenstein. Die Apothekerverbände begrüßen diesen Schritt ausdrücklich. Nun ist es die Aufgabe der Apotheken, die pharmazeutischen Dienstleistungen in der Praxis umzusetzen, damit die Patienten von den pDL profitieren können.

Natürlich bekommen die Apotheken, wie bereits im Vorwort erwähnt, Gegenwind von einigen Vertretern aus der Ärzteschaft und den Krankenkassen. Daher ist es sehr wichtig, sich mit der Problematik der Polymedikation sowie der Zielsetzung und dem Nutzen der erweiterten Medikationsberatung auseinanderzusetzen und diese zu verinnerlichen. Das gilt für das gesamte Apothekenteam (▸ Kap. 3).

2.1 Risiko Polymedikation

Die pharmazeutische Dienstleistung der erweiterten Medikationsberatung richtet sich bewusst an Patienten mit einer Polymedikation. Denn die Polymedikation oder synonym Polypharmazie geht mit einem erhöhten Risiko für arzneimittelbezogene Probleme einher (Moßhammer et al. 2016, Viktil et al. 2007, Nobili et al. 2009).

Der Begriff „Polymedikation" wird im Allgemeinen definiert als die gleichzeitige Einnahme bzw. Anwendung von ≥ 5 Arzneimitteln (Braun 2017, ABDA 2020).

Die Anspruchsberechtigung der Patienten auf die Dienstleistung „Erweiterte Medikationsberatung bei Polymedikation" gilt entsprechend ab einer Anzahl von 5 verschiedenen Fertigarzneimitteln (CAVE: nicht von 5 Wirkstoffen), die ärztlich verordnet wurden, systemisch wirken sowie dauerhaft und gleichzeitig eingenommen werden (▸ Kap. 3.7.1).

■ **DEFINITION** Laut Faktenblatt Polymedikation der ABDA ist **Polymedikation** (Synonyme: Multimedikation, Polypharmazie) definiert als gleichzeitige Einnahme bzw. Anwendung von mehreren Arzneimitteln. In den meisten Fällen wird hiermit eine Anzahl von 5 oder mehr Arzneimitteln verstanden, die gleichzeitig und dauerhaft eingenommen bzw. angewendet werden.

■ **DEFINITION** Laut Hausärztliche Leitlinie Multimedikation (S3-Leitlinie) bezeichnet **Multimorbidität** Patienten mit ≥ 3 chronischen Erkrankungen.

2.1.1 Ursachen der Polymedikation

Multimorbidität und leitliniengerechte Therapien als Ursache für Polymedikation

■ **MERKE** Je mehr Erkrankungen ein Patient aufweist und je schwerer sie sind, desto höher ist in der Regel auch die Anzahl der anzuwendenden Arzneimittel, wenn bestimmte Therapieziele mithilfe einer leitliniengerechten Therapie angestrebt werden.

Multimorbide Patienten sind einerseits dem Risiko ihrer Grunderkrankungen ausgesetzt, andererseits ist auch die dadurch bedingte Arzneimitteltherapie mit einem Risiko verbunden. Das Problem der Polymedikation entsteht nicht nur durch Medikationsfehler, sondern schon, wenn alle Erkrankungen leitliniengerecht therapiert werden. Das Bestreben, bestimmte Therapieziele im Rahmen einer leitliniengerechten Therapie zu erreichen, führt oft zu Polymedikation bei multimorbiden Patienten (Moßhammer et al. 2016).

Verordnungskaskaden führen zu Polymedikation

Es ist bekannt, dass unerwünschte Arzneimittelwirkungen (UAW) mit 50-prozentiger Wahrscheinlichkeit

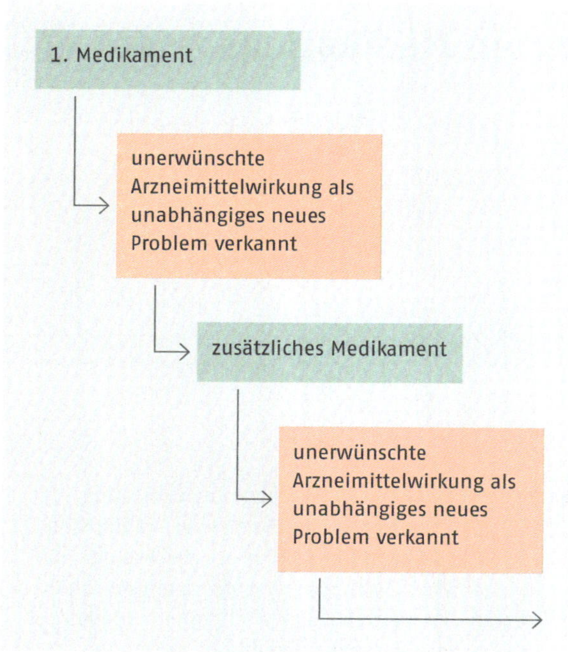

Abb. 2.1 Verordnungskaskade. Nach Eckardt et al. 2014, modifiziert nach Rochon et al. 1997

nicht als solche erkannt werden, was dazu führt, dass sie mit neuen Arzneimitteln therapiert werden (Eckardt et al. 2014). Dieser Effekt wird als Verordnungskaskade bezeichnet. Dadurch erhöht sich die Anzahl der Arzneimittel und folglich auch die Risiken für die einzelnen Patienten. Umgekehrt erhöht eine Polymedikation auch das Risiko für UAW und somit auch für daraus resultierende Verordnungskaskaden (▸Kap. 2.1.2).

2.1.2 Folgen der Polymedikation

Das Risiko für Medikationsfehler und von arzneimittelbezogenen Problemen (ABP) steigt mit der Anzahl der Arzneimittel (Moßhammer et al. 2016, Viktil et al. 2007, Nobili et al. 2009). In dem wegweisenden Bericht „To Err Is Human: Building a Safer Health System" des U.S. Institute of Medicine im Jahre 2000 kam man zu dem Ergebnis, dass 2–4 % der jährlichen Todesfälle in den USA auf vermeidbare Medikationsfehler zurückzuführen sind (Kohn et al. 2000). In Deutschland leiden laut Bartschneider 5 % der medikamentös behandelten Patienten unter unerwünschten Arzneimittelwirkungen (UAW), die in 3–6 % der Fälle Ursache für stationäre Behandlungen sind und wovon ca. 40 % als vermeidbar gelten (Bartschneider 2007). Untersuchungen zeigten, dass 21 % der UAW im ambulanten Bereich und 45 % im stationären Bereich vermeidbar sind. (Thomsen et al. 2007, Hakkarainen et al. 2012).

Hier setzt die „Erweiterte Medikationsberatung bei Polymedikation" an, um die Arzneimitteltherapiesicherheit (AMTS) der Patienten zu verbessern. Dies beinhaltet eine Erkennung der arzneimittelbezogenen Probleme sowie eine Erarbeitung von Lösungsvorschlägen, um die Arzneimitteltherapie zu optimieren.

- **MERKE** Je mehr Arzneimittel ein Patient anwendet, desto höher ist das Risiko für das Auftreten arzneimittelbezogener Probleme (ABP).
  - Je komplexer die Einnahmevorschriften, desto fehleranfälliger die Anwendung und desto schlechter die Therapietreue (Beardon et al. 1993).
  - Das Risiko für duale Wechselwirkungen steigt überproportional mit der Anzahl der Arzneimittel. (Lenhart et al. 2016). Hinzu kommen multiple Interaktionseffekte, deren Auftreten mit zunehmender Anzahl der Arzneimittel ebenfalls wahrscheinlicher wird.
  - Mit steigender Anzahl der verabreichten Arzneimittel steigt das Risiko für UAW und damit das Risiko für Verordnungskaskaden (Eckardt et al. 2014).
  - Polymedikation ist mit einem erhöhten Risiko für Stürze und Krankenhauseinweisungen assoziiert, denn je mehr Arzneimittel eingenommen werden, desto höher ist die Wahrscheinlichkeit für die Verschreibung von potenziell inadäquaten Arzneimitteln (Holt et al. 2010).
  - Eine steigende Anzahl von Arzneimitteln kann auch den Verlauf bestehender Grunderkrankungen verschlechtern z.B. durch Nebenwirkungen, die sich negativ auf die Grunderkrankung auswirken oder durch das Risiko der Unterversorgung aufgrund einer unübersichtlichen, komplexen Medikation (Moßhammer et al. 2016).

Polymedikation führt zu einem hohen Risiko für Interaktionen

Die Zahl der möglichen Wechselwirkungen steigt mit der Anzahl der gleichzeitig eingenommenen Wirkstoffe progressiv an (Abb. 2.2, Lenhart et al. 2016, Das et al. 2019). Rein rechnerisch kann es bei einem Patienten also bei einer Anzahl von 5 verschiedenen, gleichzeitig eingenommenen Wirkstoffen zu 10 und bei 10 Wirkstoffen schon zu 45 möglichen Interaktionspaaren kommen.

Nun könnte es darüber hinaus – insbesondere bei Polymedikation – dazu kommen, dass ein Arzneistoff durch mehrere andere Arzneistoffe einer Gesamtmedikation gleichzeitig beeinflusst wird. Hier können komplexe Interaktionsszenarien entstehen, die zu gefährlichen Brennpunkten in einer Medikation führen und schwer zu überblicken sind (Scholz 2016).

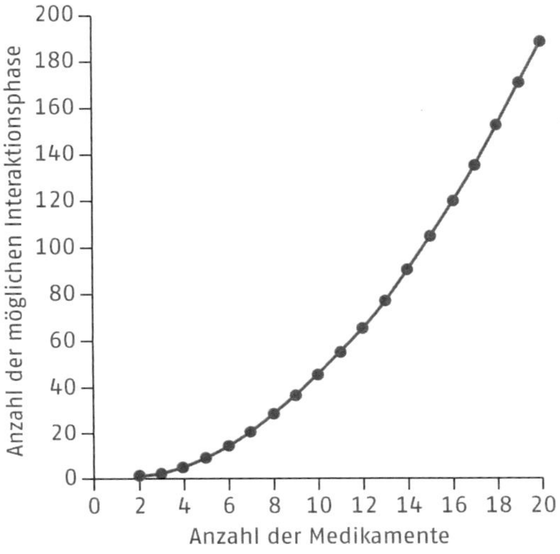

○ **Abb. 2.2** Theoretische Anzahl von Interaktionspaaren. Nach Lenhart et al. 2016

2.1.3 Ältere Patienten als besondere Risikogruppe

Eine Polymedikation ist unter anderem oft durch eine Multimorbidität der Patienten begründet. Von Multimorbidität und Polymedikation sind vor allem ältere Patienten ab 65 Jahren betroffen. Studien belegen, dass arzneimittelbezogene Probleme (ABP) bei älteren, multimorbiden Patienten besonders häufig auftreten. Auswertungen von Krankenkassen haben gezeigt, dass in Deutschland etwa 42 % der Patienten über 65 Jahre 5 oder mehr verschreibungspflichtige Arzneimittel einnehmen (Moßhammer et al. 2016). Dabei sind rezeptfreie Medikamente noch nicht eingeschlossen. Darüber hinaus nehmen etwa 30 % der Patienten zwischen 75 und 80 Jahren sogar mehr als 8 Arzneimittel pro Tag ein (Braun 2017, Eckardt et al. 2014).

Neben dem höheren Risiko für Arzneimittelinteraktionen durch Multimorbidität und Polymedikation sind ältere Patienten aufgrund körperlicher Veränderungen außerdem einem höheren Risiko für Nebenwirkungen ausgesetzt. Es gibt einige Arzneimittel, die im Alter aufgrund ihrer Eigenschaften als nicht geeignet gelten. Diese werden in der Fachsprache als potenziell inadäquate Medikationen (PIM) für Ältere bezeichnet (Holt et al. 2010). In Deutschland wurde hierzu im Jahr 2011 die Priscus-Liste veröffentlicht, die 83 Arzneimittel beinhaltet, welche im Alter möglichst zu vermeiden sind (Holt et al 2010). Ein Update der Priscus-Liste erfolgte im Januar 2023 (Mann et al. 2023). Die Priscus-Liste 2.0 stuft nun insgesamt 187 Wirkstoffe als PIM ein, teilweise in Abhängigkeit von Dosis und Therapiedauer. Studien belegen, dass eine Verordnung von potenziell inadäquaten Medikationen bei älteren Patienten das Risiko von UAW sowie das Hospitalisierungsrisiko erhöht (Dormann et al. 2013, Reich et al. 2014, Henschel et al. 2015). Etwa 22 % der über 65-jährigen Patienten in Deutschland bekamen 2010 mindestens ein Arzneimittel, welches auf der Priscus-Liste geführt ist (Schubert et al. 2013). Laut Barmer Verordnungsreport erhielten im Jahr 2016 immer noch 25,9 % der Barmer-Versicherten über 65-Jahre ein PIM.

■ **MERKE** Ältere Patienten über 65 Jahre sind aus verschiedenen Gründen einem besonderen Risiko für das Auftreten von arzneimittelbezogenen Problemen ausgesetzt:
- Multimorbidität,
- Polymedikation,
- körperliche Veränderungen, z. B.
  - degenerative Prozesse im Nervensystem, Veränderung der Anzahl von Rezeptoren und Mengen bestimmter Neurotransmitter,
  - Verminderung der Aktivität metabolisierender Enzyme und Transportproteine,
  - Verminderung von Leber- und Nierenfunktion,
  - Veränderung Körperzusammensetzung und Körpermasse,
  - erhöhte Permeabilität der Blut-Hirn-Schranke.

2.2 Arzneimittelbezogene Probleme und Medikationsfehler

Die Begriffe arzneimittelbezogenes Problem (ABP) und Medikationsfehler werden teils synonym verwendet und es gibt durchaus Überschneidungen. Ein arzneimittelbezogenes Problem kann aber auch ohne einen Medikationsfehler auftreten. Umgekehrt gibt es Medikationsfehler, die nicht zu einem arzneimittelbezogenen Problem führen. Um die Arzneimitteltherapiesicherheit der Patienten zu erhöhen, müssen beide Probleme erkannt und vermieden werden.

■ **DEFINITION** Laut PCNE-Klassifikation (Pharmaceutical Care Network Europe, V9.00, 2019) sind „**Arzneimittelbezogene Probleme (ABP)** Ereignisse oder Umstände bei der Arzneimitteltherapie, die tatsächlich oder potenziell das Erreichen angestrebter Therapieziele verhindern."

■ **DEFINITION** Als **Medikationsfehler** wird laut EMA (Pharmacovigilance Risk Assessment Committee, PRAC 2015) „das Abweichen von dem für den Patienten optimalen Medikationsprozess, das zu einer grundsätzlich vermeidbaren Schädigung des Patienten führt oder führen könnte" bezeichnet.

2

Medikationsfehler (◘ Tab. 2.1) passieren im Medikationsprozess, z. B. im Alltag in der Arztpraxis oder der Apotheke. Hierbei kann es sich auch um eine falsche oder fehlende Diagnosestellung oder die versehentliche Abgabe eines falschen Arzneimittels in der Apotheke handeln. Bei der Vermeidung von derartigen Fehlern spielt die Optimierung von alltäglichen Arbeitsabläufen und das QMS in der Apotheke eine wichtige Rolle. Medikationsfehler sind also nicht zwingend Bestandteil einer Medikationsanalyse.

Die meisten Medikationsfehler führen aber zu potenziellen oder auch manifesten arzneimittelbezogenen Problemen, z. B. Doppelmedikationen, die zu Nebenwirkungen führen oder fehlende Aufklärung des Patienten, die zu fehlerhafter Einnahme oder mangelnder Therapietreue führt. Dadurch werden Medikationsfehler Gegenstand einer Medikationsanalyse, denn sie können mithilfe der Medikationsanalyse aufgedeckt werden. Auch potenzielle ABP können wichtig sein, wenn es darum geht, die Arzneimitteltherapiesicherheit des Patienten zu erhöhen. Es gilt dabei vermeidbare Risiken zu reduzieren.

Arzneimittelbezogene Probleme werden seit der Konferenz des Pharmaceutical Care Network Europe (PCNE) 1999 definiert als „Ereignisse oder Umstände bei der Arzneimitteltherapie des Patienten, die tatsächlich oder potenziell das Erreichen von angestrebten Therapiezielen verhindern". Außerdem wurde vom PCNE ein Klassifizierungssystem für ABP entwickelt, das eine umfangreiche Übersicht über ABP bietet: die

◘ **Tab. 2.1** Auswahl typischer Medikationsfehler. Nach Saal et al. 2009, Avery et al. 2002, Hausärztliche Leitlinie Multimedikation (S3-Leitlinie)

Bereich im Medikationsprozess	Beispiele für Medikationsfehler
Indikationsstellung, Diagnose (Arzt)	Fehlerhafte Diagnose, fehlende Diagnose

Verordnung (Arzt)	**Fehlerhafte Arzneimittelauswahl:**
	▪ Verordnung nicht kompatibler Arzneimittel:
	  ▪ Kontraindikationen,
	  ▪ Verordnung von PIM bei älteren Patienten,
	  ▪ Wechselwirkungen.
	▪ Doppelmedikation,
	▪ Verordnung unnötiger Arzneimittel ohne klare Indikation,
	▪ zur optimalen, leitliniengerechten Therapie fehlt ein Arzneimittel,
	▪ Verordnung falscher Stärke, Dosierung,
	▪ Verwechslung durch Soundalikes.
	▪ unleserliche Verordnung.

Dokumentation (Arzt)	Es befindet sich kein Vermerk zu Diagnosen, Warnhinweisen oder Dosierungsanweisung in der Patientenakte.
Zubereitung, Abgabe (Apotheke)	▪ Abgabe eines falschen Arzneimittels (Wirkstoff, Stärke, Packungsgröße, Darreichungsform), z. B. aus Versehen durch Lookalikes oder Soundalikes, ▪ Fehler bei der Zubereitung (falsche Inhaltsstoffe, falsche Stärke), ▪ Abgabe ungeeigneter oder nicht kompatibler Selbstmedikation.
Patienteninformation (Arzt, Apotheke)	**Unzureichende Aufklärung des Patienten:** ▪ bezüglich Dosierung, Einnahme, Handhabung, ▪ bezüglich Notwendigkeit des Arzneimittels bzw. Indikation bezüglich Therapierisiken.
Applikation, Anwendung, Einnahme, Lagerung (Pflege, Patient)	▪ Falscher Zeitpunkt, ▪ falscher Applikationsweg, ▪ falsches Arzneimittel, ▪ falsche Dosierung, ▪ Verwechslung des Patienten, ▪ unsachgemäße Lagerung.
Monitoring (Arzt, Pflege, Apotheke, Patient)	Keine angemessenen Monitoring-Maßnahmen.

PCNE-Klassifikation arzneimittelbezogener Probleme (PCNE 2019).

MERKE Zur effektiven Lösung dieser Probleme und für eine gute Zusammenarbeit mit den Ärzten ist es wichtig, dem Arzt keine Medikationsfehler vorzuwerfen, sondern nur von den Folgen, nämlich den potenziellen oder manifesten arzneimittelbezogenen Problemen zu sprechen. Bei den potenziellen ABP ist es wichtig, die klinische Relevanz abzuschätzen, um keinen Over-Alert bei den Ärzten zu produzieren. Over-Alert führt zur sogenannten Alert-Fatigue. Das heißt, je mehr klinisch nicht relevante Informationen von der Apotheke an den Arzt übermittelt werden, desto weniger wird der Arzt die Einwände beachten. Somit ist die Bewertung der klinischen Relevanz der ABP und die Priorisierung ein wesentlicher Bestandteil der Medikationsanalyse.

In ◻ Tab. 2.2 ist eine umfangreiche Auflistung arzneimittelbezogener Probleme abgebildet, die auf der PCNE-Klassifikation basiert (PCNE 2019; Grundsatzpapier zur Medikationsanalyse und zum Medikationsmanagement, ABDA 2014). Nicht alle der aufgelisteten ABP sind Bestandteil der Dienstleistung „Erweiterte Medikationsberatung bei Polymedikation". Eine Liste der in der pDL zu prüfenden ABP befindet sich in ▸ Kap. 9. Diese Tabellen dienen der allgemeinen Hintergrundinformation, um deutlich zu machen, wie vulnerabel der Medikationsprozess ist. Denn wenn man sich bewusst macht, an welchen Stellen im Medikationsprozess es zu Fehlern kommen kann, erkennt man, wie wichtig die erweiterte Medikationsberatung in der Apotheke ist und wie wertvoll eine gute interdisziplinäre Zusammenarbeit mit Arztpraxen und auch Pflegekräften ist, denn alle sind ein Teil des Prozesses. Jeder Akteur (Arztpraxis, Apotheke, Pflege, Patient) in diesem Prozess ist einerseits eine Sicherheitsbarriere, andererseits erhöhen zu viele Akteure in einem Bereich (z. B. mehrere Ärzte oder Apotheken) das Risiko für Medikationsfehler (Avery et al. 2002).

2.3 Definierte Ziele der Dienstleistung

Die Ziele der Dienstleistung sind in § 1 der Leistungsbeschreibung des Deutschen Apothekerverbands e. V. (DAV) „Erweiterte Medikationsberatung bei Polymedikation" wie folgt definiert:

- „Erhöhung der Arzneimitteltherapiesicherheit (AMTS) durch Erkennen und Lösen bestehender oder Prävention potenzieller arzneimittelbezogener Probleme (ABP),
- Erhöhung der Effektivität der Arzneimitteltherapie,
- Verbesserung der Qualität der Arzneimittelanwendung,
- Förderung der Therapietreue,
- Förderung der Verbreitung eines AMTS-geprüften Medikationsplans,
- Zusammenarbeit zwischen den Heilberufen stärken".

DEFINITION Arzneimitteltherapiesicherheit (AMTS) bezeichnet laut AkdÄ (Aly AF) die Gesamtheit der Maßnahmen zur Gewährleistung eines optimalen Medikationsprozesses mit dem Ziel, Medikationsfehler und damit vermeidbare Risiken für den Patienten bei der Arzneimitteltherapie zu verringern.

2.4 Nutzen der pDL „Erweiterte Medikationsberatung bei Polymedizin"

Die Erläuterung von Zielen und Nutzen der pharmazeutischen Dienstleistung „Erweiterte Medikationsberatung bei Polymedikation" gegenüber der Zielgruppe der Patienten sowie den Partnern im Gesundheitswesen wie Ärzten, medizinischen Fachangestellten, Pflegekräften und Krankenkassen ist die Basis für eine erfolgreiche interdisziplinäre Zusammenarbeit und Etablierung der pDL in der Apotheke. Dazu werden in den folgenden Kapiteln passende Argumente zielgruppenorientiert vorgestellt.

Wer profitiert von der erweiterten Medikationsberatung?

1. Patienten,
2. Ärzte und auch die medizinischen Fachangestellten (MFA),
3. Krankenkassen,
4. Pflegekräfte,
5. Apotheken.

2.4.1 Nutzen für die Patienten

Die Patienten müssen den Nutzen der erweiterten Medikationsberatung verstehen, damit sie bereit sind, hieran teilzunehmen. Dazu sind die Identifikation und Ansprache der Patienten sowie auch ein gezieltes Marketing sehr wichtig (▸ Kap. 3.7). Der Benefit, den die pDL für die Patienten bringt, ist darüber hinaus auch Argumen-

Tab. 2.2 Auswahl möglicher arzneimittelbezogener Probleme. Nach PCNE-Klassifikation 2019 und Grundsatzpapier zur Medikationsanalyse und zum Medikationsmanagement der ABDA, 2014

Bereich	Arzneimittelbezogene Probleme
Arzneimittelauswahl Rx	Unnötige Arzneimitteltherapie bzw. Arzneimittel ohne Indikation, ungeeignete Arzneimittel laut Leitlinien bzw. Fachinformationen oder aus Sicherheitsgründen ungeeignete Arzneimittel: ■ Kontraindikation, Anwendungsbeschränkung, ■ Nebenwirkung, manifest bzw. potenziell, ■ Doppelmedikation, ■ Interaktionen, manifest bzw. potenziell, ■ ungeeignete Darreichungsform ■ Indikation ohne Arzneimitteltherapie.
Arzneimittelauswahl OTC	Ungeeignetes OTC-Arzneimittel aufgrund von: ■ ungeeigneter Indikation, ■ schlechter Evidenzlage, ■ ungeeigneter Darreichungsform, ■ Kontraindikation, Anwendungsbeschränkung, ■ Nebenwirkung, manifest bzw. potenziell, ■ Doppelmedikation, ■ Interaktionen, manifest bzw. potenziell.
Information zu den Arzneimitteln	Kein aktueller Medikationsplan, unvollständiger Medikationsplan, unzureichende oder unklare Information bzw. Aufklärung zu den Arzneimitteln: ■ Dosierung, ■ Einnahme- bzw. Anwendungszeitpunkte, ■ Einnahme- bzw. Anwendungshinweise, ■ Einnahmegründe.
Wirksamkeit der Therapie	Die Therapie ist nicht effektiv (kein oder unzureichender Effekt).
Unzureichendes Monitoring	Unzureichende Überwachung der therapierelevanten Kontrollparameter, z. B. Blutdruck, INR oder unzureichende Überwachung von Parametern bezüglich Arzneimittelrisiken, z. B. Elektrolyte.
Dosierung und Einnahme	Ungeeignete Dosierung (Ober-/Unterdosierung), ungeeignetes Dosierungsintervall (zu lang, zu kurz), ungeeigneter Einnahmezeitpunkt, ungeeignete Therapiedauer, Handhabungs- und Anwendungsprobleme, Interaktionen mit Nahrungs- und Genussmitteln.
Adhärenz	**Unregelmäßige oder fehlende Einnahme/Anwendung:** ■ versehentlich, ■ absichtlich.
Lagerung	Ungeeignete Lagerung bzw. Aufbewahrung, abgelaufene Haltbarkeit.
Missbrauch, Abhängigkeit	Überdosierung, Überschreiten der Therapiedauer, absichtliche Einnahme eines nicht indizierten Arzneimittels.

Tab. 2.2 Auswahl möglicher arzneimittelbezogener Probleme. Nach PCNE-Klassifikation 2019 und Grundsatzpapier zur Medikationsanalyse und zum Medikationsmanagement der ABDA, 2014 (Fortsetzung)

Bereich	Arzneimittelbezogene Probleme
Kontraindikationen und Anwendungsbeschränkungen	**Differenzierung:** ■ absolute Kontraindikationen = Gegenanzeigen, ■ relative Kontraindikationen, ■ Anwendungsbeschränkungen. **Risikofaktoren:** ■ Alter, ■ Schwangerschaft/Stillzeit, ■ Allergien, ■ Nierenfunktionseinschränkung, ■ Leberfunktionseinschränkung, ■ Körpergewicht, ■ genetische Polymorphismen von Transportproteinen, metabolisierenden Enzymen, Rezeptoren u. a. **Grunderkrankungen/Symptome:** ■ Arzneimittel X darf bei Grunderkrankung Y/Symptom Y nicht angewendet werden (absolute Kontraindikation/Gegenanzeige), ■ Arzneimittel X darf bei Grunderkrankung Y/Symptom Y nur mit Vorsicht bzw. nur mit bestimmten Maßnahmen angewendet werden.
Nebenwirkungen	Symptome durch Nebenwirkung, Arzneimittel X hat eine potenziell gefährliche Nebenwirkung, die bei dem Patienten klinisch relevant sein könnte, kumulierende Nebenwirkungen (siehe auch Wechselwirkungen), Wirkungsabschwächung/-verstärkung durch Nebenwirkung.

Wechselwirkungen	**Pharmakodynamische Wechselwirkungen:**
	■ Pseudodoppelmedikationen (d. h. Anwendung von Arzneimittel aus der gleichen Gruppe),
	■ Doppelmedikationen,
	■ gegenseitige Verstärkung der Wirkung (additive/potenzierte Wirkung),
	■ gegenseitige Verstärkung einer Nebenwirkung (kumulierende Nebenwirkung).
	■ gegenseitige Abschwächung/Aufhebung der Wirkung (Antagonismus).
	Pharmakokinetische Wechselwirkungen:
	■ Erhöhung/Verminderung der Löslichkeit, z. B. durch veränderten pH-Wert im Magen,
	■ Erhöhung/Verminderung der Resorption, z. B. durch:
	  ▪ Komplexbildung,
	  ▪ Inhibition/Induktion von Transportproteinen im Darm,
	  ▪ Verlängerung/Verkürzung der Transitzeit im Gastrointestinaltrakt,
	  ▪ Inhibition/Induktion von Transportproteinen in der Leber,
	■ Erhöhung/Verminderung der Plasmaproteinbindung,
	■ Erhöhung/Verminderung der Bioverfügbarkeit:
	  ▪ Inhibition/Induktion von metabolisierenden Enzymen im Darm (First-Pass-Effekt),
	  ▪ Inhibition/Induktion von metabolisierenden Enzymen in der Leber (First-Pass-Effekt),
	  ▪ Inhibition/Aktivierung von Transportproteinen in der Leber (Blut/Hepatozyt),
	■ Metabolismus:
	  ▪ Induktion/Inhibition von metabolisierenden Enzymen in der Leber,
	■ Erhöhung/Verminderung der Elimination, z. B. durch:
	  ▪ Inhibition/Induktion von Transportproteinen in der Leber (Hepatozyt/Galle),
	  ▪ Inhibition/Induktion von Transportproteinen in der Niere,
	  ▪ Veränderung des pH-Werts in der Niere,
	■ Erhöhung/Verminderung der ZNS-Gängigkeit:
	  ▪ Inhibition/Induktion von Transportproteinen der Blut-Hirn-Schranke (BHS).
	Wechselwirkungen mit Nahrungs- und Genussmitteln (pharmakodynamisch bzw. pharmakokinetisch).

2

tationsgrundlage für den Sinn der erweiterten Medikationsberatung gegenüber Ärzten und Krankenkassen.

Für die Patienten ist darüber hinaus die Information wichtig, dass sie für diese Dienstleistung nicht bezahlen müssen. Bei der Vermittlung dieser Information ist es wichtig, dass man nicht den Anschein erweckt, das Ganze sei generell kostenlos, sondern dass man betont, dass die Krankenkasse hierfür die Kosten übernimmt. Dies unterstreicht den Nutzen und die Qualität dieser Dienstleistung.

Formulierungsbeispiele für die Patienten

> „Wir erläutern Ihnen, warum Sie die Arzneimittel benötigen und warum es wichtig ist, diese regelmäßig einzunehmen. Eine regelmäßige und richtige Arzneimitteleinnahme ist wichtig für den Erfolg Ihrer Therapie. Warum sollte man so viele Arzneimittel einnehmen, wenn sie nicht richtig wirken? Das trägt außerdem dazu bei, dass es Ihnen gut geht und Sie sich fit fühlen."
>
> „Wir erklären Ihnen die richtige Einnahme/Anwendung, damit das Arzneimittel am besten wirken kann und am besten für Sie verträglich ist."
>
> „Sie bekommen einen aktuellen und vollständigen Medikationsplan mit Erklärung der Einnahmegründe und konkreten Empfehlungen bzw. Anweisungen zur Anwendung Ihrer Arzneimittel, damit Sie auch zu Hause genau wissen, warum und wie Sie Ihre Arzneimittel einnehmen, damit sie optimal wirken und gut verträglich sind."
>
> „Wir prüfen, ob all Ihre Arzneimittel zusammenpassen, damit jedes Arzneimittel optimal wirken kann. Dabei können wir außerdem Risiken wie potenzielle Wechselwirkungen und Nebenwirkungen erkennen und Sie davor schützen. So wird Ihre Sicherheit erhöht und unnötige Beschwerden oder Krankenhausaufenthalte vermieden."

Auch die Angehörigen, die sich Sorgen um die Patienten machen und diese womöglich auch zu Hause pflegen (▸Kap. 2.4.3), profitieren von der pharmazeutischen Dienstleistung.

2.4.2 Nutzen für Ärzte und medizinische Fachangestellte

Eine gute Zusammenarbeit zwischen Arzt und Apotheke ist für den nachhaltigen Nutzen von Medikationsanalysen und der erweiterte Medikationsberatung essenziell und wird auch in der aktuellen Hausärztlichen Leitlinie zum Thema Multimedikation ausdrücklich empfohlen. Ohne den Arzt lassen sich risikominimierende Maßnahmen oder Therapieoptimierungen, die eine Substitution, eine Dosierungsänderung oder das Absetzen eines Arzneimittels betreffen, nicht

Konkreter Nutzen für die Patienten

- Schnelle Unterstützung ohne lange Wartezeiten auf Termine,
- Erhalt eines aktuellen und vollständigen Medikationsplans inklusive ausführlicher Erklärungen,
- Erhöhung der Effektivität der Arzneimitteltherapie sowie Sicherung des Therapieerfolgs:
  - Erhöhung der Therapietreue,
  - Sicherstellung der richtigen Arzneimittelanwendung und -handhabung,
- Erhöhung der Sicherheit:
  - Aufdeckung und Verminderung von Risiken wie Nebenwirkungen oder Wechselwirkungen,
  - Vermeidung von Dosierungs-, Anwendungs- und Handhabungsfehlern,
- Erleichterung der Einnahme:
  - Reduktion der Tablettenzahl/Einnahmezeitpunkte,
  - Definition der richtigen Anwendungs-/Einnahmezeitpunkte,
- Erhöhung des Wohlbefindens:
  - Erhöhung des Therapieerfolgs,
  - Erleichterung der Arzneimittelanwendung,
- Erhöhung des Verständnisses für die Arzneimitteltherapie,
- Erhöhung der subjektiv empfundenen Sicherheit in Bezug auf die Arzneimitteltherapie,
- Aufklärungsversuch bestehender Beschwerden,
- Verhinderung/Reduktion des Fortschreitens einer Grunderkrankung und möglicher Komplikationen:
  - Erhöhung der Therapietreue,
  - Sicherstellung der richtigen Arzneimittelanwendung und -handhabung,
- Erhöhung des Verständnisses für die Arzneimitteltherapie und der Transparenz:
  - Ausführliche und neutrale Informationen und Aufklärung zu allen Arzneimitteln und Einnahmegründen,

Mögliche positive Outcomes

- Erhöhung der Lebensqualität,
- Vermeidung/Reduktion von Krankenhausaufenthalten,
- Hinauszögern einer möglichen Pflegebedürftigkeit, Erhalt der Eigenständigkeit,
- Erhöhung der Lebenserwartung/Reduktion der Mortalität.

umsetzen. Durch eine gute interdisziplinäre Zusammenarbeit von Arztpraxen und Apotheken werden die Arzneimitteltherapiesicherheit und der Benefit für die Patienten erhöht (Hausärztliche Leitlinie Multimedikation, S3-Leitlinie).

Somit ist von Anfang an eine gute und intensive Zusammenarbeit mit den umliegenden Arztpraxen anzustreben. Dazu gehört die Information der Arztpraxen über die pharmazeutische Dienstleistung sowie die Abstimmung der Kommunikationswege – idealerweise,

Nutzen für die Arztpraxis

Transparenz und Überblick

- Die Apotheke trägt mithilfe des Brown-Bag-Review Arzneimittel unterschiedlicher Verordner sowie der Selbstmedikation der Patienten zusammen (Medication Reconciliation).
- Die Arztpraxis erhält so eine **zuverlässige und aktuelle Gesamtübersicht** über alle vom Patienten eingenommenen Arzneimittel, auch wenn sie nicht in der eigenen Praxis, sondern, z. B. von **Fachärzten** verordnet wurden oder in der **Selbstmedikation** angewendet werden.
- Durch das **Zusammentragen von Informationen aus unterschiedlichen Quellen** können Wechselwirkungen aufgedeckt werden, die sonst möglicherweise nicht entdeckt werden.
- Einige Patienten verhalten sich gegenüber dem Apotheker anders als gegenüber dem Arzt. Darüber hinaus hat der Apotheker einen anderen Fokus als der Arzt. Somit können sich Arzt und Apotheker **gegenseitig ergänzen** und den Patienten aus **verschiedenen Blickwinkeln** betrachten. Dies kann helfen, bestimmte Problematiken, die sonst möglicherweise verborgen bleiben, aufzudecken.

Zeitersparnis und Entlastung der Arztpraxis

- Durch das **niederschwellige Angebot** können Patienten bei Arzneimittelfragen direkte Hilfe finden, ohne lange auf einen Termin zu warten und die Zeit der Arztpraxis in Anspruch nehmen zu müssen. Dies kann zu einer Reduktion dringender Terminanfragen aufgrund von Problemen in der Arzneimitteltherapie führen. Dadurch bleibt den Ärzten **mehr Zeit für ihre Kernaufgaben wie Diagnostik und Entscheidung über therapeutische Maßnahmen.**
- Durch die Nutzung verschiedener Datenbanken und die ausführliche Recherche bei möglichen Nebenwirkungen oder Wechselwirkungen kann die Apotheke den Arzt in seiner Arbeit unterstützen. Auch das bringt dem Arzt mehr Zeit für die Kernaufgaben der ärztlichen Tätigkeit.
- Durch eine intensive Beratung und Aufklärung des Patienten zu Gründen und Notwendigkeit der jeweiligen Arzneimitteleinnahme sowie zur richtigen Anwendung und Lagerung werden **Einnahme- und Anwendungsfehler** reduziert, die **Therapietreue** erhöht und somit der Erfolg der Arzneimitteltherapie gefördert.
  - Eine erfolgreiche Therapie erhöht die **Zufriedenheit des Patienten** – auch im Hinblick auf seinen Arzt. „Mir geht es besser" → „Der Arzt hat mir gute Arzneimittel verordnet" → „Ich habe einen guten Arzt."
  - Die MFA profitieren ebenfalls von zufriedenen Patienten. Ein Patient, dem es gut geht, ist im Umgang immer angenehmer, als jemand dem es schlecht geht und der womöglich die Arztpraxis als Ursprung des Übels sieht. Patienten mit hohem Leidensdruck brauchen auch außerplanmäßig dringend Termine und können sich als unangenehm präsentieren, wenn sie diese nicht sofort bekommen.

Vermeidung von arzneimittelbezogenen Problemen

- Die Apotheke kann arzneimittelbezogene Probleme aufdecken, die den Therapieerfolg gefährden und/oder Risiken für den Patienten darstellen. Aufgrund der knapp bemessenen Zeit eines Arztes pro Patienten kann die Unterstützung in der Detektion von Interaktionen, Nebenwirkungen, ungeeigneten Anwendungs- bzw. Einnahmezeitpunkten bezüglich Nahrung oder unsachgemäßer Lagerung bzw. Aufbewahrung sehr hilfreich sein.
- Die erweiterte Medikationsberatung kann als **zusätzliche Absicherung** gesehen werden, um Therapiefehler zu vermeiden und im schlimmsten Falle sich selbst auch vor Schadensersatzforderungen zu schützen.

Apotheker als Partner in der interdisziplinären Zusammenarbeit

- Wenn die Zusammenarbeit zwischen Arzt und Apotheker sehr gut läuft, profitieren beide dadurch, dass sie sich gegenseitig als **Diskussionspartner** zur Verfügung stehen. Vor allem in Krankenhäusern kann eine gut funktionierende Zusammenarbeit schon häufig beobachtet werden.
- Apotheker verfügen über verschiedene Tools zu Arzneimittelinformation und Risikodetektion, deren Ergebnisse auch dem Arzt zugutekommen. Apotheker können den Arzt durch Recherchearbeiten, Fachwissen und mit pharmazeutischen Informationen unterstützen.

bevor die Apotheke beginnt, die pharmazeutischen Dienstleistungen anzubieten (▸Kap. 4). Dies erspart Frustrationen auf beiden Seiten und fördert eine effektive und zeitsparende Zusammenarbeit im Sinne aller Beteiligten.

Da Patienten jederzeit ohne Termin in die Apotheke kommen können, ist dies ein niederschwelliges Angebot, durch das die Patienten Hilfe in Fragen der Arzneimitteltherapie finden. So können die Arztpraxen entlastet werden, wovon sowohl die Ärzte als auch die MFA profitieren. Daraus profitieren wiederum die Patienten, denn durch eine Entlastung gewinnen Ärzte und MFA mehr Zeit für die einzelnen Patienten und möglicherweise können hierdurch die Terminvergabe beschleunigt und Wartezeiten verkürzt werden.

2.4.3 Nutzen für Pflegekräfte und (pflegende) Angehörige

Auch Pflegekräfte profitieren von der pharmazeutischen Dienstleistung. Durch die Reduktion von Einnahmezeitpunkten oder Verminderung der Anzahl von Arzneimitteln kann der Pflegeaufwand, z. B. bei erforderlichem Stellen oder Verabreichen der Arzneimittel erheblich gemindert werden. Dadurch wird Zeit beim einzelnen Patienten gespart und potenzielle Fehlerquellen reduziert. Darüber hinaus sind Patienten, denen es durch die Erhöhung des Wohlbefindens und der Lebensqualität gut geht, zufriedener und angenehmer im Umgang.

Nutzen für Pflegekräfte in der ambulanten Versorgung

- Zeitersparnis:
  - z. B. durch eine Reduktion der Tablettenzahl/Einnahmezeitpunkte.
- Reduktion von Fehlerquellen:
  - z. B. durch eine Reduktion der Tablettenzahl/Einnahmezeitpunkte.
- Vermeidung von Notfällen im häuslichen Umfeld:
  - z. B. durch eine Reduktion der Sturzgefahr.
- Erleichterung des Umgangs mit dem Patienten:
  - z. B. durch eine Erhöhung des Wohlbefindens, Steigerung der Lebensqualität,
  - z. B. durch Erhaltung der Eigenständigkeit.

Das Ganze lässt sich auch auf pflegende Angehörige übertragen. Hier stehen die Erhöhung der Lebensqualität und der Sicherheit der Patienten, sowie der möglichst lange Erhalt der Eigenständigkeit und Reduktion von Krankenhausaufenthalten im Vordergrund.

2.4.4 Nutzen für die Krankenkassen

Die Krankenkassen profitieren von den pharmazeutischen Dienstleistungen, selbst wenn diese zunächst als zusätzlicher Kostenfaktor gesehen werden. Doch auch unnötige Krankenhausaufenthalte, z. B. durch Wechsel- oder Nebenwirkungen von Arzneimitteln oder Medikationsfehler verursachen extreme Kosten bei den Krankenkassen. Nebenwirkungen können zu Verordnungskaskaden führen und dies führt zu zusätzlichen Kosten im Arzneimittelbereich. Eine Reduktion von Arzneimittelrisiken und Steigerung der Therapietreue der Patienten erhöhen den Therapieerfolg und reduzieren unnötige Kosten im Gesundheitswesen. Krankenkassen bieten selbst heutzutage mehr Leistungen im Bereich der Patientenbetreuung an. Das heißt, sie haben den Nutzen einer intensiven Betreuung der Patienten längst erkannt.

Nutzen für die Krankenkassen

- Reduktion der Arzneimittelkosten durch:
  - Unterstützung des Deprescribing,
  - Vermeidung von Verordnungskaskaden,
  - Erhöhung der Therapietreue und Optimierung der Einnahme bzw. Anwendung, um eine optimale Wirksamkeit zu gewährleisten und den Therapieerfolg zu erhöhen.
- Reduktion vermeidbarer und unnötiger Kosten, z. B. durch Optimierung der Arzneimitteltherapie:
  - Vermeidung von kostenintensiven Folgen durch Arzneimittelrisiken, z. B. durch Sturz,
  - Reduktion unnötiger Arztbesuche,
  - Reduktion von Krankenhausaufenthalten,
  - Reduktion der Pflegebedürftigkeit,
  - Verzögerung der Progression von Grunderkrankungen.

2.4.5 Nutzen für die Apotheken

Die Apotheke profitiert in vielerlei Hinsicht von den pharmazeutischen Dienstleistungen. Um die Wirtschaftlichkeit der Dienstleistung zu steigern kann eine Apotheke verschiedene Maßnahmen ergreifen (▸Kap. 3.6).

Nutzen für die Apotheke

Stärkung der heilberuflichen Tätigkeit, Steigerung der Attraktivität des Berufs

Die pharmazeutischen Dienstleistungen stärken den Apotheker als Heilberufler.

- Die Attraktivität des Arbeitsplatzes in der öffentlichen Apotheke wird gesteigert, sowohl für erfahrene Apotheker als auch für junge Apotheker. Dies erleichtert die Suche nach Personal oder potenziellen Nachfolgern.
- Das Gefühl etwas Sinnvolles zu tun und den Patienten direkt helfen zu können sowie das positive Feedback und die Dankbarkeit der Patienten, erhöht die Zufriedenheit und die Motivation.
- Durch die intensiven Gespräche mit den Patienten und die Interventionen erlebt man die Auswirkungen des eigenen Tuns direkt an der Reaktion der Patienten.

Erhöhung des Ansehens und Kundenbindung

- Durch pharmazeutische Dienstleistungen kann sich die Apotheke als kompetenter Partner in Gesundheitsfragen präsentieren.
- Durch pharmazeutische Dienstleistungen wird die Bindung zum Patienten intensiviert. Die Kundenbindung und -zufriedenheit werden verbessert und neue Stammkunden können gewonnen werden.
- Durch die Intensivierung der interdisziplinären Zusammenarbeit kann sich die Apotheke als zuverlässiger und kompetenter Partner für Ärzte in pharmazeutischen Fragestellungen etablieren.

Stärkung der Apotheke vor Ort

- Die Apotheke vor Ort kann sich durch die pharmazeutischen Dienstleistungen noch deutlicher von Versandhandelsapotheken abheben und ihre Existenz sichern.

Nicht packungsorientierte Vergütung

- Eine von der Abgabe der Arzneimittelpackungen unabhängige Honorierung ist ein wichtiger Schritt zur Sicherung der zukünftigen Existenz der Apotheke vor Ort.

Fazit

Durch alle aufgezählten Punkte bieten die pharmazeutischen Dienstleistungen der Apotheke eine Chance im Bereich der Zukunftssicherung.

Teil B
Organisation in der Apotheke

3 Vorbereitung

Für einen erfolgreichen Start mit den pharmazeutischen Dienstleistungen in Ihrer Apotheke ist es wichtig sich zunächst zu überlegen, für welche Dienstleistungen die Voraussetzungen erfüllt sind (personell sowie materiell). Theoretisch können alle Apotheken nach dem Schiedsspruch, nach Erstellung der Leistungsbeschreibung durch die Standesvertretung sowie Regelung der Abrechnung direkt mit der erweiterten Medikationsberatung starten. Einige Voraussetzungen, die in der Leistungsbeschreibung der Bundesapothekerkammer definiert werden, müssen jedoch erfüllt sein. Darüber hinaus gibt es einige organisatorische Aspekte, die zwar nicht zwingend vorgeschrieben, aber für den Erfolg der Dienstleistung in der Apotheke von Vorteil sind.

Es ist ratsam, nicht direkt mit allen Dienstleistungen gleichzeitig zu starten, sondern nach einer entsprechend guten Vorbereitung nach und nach anzufangen. Für einen guten Einstieg könnte man mit der Dienstleistung beginnen, die am besten zu der Apotheke passt und für die eine besonders hohe Expertise vorliegt bzw. mit den Dienstleistungen, die am einfachsten durchführbar und für die die Voraussetzungen in der Regel bereits erfüllt sind, wie die „Standardisierte Risikoerfassung bei hohem Blutdruck" oder die „Erweiterte Einweisung in die korrekte Arzneimittelanwendung mit Üben der Inhalationstechnik".

- **MERKE** Starten Sie mit der/den Dienstleistung(en), für die in Ihrer Apotheke bereits die Voraussetzungen gegeben sind und die Sie ohne großen Aufwand umsetzen können. Etablieren Sie die anderen Dienstleistungen Schritt für Schritt.

Für die Durchführung der erweiterten Medikationsberatung bei Polymedikation müssen personell mehr Voraussetzungen erfüllt sein als für die „Standardisierte Risikoerfassung bei hohem Blutdruck" oder die „Erweiterte Einweisung in die korrekte Arzneimittelanwendung mit Üben der Inhalationstechnik". Hier muss zunächst eine gesonderte Schulung absolviert werden (▸ Kap. 3.5). Darüber hinaus sind für alle Dienstleistungen bestimmte materielle Voraussetzungen von Vorteil: Bezogen auf die erweiterte Medikationsberatung gilt es, sich vorher zu überlegen, welche Recherche-Tools bzw. Softwareunterstützung benötigt werden. Einige Medikationsdatenbanken bieten neben ausführlichen Arzneimittelinformationen auch Unterstützung für den gesamten Prozess inklusive Dokumentation und Kommunikation (▸ Kap. 9.5).

Es ist wichtig, das gesamte Team mit den Inhalten und Prozessen der in Ihrer Apotheke geplanten pharmazeutischen Dienstleistungen vertraut zu machen und Arbeitsabläufe abzustimmen (▸ Kap. 3). Die Ärzte in der Umgebung, insbesondere die Hauptverordner, sollten vor Start der Dienstleistungen über den Nutzen, die Prozesse und die Inhalte zu den pDL informiert werden, um Missverständnissen und Schwierigkeiten vorzubeugen (▸ Kap. 2.4.2), sowie Kommunikationswege abzustimmen (▸ Kap. 4).

3.1 Vorbereitung des Teams auf die neue Dienstleistung

Ein sehr wichtiger Aspekt für den langfristigen Erfolg der pharmazeutischen Dienstleistungen in der Apotheke ist die Einbindung des gesamten Teams. Einige Dienstleistungen können sowohl von den PTAs als auch von den Apothekern durchgeführt werden. Andere erfordern sowohl Approbation als auch bestimmte Fortbildungen. Dennoch ist es wichtig, dass sich nicht nur diejenigen, die die jeweiligen Dienstleistung ausführen, damit auseinandersetzen, sondern das gesamte Team. Jeder im Team spielt eine wichtige Rolle in der erfolgreichen Umsetzung der pharmazeutischen Dienstleistungen und kommt mit dem Prozess in Berührung (◘ Tab. 3.1).

Da es sich bei den pharmazeutischen Dienstleistungen aktuell noch um ein völliges Novum in den Apothe-

Checkliste 1

Vorbereitung der pDL „Erweiterte Medikationsberatung bei Polymedikation"

- ☐ **Erfüllung der personellen Voraussetzungen**
  - ☐ Obligatorisch für die Medikationsanalyse:
    - ☐ Approbation als Apotheker,
    - ☐ Schulung auf Basis des 8-stündigen BAK-Curriculums,
  - ☐ von Vorteil für die Medikationsanalyse:
    - ☐ initiale und regelmäßige Fortbildung der beteiligten Apotheker im Bereich AMTS (Kenntnisse der wichtigen arzneimittelbezogenen Probleme, Kenntnisse in der Therapie wichtiger Erkrankungen),
    - ☐ Training zur Kommunikation mit den Ärzten,
  - ☐ pharmazeutisches Personal als Unterstützung: gezielte Unterweisung in den entsprechenden Prozessschritten.
- ☐ **Terminvergabe und Personalplanung**
  - ☐ Tool bzw. Systematik der Terminvergabe,
  - ☐ Festlegung der Zeiten, wann die pDL zeitlich unproblematisch durchgeführt werden kann.
- ☐ **Ablage aller nicht digitalen Materialien im Zusammenhang mit der pDL „Erweiterte Medikationsberatung bei Polymedikation"**
  - ☐ Ordner zur Ablage von Informations- und Hilfsmaterialien sowie Dokumente und Formularen als Vorlagen,
  - ☐ Ordner zur Abheftung der Vereinbarungen zwischen Apotheke und Versichertem inklusive Schweigepflichtentbindung, Quittierung durch den Patienten (4 Jahre Aufbewahrungspflicht),
  - ☐ ggf. gesonderter Ordner zur Abheftung der entsprechenden den Patienten zugeordneten Arzt- und Entlassbriefe, Laborwerte, Protokolle, Dokumentationen inklusive Medikationspläne,
  - ☐ Blanko-Abrechnungsformulare.
- ☐ **Aufnahme der pDL „Erweiterte Medikationsberatung bei Polymedikation" in das QMS**
  - ☐ Festlegung der Verantwortlichkeiten,
  - ☐ Ablage der notwendigen Vorlagen für Formulare und Dokumente (nach Individualisierung für die jeweilige Apotheke),
  - ☐ Erstellung und Eingliederung der Prozessbeschreibung/SOP „Erweiterte Medikationsberatung bei Polymedikation" in das QM-Handbuch bzw. die QM-Dokumentation.
- ☐ **Schulung des gesamten Teams**
  - ☐ Nutzen der erweiterten Medikationsberatung,
  - ☐ Prozessablauf „Erweiterte Medikationsberatung bei Polymedikation" inkl. Zuständigkeiten und Terminvergabe,
  - ☐ Inhalt der Vereinbarung zwischen Apotheke und Versichertem,
  - ☐ Kommunikationstraining zur Patientenansprache,
  - ☐ Abrechnung.
- ☐ **Aufbau eines Informations- und Marketingkonzepts zur Patientenrekrutierung (z. B. Flyer, Homepageseite, Schaufensterdekoration, Lokalpresse, soziale Medien etc.)**
- ☐ **Information der umliegenden Arztpraxen**
  - ☐ Flyer zur Arztinformation,
  - ☐ Gespräch mit den umliegenden Ärzten,
  - ☐ Information und Schulung der MFA.
- ☐ **Bereitstellung Informationsmaterialien für die Patienten**
  - ☐ Flyer zur allgemeinen Information über pDL und die „Erweiterte Medikationsberatung bei Polymedikation",
  - ☐ Vereinbarung zwischen Apotheke und Versichertem (Vorlage als Print oder digital),
    - ☐ Langfassung zur Einsicht für die Patienten bei Bedarf (für Patienten zugänglicher Ordner, Homepage),
    - ☐ Kurzfassung zur Unterzeichnung in zweifacher Ausführung,
  - ☐ Flyer mit Merkzettel, was zum Erstgespräch mitzubringen ist und was in die Brown Bag kommt,
  - ☐ ggf. Terminkärtchen für Erst- und Zweitgespräch,
  - ☐ ggf. Tüte bzw. Tasche als sogenannte „Brown Bag".
- ☐ **Festlegung und Vorbereitung des Beratungsplatzes für Erst- und Abschlussgespräch**
  - ☐ Gewährleistung der Privatsphäre bzw. Abtrennung von Offizin,
  - ☐ Sitzplätze und ggf. Tisch, Stift,
  - ☐ ggf. Bildschirm oder Tablet für durchführende Person/den Patienten,
  - ☐ bei Telepharmazie: Tool zur Durchführung telepharmazeutischer Beratungen (▸Kap. 3.4.1).
- ☐ **Vorbereitung des Arbeitsplatzes inklusive Arbeitsmaterialien zur pharmazeutischen AMTS-Prüfung**
  - ☐ Beschaffung einer Software zur Durchführung von Medikationsanalysen bzw. der kompletten pDL,
  - ☐ Schulung der Mitarbeiter in der Nutzung der entsprechenden Software,
  - ☐ Zugang zu entsprechender Fachliteratur,
  - ☐ Zugang zu digitalen Recherchemöglichkeiten,
  - ☐ Medien zur Arztkommunikation (KIM = Kommunikation im Medizinwesen, Telefon, E-Mail, AMTS-Software, etc.).

Tab. 3.1 Rolle und Aufgaben der Apothekenmitarbeiter bei den pharmazeutischen Dienstleistungen

Beruf	Rolle, mögliche Aufgaben
PKA	■ Information, Identifizierung und Ansprache der anspruchsberechtigten Patienten bezüglich aller pDL im Backoffice (Telefon, E-Mail, bei digitaler oder telefonischer Arzneimittelbestellung), ■ organisatorische Aufgaben (Unterstützung von PTA und Apothekern): ▪ Vorbereitung der Formulare, z. B. Vereinbarung zwischen der Apotheke und dem Patienten, ▪ Vorbereitung der Arbeitsplätze (z. B. Optimierung des Beratungsplatzes, Beschaffung von unterstützendem Material), ▪ Marketing (Homepage, soziale Medien, E-Mails, Newsletter, Plakate, Flyer, Schaufensterdekoration, Pressearbeit, Informationsmaterial für Ärzte und Patienten), ▪ Organisation und Terminvergabe, ▪ Kontaktierung der Patienten (Erinnerung an Termine, Kontaktierung bei Rückfragen oder vergessenen Terminen), ▪ Kontaktierung von Arztpraxen, ▪ Abrechnung.
PTA	■ Identifizierung und Ansprache der anspruchsberechtigten Patienten bezüglich aller pDL im Backoffice und im HV (Telefon, E-Mail, aber vor allem im Handverkauf), ■ organisatorische Aufgaben zusammen mit PKA und Apothekern (Aufzählung siehe PKA), ■ Durchführung bestimmter pDL: ▪ standardisierte Risikoerfassung hoher Blutdruck, ▪ erweiterte Einweisung in die korrekte Arzneimittelanwendung und Üben der Inhalationstechnik, ■ Unterstützung der pDL: ▪ erweiterte Medikationsberatung bei Polymedikation, ▪ pharmazeutische Betreuung von Organtransplantierten, ▪ pharmazeutische Betreuung bei oraler Antitumortherapie, z. B. durch Übernahme der organisatorischen Vorarbeit der Datenerfassung und -erhebung sowie Assistenz in der Durchführung des Erstgesprächs, der Dateneingabe in die AMTS-Software, der Erstellung des BMP und dem Bereitstellen unterstützender Materialien (Patienteninformationen, -tagebücher); Voraussetzung: Schulung in den entsprechenden Prozessschritten durch den Apotheker.
Apotheker	■ Identifizierung und Ansprache der anspruchsberechtigten Patienten bezüglich aller pDL im Backoffice und im HV (Telefon, E-Mail, aber vor allem im Handverkauf), ■ organisatorische Aufgaben zusammen mit PKA und PTA: ▪ Durchführung Teamschulungen, ▪ Gespräche mit den Ärzten, ▪ Schulung MFA, ■ Durchführung aller pDL: ▪ erweiterte Medikationsberatung bei Polymedikation, Prozessschritte 3–7 nur mit entsprechender Qualifikation (BAK-Curriculum oder gleichwertige Fort-/Weiterbildung), ▪ pharmazeutische Betreuung von Organtransplantierten (Qualifikation s.o.), ▪ pharmazeutische Betreuung bei oraler Antitumortherapie (Qualifikation s.o.), ▪ standardisierte Risikoerfassung hoher Blutdruck, ▪ erweiterte Einweisung in die korrekte Arzneimittelanwendung und Üben der Inhalationstechnik.

ken handelt, ist es sinnvoll, vor Beginn dieses Angebots eine bzw. mehrere Teamschulungen durchzuführen:

- Basis-Teamschulung pharmazeutische Dienstleistungen (Foliensatz auf der ABDA-Homepage frei zugänglich),
- spezifische Schulungen zu jeder pharmazeutischen Dienstleistung:
  - Anspruchsberechtigung, Identifikation und Rekrutierung der jeweiligen Zielgruppe,
  - Organisation des Prozesses, Prozessschritte, zugehörige Dokumente und praktische Durchführung der jeweiligen pDL,
  - Abrechnung.
- Kommunikationstrainings ggf. bei einem entsprechenden Kommunikationstrainer:
  - zur erfolgreichen Kundenansprache (Strategien, Formulierungen, Übungen),
  - zur Arztkommunikation.

Dabei sind alle Mitarbeiter einzubeziehen. Es ist empfehlenswert, neue Mitarbeiter zu Beginn ihrer Tätigkeit in diesen Bereichen zu schulen. Verantwortlichkeiten sollten im gesamten Team verteilt und im QMS dokumentiert werden. Die Apothekerkammer Nordrhein bietet Teamcoachings im Bereich der Medikationsanalyse und der erweiterten Medikationsberatung an. Des

Weiteren können Apothekenmitarbeiter eine Fortbildung zum pDL-Manager absolvieren, die darauf fokussiert ist, die Einführung der pDL in den Apotheken zu unterstützen (derzeit ein Pilotprojekt der Kammern Nordrhein und Baden-Württemberg, Stand 04/2023).

Es ist wichtig zu verinnerlichen, dass die pharmazeutischen Dienstleistungen keine einmalige Sonderaktion sind, sondern die Arbeit in der Apotheke von nun an als eine selbstverständliche und regelmäßige Tätigkeit begleiten werden – in etwa so wie Rezepturen.

Beispielhafte Inhalte einer Basis-Teamschulung zum Thema pharmazeutische Dienstleistungen

- Welche pharmazeutischen Dienstleistungen gibt es (▶ Kap. 1.2)?
- Was bedeuten die pharmazeutischen Dienstleistungen für die Apotheke (▶ Kap. 1 und ▶ Kap. 2)?
- Wer profitiert von den pharmazeutischen Dienstleistungen (▶ Kap. 2.3)?
- Wer darf welche pharmazeutischen Dienstleistungen durchführen (▶ Kap. 1.2)?
- Wie sind die pharmazeutischen Dienstleistungen abzurechnen (▶ Kap. 1.2)?
- Aufteilung der Verantwortlichkeiten (▶ Kap. 3):
  - QMS,
  - Dokumentation und Information,
  - Marketing,
  - Durchführung der einzelnen Dienstleistungen,
  - Abrechnung.

Ein Foliensatz für eine allgemeine Schulung zu pharmazeutischen Dienstleistungen ist zum kostenlosen Download auf der ABDA-Homepage zu finden. Pfad (Stand Juni 2023): → Schnellzugriff → Pharmazeutische Dienstleistungen → Schulungsmaterialien → Foliensatz zur Teamschulung für die pharmazeutischen Dienstleistungen.

3.2 Qualitätsmanagement

Die Zertifizierung des Qualitätsmanagementsystems (nach DIN EN ISO 9001:2015) durch einen externen Dienstleister ist für Apotheken keine Pflicht. Unabhängig von dieser externen Zertifizierung sind Apotheken aber seit dem 01.06.2014 durch den im Jahr 2012 eingeführten § 2a „Qualitätsmanagement" in der ApBetrO verpflichtet, ein internes Qualitätsmanagement zu betreiben. Dabei ist das Ziel, in allen Apotheken eine reproduzierbare und gleichwertig hohe Qualität der pharmazeutischen Tätigkeiten zu gewährleisten und diese ständig zu optimieren. Das QMS wird vom Pharmazierat bzw. Amtsapotheker bei der Revision geprüft.

Checkliste 2
Beispielhafte Inhalte zur spezifischen Teamschulung „Erweiterte Medikationsberatung bei Polymedikation"

- ☐ QMS (▶ Kap. 3.2).
- ☐ Anspruchsberechtigte Personen (▶ Kap. 3.7.1 und ▶ Kap. 3.7.2):
  - ☐ Wer ist anspruchsberechtigt?
  - ☐ Möglichkeiten zur Identifizierung anspruchsberechtigter Personen.
  - ☐ Ansprache und Information (beispielhafte Formulierungen, Training).
- ☐ Marketing (▶ Kap. 3.7.3):
  - ☐ Informationswege, -materialen, -medien,
  - ☐ Botschaften,
  - ☐ Marketingaktionen.
- ☐ Gespräch mit den Arztpraxen (▶ Kap. 2.4.2, ▶ Kap. 4, ▶ Kap. 11):
  - ☐ Organisation von Terminen,
  - ☐ zu vermittelnde Botschaften,
  - ☐ Einbeziehung der MFA,
  - ☐ Informationsmaterial,
  - ☐ Kommunikationswege,
  - ☐ Formulierungen.
- ☐ Ablauf und Prozess (▶ Kap. 3 bis ▶ Kap. 6):
  - ☐ Definition der Verantwortlichkeiten und beteiligte Mitarbeiter,
  - ☐ notwendige Formulare und Dokumente,
  - ☐ Hilfsmaterialien (Computer, Software, evidenzbasierte Literatur, Arbeitshilfen),
  - ☐ Terminvergabe,
  - ☐ Ablauf des Prozesses,
  - ☐ Dokumentation und Aufbewahrung,
  - ☐ Abrechnung (▶ Kap. 5).
- ☐ Softwareschulungen:
  - ☐ Kassensystem: Wie kann das Warenwirtschaftssystem helfen, anspruchsberechtigte Personen zu identifizieren? Dokumentation der Ansprache des Patienten in der Kundendatei,
  - ☐ AMTS-Software: intensive Schulung zur Bedienung des Software-Tools, das zur Durchführung der pDL bzw. der pharmazeutischen AMTS-Prüfung genutzt wird.
- ☐ Kommunikationstraining:
  - ☐ Patientenansprache,
  - ☐ Patientenkommunikation (Fragenformulierung im Erstgespräch, Beratung und Formulierung, Empfehlungen im Abschlussgespräch),
  - ☐ Kommunikation mit den Ärzten.

Für die pharmazeutischen Dienstleistungen ist eine externe Zertifizierung des QMS ebenfalls nicht notwendig, allerdings ist die interne Dokumentation verpflichtend. Somit müssen die pharmazeutischen Dienstleistungen Bestand des apothekeninternen QMS sein, was durch den Pharmazierat bzw. Amtsapotheker geprüft und ggf. bei Bedarf auch durch einen externen Dienstleister zertifiziert werden kann.

■ **MERKE** Eine Zertifizierung des QMS durch externe Dienstleister ist **keine** Voraussetzung, um pharmazeutische Dienstleistungen durchzuführen.
Allerdings ist die Apotheke nach § 2 der ApBetrO verpflichtet, ein internes QMS inklusive Dokumentation der relevanten Prozesse zu führen.
Hierzu gehört auch die Dokumentation der Prozesse der pharmazeutischen Dienstleistungen. Diese sind in die Dokumentation des QMS einzupflegen und die Verantwortlichkeiten klar zu definieren.

Gibt es in der Apotheke einen Qualitätsmanagementverantwortlichen (QMV), ist das QMS in Abstimmung mit dem QMV um die erweiterte Medikationsberatung zu ergänzen. Dafür sind die gängigen Formatvorlagen der Apotheke zu nutzen. Das neue Kapitel besteht aus der Prozessbeschreibung und den mitgeltenden Unterlagen. Dies können z. B. Formulare oder Checklisten sein. Eine Beschreibung des Prozesses wird auf der Homepage der ABDA zur Verfügung gestellt. Der Standard-Prozess ist auf die jeweilige Apotheke anzupassen: Verantwortlichkeiten benennen, apothekenspezifischen Prozess inklusive Arbeitsplatz und Arbeitsmaterialien beschreiben sowie auf die entsprechenden Dokumente verweisen. Nachdem die Bearbeitung abgeschlossen ist, muss die Dokumentation vom Apothekeninhaber freigegeben und das Inhaltsverzeichnis der QM-Dokumentationen aktualisiert werden. Änderungen des Prozesses oder der Verantwortlichkeiten sind stets in der Dokumentation zu pflegen. Die Mitarbeiter sind bezüglich des im Handbuch festgehaltenen Prozesses zu schulen.

Regelmäßig finden Überprüfungen im Rahmen des QMS der Apotheke, durch den Pharmazierat bzw. Amtsapotheker und ggf. die externe Zertifizierungsstelle statt.

3.2.1 Beispielhafte Prozessbeschreibung

In dieser beispielhaften Prozessbeschreibung (◘ Tab. 3.2), die auf dem in den Arbeitsmaterialien der Bundesapothekerkammer definierten Prozess aufbaut, ist außerdem Platz für Kürzel der zuständigen Mitarbeiter inklusive Verantwortlicher, die Benennung mitgeltender Dokumente und Beschreibung von Ablauf und Hilfsmitteln.

3.3 Erforderliche Dokumente

Zu Beginn einer erweiterten Medikationsberatung bei Polymedikation muss eine Vereinbarung zwischen Apotheke und dem Versicherten unterschrieben werden. Diese stellt einen Vertrag dar und enthält im Sinne des Grundsatzes zur Datenminimierung sowohl die Einwilligung des Patienten in die Erhebung, Verarbeitung und Nutzung personenbezogener Daten (= Datenschutzerklärung) als auch die Schweigepflichtentbindung und die Patientenquittung.

Dem Patienten ist im Abschlussgespräch ein aktueller Medikationsplan auszuhändigen.

Des Weiteren ist ein Protokoll zu erstellen, in dem der Ausgangszustand sowie die Interventionen erkennbar sind. Bei vorliegender Entbindung von der Schwei-

◘ **Tab. 3.2** Prozessbeschreibung der erweiterten Medikationsberatung bei Polymedikation[1]. Nach Prozessbeschreibung des Deutschen Apothekerverbands

Mitarbeiter	Tätigkeiten	Formulare, Dokumente	Kommentar
Gesamtes Personal	Ansprache und Einschreibung der Versicherten	▶ Kap. 3.7, ▶ Kap. 7, ◘ Tab. 3.5, Formulierungsbeispiele Kundenansprache ▶ Kap. 3.7, Identifikation anspruchsberechtigter Patienten ◘ Tab. 3.5, Patientenflyer inklusive Informationen zu Brown-Bag-Methode und benötigten Materialien (z. B. BAK-Entwurf), Vereinbarung Patient/Apotheke inklusive Schweigepflichtentbindung (z. B. BAK-Entwurf, Checkliste 4, ▶ Kap. 3.3.1	Anspruchsberechtigte Personen Definition ▶ Kap. 3.7.1, Einschreibung (Unterschrift Vereinbarung durch Apothekeninhaber oder Unterschriftenbevollmächtigten, da Vertrag), Terminvereinbarung Datenerfassung, Information über mitzubringende Unterlagen (z. B. BMP, Arztbriefe, Laborwerte) und Brown-Bag-Methode

◘ **Tab. 3.2** Prozessbeschreibung der erweiterten Medikationsberatung bei Polymedikation[1]. Nach Prozessbeschreibung des Deutschen Apothekerverbands (Fortsetzung)

Mitarbeiter	Tätigkeiten	Formulare, Dokumente	Kommentar
Qualifizierte Apotheker (organisatorische Vorarbeit durch geschultes Personal)	**Datenerhebung und Datenerfassung**	▶Kap. 8, Datenerhebung: Checkliste 6 ▶Kap. 8.1, bzw. Fragenkatalog ◘Tab. 8.1, unterstützendes Material: Checkliste 5 ▶Kap. 3.4.2, BAK-Arbeitshilfen „Datenerfassung/ Gesprächsleitfaden", eigene Liste, Software	Patientengespräch, Brown-Bag-Review, weitere Datenquellen, Terminvereinbarung Abschlussgespräch
Qualifizierte Apotheker	**Pharmazeutische AMTS-Prüfung**	▶Kap. 9 Checkliste 7, ▶Kap. 9.2 ◘Tab. 9.3 BAK-Arbeitshilfe „Arzneimittelbezogene Probleme", eigene Liste, Software	Systematische Prüfung auf ABP nach BAK-Leitlinie „Medikationsanalyse", Berücksichtigung Laborwerte, ärztliche Diagnosen, sofern relevant und verfügbar
Qualifizierte Apotheker	**Erarbeitung von Lösungsvorschlägen detektierter ABP**	▶Kap. 9, ▶Kap. 11.1, Checkliste 8 und 9, ▶Kap. 9.4.1, ▶Kap. 9.4.2 ◘Tab. 9.3, BAK-Arbeitshilfe „Ergebnisbericht/ Rücksprache mit dem Arzt, Formulierungshilfen für die Kommunikation mit dem Arzt", eigene Liste, Software	Erarbeitung Lösungsvorschläge für detektierte ABP, ggf. Rücksprache mit dem Arzt (CAVE: Schweigepflicht-entbindung, Erstellung, Aktualisierung BMP
Qualifizierte Apotheker	**Abschlussgespräch**	▶Kap. 11.2, Checkliste 13 ▶Kap. 11.2, Formulierungshilfen für das Abschlussgespräch ◘Tab. 11.2, eigene Liste, Software	Quittierung der Erbringung der Dienstleistung in der Vereinbarung, Erläuterung des aktuellen BMP
Qualifizierte Apotheker, (organisatorische Unterstützung durch geschultes Personal)	**Dokumentation**	▶Kap. 10, Checkliste 10 ▶Kap. 10, Checkliste 11 ▶Kap. 10.2.1, Checkliste 12 ▶Kap. 11.1.2, BAK-Arbeitshilfe „Ergebnisbericht/ Rücksprache mit dem Arzt", eigene Liste, Software, BMP, Risikoprotokoll (digital oder Vorlage)	Ergebnisse der pharmazeutischen AMTS-Prüfung, Erläuterung Maßnahmen und Empfehlungen, Besprechung Medikation anhand des aktuellen BMP, Aushändigung BMP bzw. Speicherung auf eGK, oder anderen Medien (ePA), ggf. Aushändigung des Risikoprotokolls
Gesamtes Personal	**Abrechnung**	▶Kap. 5, Abrechnungsformular NNF, BAK-Arbeitshilfe „Abrechnung"	SPZN 18816808: „Erweiterte Medikationsberatung bei Polymedikation", SPZN 17716814: „Erweiterte Medikationsberatung bei Polymedikation bei erheblichen Umstellungen" ▶Kap. 5.2

[1]Als Grundlage für diese Prozessbeschreibung diente die Prozessbeschreibung des Deutschen Apothekerverbands (Stand 13.06.2022), die hier im Sinne dieser Arbeitshilfe modifiziert wurde. Alle Kapitelverweise dienen zur besseren Nutzung dieses Buches und zum schnellen Auffinden von Erläuterungen. Diese sind nicht Bestandteil der apothekeninternen Prozessbeschreibung.

gepflicht gegenüber den behandelnden Ärzten, kann ein Protokoll als Information über die Ergebnisse der erweiterten Medikationsberatung an den Arzt gegeben werden.

Checkliste 3
Erforderliche Dokumente, formelle Mindestanforderungen

- ☐ **Zu Beginn der Dienstleistung**
  - ☐ Vereinbarung zwischen Apotheke und versicherter Person (unterzeichnet durch Apothekeninhaber oder zur Unterschrift berechtigten Vertreter und Patienten):
    - ☐ beinhaltet Einverständnis zur Durchführung der pDL,
    - ☐ Datenschutzerklärung,
    - ☐ ggf. Schweigepflichtentbindung,
    - ☐ Quittungen der Leistungserbringung (s. u.).
- ☐ **Abschluss der Dienstleistung** (▸Kap. 10)
  - ☐ Aktueller Medikationsplan (Patient, Apotheke, ggf. Arzt),
  - ☐ Ergebnisprotokoll (inklusive Ausgangszustand, detektierte ABP, Lösungsvorschläge, Ergebnisse der Arztrücksprache, vereinbarte Maßnahmen),
  - ☐ bei Schweigepflichtentbindung: Anschreiben für den Arzt inklusive Ergebnisbericht,
  - ☐ Quittierung der Leistungserbringung in der Vereinbarung (durch den Patienten, oder Apothekenmitarbeiter, falls Patient nicht erreichbar für Zweitgespräch).

3.3.1 Vereinbarung zwischen Apotheke und der versicherten Person

Die Vereinbarung zwischen Apotheke und dem Versicherten, die zu Beginn jeder pharmazeutischen Dienstleistung zu unterzeichnen ist, stellt einen Vertrag dar. Der Patient erklärt hiermit offiziell, dass er die Anspruchsberechtigung für die pharmazeutische Dienstleistung erfüllt, die Apotheke bei der Erbringung der Dienstleistung bestmöglich unterstützt und sich für diese Dienstleistung an die Apotheke bindet. Da es sich um einen Vertrag handelt, ist die Unterschrift seitens der Apotheke vom Apothekeninhaber oder einer zur Unterschrift bevollmächtigten Person zu leisten.

Einbindung von Angehörigen und betreuenden Personen

Angehörige dürfen den Patienten während der Dienstleistung begleiten. In diesem Fall ist zu beachten, dass die Unterschrift in der Vereinbarung zur Inanspruchnahme der pDL durch den Versicherten zu erbringen ist und dieser bei der Durchführung der pDL anwesend sein muss, es sei denn, der Angehörige ist zur offiziellen gesetzlichen Vertretung des Patienten ermächtigt (z. B. Vormundschaft, Betreuung, Vorsorgevollmacht). Ist die gesetzliche Vertretung nicht offiziell geregelt, kann nach aktuellem Stand (Februar 2023) die pDL nicht ausschließlich mit einer dritten Person durchgeführt werden.

Vereinfachung: Vertrag in Lang- und Kurzfassung

- Die **Kurzversion** der Vereinbarung ist die „Arbeitsversion". Diese wird dem Patienten ausgehändigt und von ihm unterschrieben. Hier ist außerdem die Information zu hinterlegen, wo die Langfassung zu finden ist, z. B. als Fußnote.
- Die **Langfassung** der Vereinbarung muss für die Patienten jederzeit zugänglich sein. Dazu kann der Text z. B. auf der Homepage der Apotheke hinterlegt sein oder als Auslage in der Apotheke liegen.

Beispielhafte Vereinbarungen können auf der Homepage der ABDA (Pfad: → Schnellzugriff → Pharmazeutische Dienstleistungen → Polymedikation) heruntergeladen werden:

- Word-Datei „Kurzfassung der Vereinbarung zwischen Apotheke und Versichertem/er über die Inanspruchnahme der Dienstleistung": → Materialien für die Durchführung → Kurzfassung der Vereinbarung zwischen Apotheke und Versicherten,
- beschreibbare PDF-Datei „Langfassung der Vereinbarung zwischen Apotheke und Versichertem/er über die Inanspruchnahme der Dienstleistung": → Ergänzende Materialien → Langfassung der Vereinbarung zwischen Apotheke und Versicherten.

Somit besteht auch die Möglichkeit diese digital oder nicht digital individuell anzupassen. Dabei sind die kompletten Apotheken- sowie Patientendaten abzubilden.

Der Patient verpflichtet sich im Vertrag zur Mitwirkung bei der Durchführung der pharmazeutischen Dienstleistung. Dazu gehört, dass er die notwendigen Informationen zu Medikation und Erkrankungen preisgibt sowie den Zugang zu weiteren unterstützenden Dokumenten wie Laborergebnissen, aktuellen Arzt- und Entlassbriefen ermöglicht.

3

Checkliste 4

Inhalte der Vereinbarung zwischen Apotheke und Versichertem

- ☐ Grundsätzliche Vereinbarung
  - ☐ Daten der Vertragsparteien (Vertrag ersetzt die Datenschutzerklärung):
    - ☐ Daten der Apotheke (Name, Anschrift, Inhaber),
    - ☐ Daten des Versicherten (Name, Anschrift),
    - ☐ Hinweise zum Datenschutz in der Langfassung.
  - ☐ Erklärung des Patienten, dass ...
    - ☐ die Anspruchsberechtigung besteht,
    - ☐ er sich zur Mitwirkung verpflichtet.
  - ☐ Informationen zur pDL „Erweiterte Medikationsberatung bei Polymedikation" (dieser Abschnitt ist in der Kurzfassung zusammengefasst dargestellt):
    - ☐ Beschreibung der pharmazeutischen Dienstleistung in Kurzform (Ziele, Prozessschritte, zu prüfende ABP, Hinweise zum Umgang mit den Ergebnissen),
    - ☐ Informationen zur Kündigung des Vertrags.
  - ☐ Unterschriften der Vertragsparteien inklusive Datum und Ort.
- ☐ Abschnitte der Vereinbarung, die gesondert zu unterschreiben sind
  - ☐ Schweigepflichtentbindung (keine zwingende Voraussetzung für die Durchführung der pDL),
  - ☐ Quittierung des Erhalts der pDL durch den Versicherten,
  - ☐ bei erneuter Leistungserbringung: Bestätigung der Anspruchsberechtigung und Quittierung des Erhalts durch den Versicherten.

Die Vereinbarung wird in doppelter Ausführung unterschrieben, ein Exemplar erhält der Patient, eines die Apotheke. Die unterzeichnete Vereinbarung ist in der Apotheke für 4 Jahre aufzubewahren. Kopien können jederzeit von den Krankenkassen angefordert werden.

Datenschutz

Die Vereinbarung ersetzt folgende Dokumente, die dann im Hinblick auf die Medikationsanalyse nicht mehr (wie bisher) gesondert erstellt und unterzeichnet werden müssen:

- Datenschutzerklärung,
- Einwilligungserklärung zur Medikationsanalyse.

Die Unterzeichnung des Vertrages erlaubt der Apotheke die Erhebung, Verarbeitung und Nutzung personenbezogener Daten sowie die anonymisierte/pseudonymisierte Weitergabe der Daten an externe Arzneimittelinformationsstellen und ersetzt somit die Datenschutzerklärung.

■ **CAVE** Daten an externe Arzneimittelinformationsstellen, z. B. Apothekerkammern im Rahmen von ATHINA und ähnlichen Programmen dürfen nur anonymisiert oder pseudonymisiert weitergegeben werden. Hierfür eignen sich z. B. die Initialen. Auch das genaue Geburtsdatum darf nicht weitergegeben werden. Hier sollte man sich auf das berechnete Alter oder das Geburtsjahr beschränken.

Außerdem ist die Schweigepflichtentbindung gegenüber den **behandelnden Ärzten** ein Bestandteil der Vereinbarung, deren Unterzeichnung zwar wünschenswert, aber keine zwingende Voraussetzung für die Durchführung der pDL ist (▸ Kap. 3.3.2).

Angehörige dürfen den Patienten bei der pharmazeutischen Dienstleistung begleiten. Wenn die pDL ausschließlich mit Angehörigen in Abwesenheit des Versicherten durchgeführt werden soll, muss eine Vertretung des Versicherten nach allgemeinen gesetzlichen Regelungen vorliegen (z. B. Vormundschaft, Betreuung, Vorsorgevollmacht).

Nichteinhaltung des Vertrags

Der Patient ist in zwei Schritten zwingend in die erweiterte Medikationsberatung bei Polymedikation involviert:

- Datenerfassung/Datenerhebung inklusive des Erstgesprächs,
- Abschlussgespräch.

Zwischen diesen beiden Schritten liegt die Zeit, in der die pharmazeutische AMTS-Prüfung durchgeführt wird. Dies können wenige Stunden aber auch mehrere Tage oder sogar Wochen sein. Aus verschiedenen Gründen kann es dazu kommen, dass das Abschlussgespräch nicht durchgeführt werden kann bzw. der Patient nicht zum Abschlussgespräch erscheint.

In diesem Fall ist die Apotheke zu mindestens einem telefonischen Kontaktierungsversuch verpflichtet. Wenn dieser scheitert, kann die Apotheke die Erbringung der Dienstleistung selbst quittieren. Hierbei sollte vermerkt werden, ob ein Abschlussbericht an den Arzt versendet wurde oder nicht (Schweigepflichtentbindung beachten).

Kündigung

Jede Vertragspartei hat das Recht zur außerordentlichen Kündigung des Vertrags.

Der Patient ist darauf hinzuweisen, dass:

- der Vertrag jederzeit ohne Angaben von Gründen kündbar ist,
- die Kündigung in schriftlicher Form (z. B. per Post, Fax oder E-Mail) erfolgen muss,
- trotz Kündigung und/oder sogar Abbruch der Leistung der Anspruch auf die Dienstleistung nur einmal in 12 Monaten besteht (Ausnahme bei erheblicher Umstellung der Medikation).

Erneute Leistungserbringung

Eine erneute Leistungserbringung ist auf Basis der ursprünglichen Vereinbarung ohne zusätzliche Vereinbarung möglich. Bei wiederholter Durchführung der entsprechenden Dienstleistung sind die **Bestätigung der Anspruchsvoraussetzungen** und die **erneute Quittierung des Erhalts der Dienstleistung** ausreichend.

Es ist allerdings von beiden Vertragspartnern darauf zu achten, dass die Voraussetzungen für eine erneute Leistungserbringung erfüllt sind:

- Die Leistung „Erweiterte Medikationsberatung bei Polymedikation" kann nur einmal in 12 Monaten in Anspruch genommen werden, d. h. nach Erbringung der Dienstleistung bzw. Abbruch einer bereits initiierten Dienstleistung kann eine erneute „Erweiterte Medikationsberatung bei Polymedikation" erst nach Ablauf von 12 Monaten begonnen werden.
- Nur bei erheblichen Umstellungen der Medikation kann der Abstand von 12 Monaten unterschritten werden.
  Erhebliche Umstellungen der Medikation sind wie folgt definiert: mindestens 3 neue bzw. andere systemisch wirkende Arzneimittel (inklusive Inhalativa), innerhalb von 4 Wochen als Dauermedikation.

pDL im Pflegeheim

Alle pharmazeutischen Dienstleistungen können auch bei Versicherten in Pflegeheimen durchgeführt werden, wenn eine Anspruchsberechtigung vorliegt. Die Definitionen der Leistungsbeschreibung, z. B. die Datenerhebung und Datenerfassung mittels Brown-Bag-Review, sind im strukturierten Patientengespräch unbedingt einzuhalten. Eine AMTS-prüfung der Medikation in der Apotheke, wie sie bisher schon von vielen heimversorgenden Apotheken durchgeführt wurde, ist nicht ausreichend.

Es ist denkbar, die Vereinbarung zu den pDL bei Aufnahme anspruchsberechtigter Patienten bzw. bei Einführung der pDL im Pflegeheim von allen anspruchsberechtigten Pflegeheimbewohnern unterschreiben zu lassen. Die Quittierung erfolgt bei jeder durchgeführten pDL im entsprechenden Formular durch den Versicherten oder die ermächtigte Person. Möglicherweise wird es in diesem Bereich noch Vereinfachungen geben. Ratsam ist, sich mit anderen heimversorgenden Apotheken auszutauschen und Informationen zu diesem Thema auf der Homepage der ABDA zu verfolgen.

3.3.2 Schweigepflichtentbindung

Um das Ergebnis und/oder mögliche Interventionen mit dem Arzt diskutieren zu dürfen, wird für den jeweiligen Apotheker sowie für den jeweiligen Arzt eine schriftliche und vom Patienten unterschriebene Schweigepflichtentbindung benötigt. Diese ist in der zu unterzeichnenden Vereinbarung zwischen Apotheke und Versichertem enthalten, die auf der Homepage der ABDA zu finden ist. Manche Software-Programme unterstützen diesen Schritt durch die Bereitstellung entsprechender Dokumente, die zur Unterschrift ausgedruckt werden und nach Einscannen digital im Patientenprofil abgelegt werden können. Sollten die entsprechenden technischen Möglichkeiten in der Apotheke vorhanden sein, kann auch eine digitale Unterschrift erfolgen.

Wenn mehrere Apotheker der Apotheke die erweiterte Medikationsberatung durchführen, ist es ratsam, alle Apotheker in der Schweigepflichtentbindung zu nennen.

Oft wird eine Schweigepflichtentbindung für mehrere Ärzte, z. B. Hauptverordner und Fachärzte benötigt. Daher ist es vorteilhaft, sich die Schweigepflichtentbindung für alle wesentlichen Ärzte des Patienten geben zu lassen.

Geschickt ist es, die Schweigepflichtentbindungen in einem Dokument zusammenzufassen, auf dem der Patient nur einmal unterschrieben muss.

MERKE Die Schweigepflichtentbindung ist keine zwingende Voraussetzung für die Durchführung der pDL „Erweiterte Medikationsberatung bei Polymedikation". Aber sie ist Voraussetzung, um bei möglichen ABP oder notwendigen Interventionen Rücksprache mit den behandelnden Ärzten zu halten.
Es ist ratsam, die Schweigepflichtentbindung in einem Dokument für alle behandelnden Ärzte und alle an der pDL „Erweiterte Medikationsberatung bei Polymedikation" beteiligten Apotheker durch den Patienten unterschreiben zu lassen.

3.3.3 Dokumentation der Ergebnisse: Ergebnisberichte, Ergebnisprotokolle

Vor Beginn der Durchführung der pDL in der Apotheke, ist festzulegen wo und wie die Dokumentation (▸ Kap. 10) erfolgen soll. Diese kann sowohl auf dem

Papier oder digital erfolgen. Dazu müssen einerseits in der Apotheke Möglichkeiten geschaffen werden, um Dokumente abzulegen (z. B. Ordner) bzw. zu speichern (z. B. AMTS-Softwares, digitale Ordner), andererseits muss die Kommunikation mit den Ärzten abgestimmt werden (▸ Kap. 4, ▸ Kap. 11) werden.

In der Apotheke umfasst die Dokumentation – neben den formalen Dokumenten wie der Vereinbarung zwischen Apotheke und Patient – die Ausgangssituation, die detektierten arzneimittelbezogenen Probleme sowie Lösungsvorschläge und getroffene Maßnahmen.

Bei vorliegender Schweigepflichtentbindung erhalten die behandelnden Ärzte ein Anschreiben inklusive Ergebnisbericht. Die Ergebnisdokumentation, die Erstellung der Protokolle und Versendung der Protokolle an den Arzt können sowohl digital als auch im Print durchgeführt werden. Welchen Kommunikationsweg der Arzt bevorzugt, ist im Vorfeld abzustimmen. Muster für das Anschreiben inklusive beispielhafter Formulierungen können im Voraus vorbereitet werden. Das Anschreiben und das Protokoll können auch mithilfe eines AMTS-Tools erstellt werden. Die Kommunikation sollte im Idealfall über die Schnittstelle des Diensts für „Kommunikation im Medizinwesen (KIM)" erfolgen.

Ein aktualisierter und vollständiger Medikationsplan nach bundeseinheitlicher Spezifikation ist am Ende der pDL sowohl für die Patienten und Ärzte zugänglich zu machen als auch in der Apotheke zu speichern. In Zukunft ist eine Speicherung auf der eGK vorgesehen. Hierzu müssen die technischen Möglichkeiten zur Verfügung stehen.

Wichtig ist, dass bei allen Dokumentationen und Datenübermittlungen die Bestimmungen der DSGVO eingehalten werden (▸ Kap. 3.3.1).

Zur Erstellung des Ergebnisprotokolls können die Muster der BAK dienen, die kostenfrei auf der Homepage zum Download zur Verfügung stehen. Es kann auch ein apothekeneigener Entwurf für das Ergebnisprotokoll angefertigt werden; Details zum Ergebnisbericht siehe ▸ Kap. 10.2. Alternativ kann ein geeignetes Software-Tool für die Erstellung von Ergebnisprotokollen genutzt werden. Das ist effektiv und zeitsparend (▸ Kap. 9.5).

3.3.4 Quittierung der Dienstleistung

Die Quittierung der Erbringung der Dienstleistung kann entweder auf einem gesonderten Dokument erfolgen oder in der von der ABDA zur Verfügung gestellten „Kurzfassung der Vereinbarung zwischen Apotheke und Versichertem/er über die Inanspruchnahme der Dienstleistung", in der für die Quittierung der ersten Leistungserbringung sowie der erneuten Leistungserbringung gesonderte Abschnitte enthalten sind.

Die Quittierung sollte nach Möglichkeit im Anschluss an das Zweitgespräch durch den Patienten erfolgen. Erscheint dieser nicht zum Zweitgespräch und ist nach mindestens einem telefonischen Kontaktierungsversuch nicht erreichbar, kann die Quittierung der Dienstleistung durch einen Mitarbeiter der Apotheke erfolgen.

Die Quittierung der Dienstleistung muss nicht standardmäßig bei der Abrechnung vorgelegt werden. Sie ist in der Apotheke aufzubewahren und auf Anfrage der Krankenkassen vorzuweisen. Dazu muss die Vereinbarung inklusive der Quittierung für 4 Jahre durch die Apotheke aufbewahrt werden. Zukünftig sind aber auch digitale Quittierungssysteme angedacht.

▪ **MERKE** Die Vereinbarung inklusive Quittierung der Dienstleistung ist für 4 Jahre von der Apotheke aufzubewahren.

3.4 Beratungs- und Arbeitsplätze, Materialien

Um eine erweiterte Medikationsberatung effizient durchführen zu können, müssen der Beratungs- und Arbeitsplatz adäquat vorbereitet sein. Dazu gehört die Bereitstellung der notwendigen Dokumente und Materialien. Dazu gehört die schnelle Verfügbarkeit der in ▸ Kap. 3.3 besprochenen Dokumente, die Zugänglichkeit der notwendigen Literatur, Datenbanken und AMTS-Tools für die Analyse (▸ Kap. 9.5) und die Möglichkeit Dokumente auszudrucken. Wenn die erweiterte Medikationsberatung komplett in der Apotheke durchgeführt wird, sind Beratungs- und Arbeitsplätze meist gut ausgestattet.

Es muss auch gewährleistet sein, dass vereinbarte Termine sowie der für die pharmazeutische AMTS-Prüfung benötigte Zeitaufwand für das ganze Team gut sichtbar hinterlegt werden.

Falls die erweiterte Medikationsberatung teilweise im häuslichen Umfeld des Patienten oder mittels Telepharmazie durchgeführt wird, sind hier entsprechende Vorbereitungen zu treffen (▸ Kap. 3.4.1).

3.4.1 Gesprächs- bzw. Beratungsplatz

Hier geht es um den Ort bzw. Platz, an dem das Erst- und das Zweitgespräch durchgeführt werden.

Laut Definition der Bundesapothekerkammer, die in der Muster-Vereinbarung über die Inanspruchnahme der erweiterten Medikationsberatung dargestellt ist, kann das Erstgespräch sowohl in der Apotheke als auch im häuslichen Umfeld des Patienten stattfinden:

> „Die Datenerhebung und Datenerfassung erfolgen mittels Brown-Bag-Gespräch im strukturierten Patientengespräch in der Apotheke unter Berücksichtigung …"

Weiter unten steht noch der Zusatz:

> „Die erweiterte Medikationsberatung bei Polymedikation kann auch im häuslichen Umfeld durchgeführt werden.“

Das persönliche und strukturierte Patientengespräch inkl. Brown-Bag-Review geht mit einer Kontrolle der Packungen der vom Patienten vorgelegten Präparate einher. Für diese Art der Datenerhebung und Datenerfassung ist nach dieser Definition die Apotheke der Ort der Wahl. Die Apotheken haben aber die Möglichkeit, die Vereinbarung an die individuellen Gegebenheiten in der Apotheke anzupassen. Im häuslichen Umfeld sollte das Erstgespräch nur dann stattfinden, wenn dies aufgrund des Zustands des Patienten unbedingt notwendig ist, z. B. bei Bettlägerigkeit.

Auch für das Abschlussgespräch ist die Apotheke der bevorzugte Ort. Allerdings gibt es für das Abschlussgespräch keine konkret formulierten Vorgaben, da dieses theoretisch auch ausfallen kann, wenn der Patient nicht verfügbar und auch nach dem Versuch der telefonischen Kontaktaufnahme nicht greifbar sein sollte.

Um Patienten, die womöglich bettlägerig sind und das Haus nicht verlassen können ebenfalls die Möglichkeit zu geben an einer erweiterten Medikationsberatung bei Polymedikation teilzunehmen, erfolgt der Verweis auf die Durchführung im häuslichen Umfeld. Die Durchführung der Dienstleistung im häuslichen Umfeld stellt eine besondere Herausforderung dar, ist aber ein toller Service für immobile Patienten.

Auf die Frage, ob eine erweiterte Medikationsberatung auch telepharmazeutisch durchgeführt werden kann, gibt es derzeit kontroverse Antworten. Um die Apotheke vor Ort zu stärken, ist es hilfreich sich an den genannten Definitionen zu orientieren. Danach muss nach aktuellem Stand das Erstgespräch in der Apotheke oder im Ausnahmefall im häuslichen Umfeld des Patienten stattfinden. Im Zweifel ist die Möglichkeit der telepharmazeutischen Beratung mit der zuständigen Apothekerkammer abzuklären oder die in den regelmäßig aktualisierten Informationsmaterialien und FAQ der ABDA nachzulesen.

In der Apotheke

Die Apotheke ist der Ort der Wahl für das Erst- und das Abschlussgespräch. Hier stehen in der Regel alle Materialien und Hilfsmittel zur Verfügung und man kann in der Regel auf einen gut ausgestatteten, hellen Beratungsplatz zurückgreifen. Der Beratungsplatz sollte an einem gesonderten, ruhigen und vom Rest der Offizin abgetrennten Bereich eingerichtet sein, der mit mindestens zwei Sitzplätzen und einem Tisch ausgestattet ist. Bei diesen recht zeitintensiven Gesprächen ist es für den Patienten und auch den Apotheker angenehmer zu sitzen. Außerdem begegnet man dem Patienten so auf Augenhöhe und erreicht eine klarere Abgrenzung von dem normalen Beratungsgespräch nach § 20 ApBetrO. Auf dem Tisch können beim Erstgespräch die erforderlichen Dokumente unterschrieben, die Arzneimittel der Brown Bag gesichtet und im Abschlussgespräch der Medikationsplan erklärt werden. Verfügt die Apotheke über ein digitales AMTS-Tool, das Datenaufnahme/-erfassung unterstützt und den Patienten mit einbezieht, sollten zuvor am Beratungsplatz die notwendigen technischen Voraussetzungen geschaffen werden (siehe Hardware- und Softwareausstattung).

Im häuslichen Umfeld

Für Beratungen im häuslichen Umfeld ist es empfehlenswert, eine Checkliste mit Utensilien zu erstellen, die zum Erstgespräch mitzunehmen sind oder eine vorgepackte Tasche bereitzustellen. Dabei ist es ratsam, eine dünne Sammelmappe mitzunehmen, in der man alle Unterlagen des Patienten ablegen sowie sicher und geordnet transportieren kann. Hier können außerdem die Vereinbarung zur Inanspruchnahme der pharmazeutischen Dienstleistung inklusive Schweigepflichtentbindung für den Patienten transportiert werden. Zur weiteren Datenerfassung können ein Blanko-Medikationsplan sowie ein Dokument mit standardisierten Fragen inklusive Platz für Notizen hilfreich sein. Sollte kein Medikationsplan vorliegen, können PZNs, Dosierungen, Einnahmeschemata/-hinweise sowie die Einnahmegründe auf einem leeren Medikationsplan-Formblatt notiert werden.

Aber auch hier kann eine papierlose Datenaufnahme erfolgen. Wird mit einem digitalen AMTS-Tool gearbeitet, kann die Dateneingabe auch im häuslichen Umfeld direkt mithilfe dieses Tools erfolgen. Ist das Tool webbasiert, ist es wichtig, eine Verbindung zum Internet sicherzustellen. Zur Dateneingabe in das webbasierte Tool könnte man theoretisch auch das Smartphone (mobile Daten) nutzen, wenn die Handhabung des Programms auf einem so kleinen Bildschirm möglich ist. Es ist auch möglich über das Smartphone einen Hotspot einzurichten, mit dem auch ein Laptop in einer fremden Umgebung mobile Daten beziehen kann. Diese Art der Datenverarbeitung sollte vorher im eigenen Umfeld getestet werden. Einige AMTS-Softwares unterstützen das Einscannen der Barcodes von Arzneimittelpackungen und der 2D-Data-Matrix-Codes des BMP ohne spezifischen Scanner direkt über die Kamera des Laptops, Tabletts oder Smartphones (▸ Kap. 9.5).

Das häusliche Umfeld ist für einen Brown-Bag-Review sehr gut geeignet. Möglicherweise fallen dem Patienten im Gespräch noch Arzneimittel ein, die er vergessen hat. Diese können sehr schnell beschafft wer-

3

den. Auch die Lagerung bzw. Aufbewahrung der Arzneimittel können im häuslichen Umfeld sehr gut kontrolliert werden.

Im Pflegeheim

Das Pflegeheim gilt als häusliches Umfeld der Heimbewohner. Der Grad der Betreuung hat keine Auswirkungen auf die Anspruchsberechtigung. Es gelten die gleichen Voraussetzungen und Anforderungen wie bei Versicherten, die nicht in einem Pflegeheim versorgt werden. Auch hier müssen Datenerhebung und Datenerfassung mittels Brown-Bag-Review im strukturierten Patientengespräch durchgeführt werden. Dies kann auch im häuslichen Umfeld der Patienten, also im Pflegeheim, erfolgen. Da der heimversorgenden Apotheke bereits die meisten Daten vorliegen, kann das Gespräch gut vorbereitet werden. Im Heim kann ein Laptop mit einem entsprechenden AMTS-Tool für die Datenerfassung genutzt werden. Arzneimittel, die noch nicht beim Patienten hinterlegt sind oder neue Medikationspläne, die der Apotheke noch nicht vorliegen, können bei manchen Tools über die Kamera des Laptops eingescannt werden. Auch wenn die Arzneimittel patientenindividuell verblistert sind oder gestellt werden und diese Methoden eine höhere Sicherheit bzgl. Einnahmezeitpunkten und Dosierung bieten, sind die tatsächliche Einnahme bzw. Anwendung sowie die damit verbundenen möglichen Probleme und die Adhärenz zu hinterfragen.

Telepharmazie

Auf die Durchführung telepharmazeutischer Beratungen sollte sich die Apotheke intensiv vorbereiten. Die Mitarbeiter, die telepharmazeutisch arbeiten, sollten sehr gut im Umgang mit dem Telepharmazie-Tool sowie mit der AMTS-Software sein, damit Zwischenfälle und Unsicherheiten vermieden werden. Dazu sollten unbedingt Schulungen im Bereich Telepharmazie und hinsichtlich der Bedienung der AMTS-Software besucht werden. Die nötigen Tools sowie eine stabile Internetverbindung müssen dazu vorhanden sein. Einige AMTS-Softwares bieten hier sehr gute Features an: Sie unterstützen die Datenerhebung durch geführte Prozesse und erlauben eine sofortige Live-Erfassung der Daten unter datenschutzkonformen Bedingungen. Für das Zweitgespräch können digitale Protokolle und Medikationspläne datenschutzkonform verschickt werden.

Hardware- und Software-Ausstattung

Ein Computer (PC, Laptop oder Tablet) ermöglicht eine direkte digitale Aufnahme der Daten während des Erstgesprächs. Einige AMTS-Softwares können Barcodes von Fertigarzneimitteln oder den 2D-Data-Matrix-Code der BMP als Bild einlesen. Dann ist kein spezifischer Scanner notwendig. Einige Tools bieten einen Fragenkatalog mit visualisierten Antwortmöglichkeiten, z. B. in Form von Skalen, durch die der Patient sehr gut mit in den digitalen Prozess integriert werden kann. Das Bild auf dem Computer kann dem Patienten direkt gezeigt werden, oder auf einem Tablet für ihn übertragen werden. Die Vorteile und Möglichkeiten der technischen Ausstattung sind ein wichtiger Faktor bei der effizienten Durchführung einer erweiterten Medikationsberatung. Die digitale Einbindung des Patienten macht den Datenaufnahmeprozess zu einem besonderen Erlebnis und zeigt dem Patienten, dass er mit seinen Wünschen und möglichen Bedenken ernst genommen wird. Ein digital geführter Datenerfassungsprozess unterstützt darüber hinaus eine standardisierte und lückenlose Datenaufnahme.

Vor der Durchführung der ersten erweiterten Medikationsberatung ist es sinnvoll, sich zu informieren, verschiedene Tools und Datenbanken zu testen und sich das am besten geeignete Tool anzuschaffen. Den Mitarbeitern sind Zugänge zu diesem Programm zu ermöglichen, z. B. durch die vorherige Verteilung von Passwörtern. Außerdem sind die Mitarbeiter in der Nutzung des Tools intensiv zu schulen.

3.4.2 Arbeitsplatz und Tools für die pharmazeutische AMTS-Prüfung

Der Arbeitsplatz, an dem die pharmazeutische AMTS-Prüfung durchgeführt wird, ist in der Regel ein ruhiger, mit einem PC oder Laptop ausgestatteter Arbeitsplatz im Backoffice, der je nach technischer Ausstattung (PC, Laptop, Internetverbindung) auch flexibel sein kann.

Sinnvoll ist es an diesem Ort alle für die erweiterte Medikationsberatung notwendigen Unterlagen gut sortiert abzulegen:

- Dokumente des apothekeninternen QMS und SOPs bezüglich der erweiterten Medikationsberatung,
- relevante Dokumente (Vereinbarungen der Inanspruchnahme, Schweigepflichtentbindungen, standardisierte Gesprächsleitfäden, Checklisten etc.),
- Dokumentationen vergangener Medikationsanalysen/erweiterter Medikationsberatungen,
- Fachbücher mit AMTS-relevanten Thematiken.

An diesem Arbeitsplatz sollte ein Internetzugang möglich sein. So können digitale Literaturrecherchen durchgeführt werden, webbasierte AMTS-Tools genutzt werden und es besteht jederzeit Zugriff auf die Arbeitsmaterialien der Bundesapothekerkammer über die Homepage der ABDA, Pfad (Stand Juni 2023): → Schnellzugriff → Pharmazeutische Dienstleistungen. Eine Interaktionsdatenbank und ein digitales Tool, das gezielt den Prozess inklusive pharmazeutischer AMTS-Prüfung unterstützt, werden in ▸ Kap. 9.5 vorgestellt.

Checkliste 5

Vorbereitung des Beratungsplatzes inklusive Materialien zur Unterstützung der dort durchzuführenden Patientengespräche

- ☐ Ausstattung des Beratungsplatzes
  - ☐ Abgetrennter, heller und aufgeräumter Bereich in der Apotheke,
  - ☐ mindestens zwei Sitzgelegenheiten (idealerweise im 90°-Winkel),
  - ☐ Tisch,
  - ☐ ggf. PC mit AMTS-Tool,
  - ☐ ggf. Screen zur aktiven Einbindung der Patienten (Bildschirm oder Tablet).
- ☐ Erstgespräch im häuslichen Umfeld
  - ☐ Gewährleistung der Mobilität des Mitarbeiters (z. B. Dienstwagen, -fahrrad etc.),
  - ☐ entsprechende Materialien für das Erstgespräch bzw. Zweitgespräch,
  - ☐ ggf. Laptop mit AMTS-Software,
  - ☐ ggf. mit WLAN-Funktion und Handy zur Einrichtung eines Hotspots bei Nutzung eines Online-AMTS-Tools.
- ☐ Materialien für das Erstgespräch
  - ☐ Vereinbarung zwischen Apotheke und Patient:
    - ☐ Kurzfassung inklusive Schweigepflichtentbindung zur Unterschrift (mit Verweis auf Langversion),
    - ☐ Langfassung (digital oder im Ordner am Beratungsplatz).
  - ☐ Schweigepflichtentbindung (für alle Apotheker und alle Ärzte, die den Patienten betreuen, in der Regel in Vereinbarung enthalten).
  - ☐ Hilfsmaterial zur standardisierten und vollständigen Datenerfassung:
    - ☐ Stift,
    - ☐ Gesprächsleitfaden mit standardisierten Fragen und Platz für Notizen oder
    - ☐ Checkliste mit den abzufragenden Bereichen oder
    - ☐ digitales AMTS-Tool, das die Datenerfassung unterstützt.
  - ☐ Daten, die schon im Vorfeld erhoben wurden:
    - ☐ Material und Informationen, die der Apotheke bei der Ansprache bzw. erstem Kontakt mit dem Patienten mitgeteilt wurden, z. B. Medikationsplan, Laborwerte, Arzt- und Entlassbriefe, eigene Notizen,
    - ☐ Patientenhistorie aus der Kundenkartei des Warenwirtschaftssystems.
- ☐ Materialien für das Zweitgespräch
  - ☐ Aktueller bundeseinheitlicher Medikationsplan für den Patienten,
  - ☐ Vereinbarung zwischen Apotheke und Patient:
    - ☐ Kurzfassung zur Quittierung des Erhalts der pDL,
  - ☐ ggf. patientenspezifisches Risikoprotokoll,
  - ☐ ggf. Zusammenfassung der Maßnahmen und Empfehlungen,
  - ☐ ggf. Patientenratgeber, Informationsmaterial,
  - ☐ ggf. Tagebücher zur Dokumentation von Messwerten oder Beschwerden,
  - ☐ ggf. Patientenquittung.

Homeoffice

Die pharmazeutische AMTS-Prüfung kann vom zuständigen und entsprechend qualifizierten Apotheker unter Einhaltung der DSGVO auch im Homeoffice durchgeführt werden. Das steigert die Flexibilität der Mitarbeiter sowie die Attraktivität und Familienfreundlichkeit des Arbeitsplatzes in der öffentlichen Apotheke. Damit ergibt sich eine gute Möglichkeit, dem Personalmangel entgegenzuwirken.

Im Homeoffice ist in der Regel ein ruhiger Arbeitsplatz gewährleistet, an dem hochkonzentriert und zeitsparend gearbeitet werden kann. Durch ein webbasiertes AMTS-Tool (▸Kap. 9.5) sind pharmazeutische AMTS-Prüfung und Recherchen im Homeoffice über den Internetzugang leicht möglich. Entsprechende Fachbücher können angeschafft oder in der Apotheke ausgeliehen werden.

3.5 Einsatz und Qualifikation des Personals

Wie alle anderen Dienstleistungen ist die „Erweiterte Medikationsberatung bei Polymedikation“ eine pharmazeutische Tätigkeit, für deren Durchführung es allerdings gesonderte Vorschriften für die Qualifikation des Personals gibt. Hierfür muss zusätzlich zur normalen beruflichen Qualifikation als Apotheker eine Qualifikation auf Basis des BAK-Curriculums „Medikationsanalyse, Medikationsmanagement als Prozess“ erworben werden.

3.5.1 Wer darf eine erweiterte Medikationsberatung durchführen?

Leistungsvoraussetzung des durchführenden Personals
1. Approbation als Apotheker,
2. Fortbildung auf Basis des BAK-Curriculums „Medikationsanalyse, Medikationsmanagement als Prozess".

Grundsätzlich ist die Medikationsanalyse laut Leitlinie der Bundesapothekerkammer zur „Qualitätssicherung in der Medikationsanalyse" die Aufgabe des Apothekers. Dieser muss neben der Approbation als Apotheker außerdem eine Fortbildung auf Basis des 8-stündigen BAK-Curriculums „Medikationsanalyse, Medikationsmanagement als Prozess" absolviert haben.

Da eine erweiterte Medikationsberatung nicht nur aus der Medikationsanalyse besteht, ist es möglich, bei verschiedenen Schritten der pDL auch nichtapprobiertes Personal einzusetzen (◘ Tab. 3.2, ◘ Tab. 3.3). Die nach der Leistungsbeschreibung definierten Prozessschritte 3–7 sind von einem nach BAK-Curriculum qualifizierten Apotheker durchzuführen.

■ **MERKE** Die Fortbildung auf Basis des BAK-Curriculums „Medikationsanalyse, Medikationsmanagement als Prozess" muss nur einmalig durchgeführt werden. Eine Auffrischung ist nicht notwendig.
Dennoch ist es dringend empfehlenswert mindestens eine intensive Fortbildungsreihe zum Thema AMTS zu besuchen, die über das BAK-Curriculum hinausgeht (▶Kap. 3.5.3), regelmäßig an AMTS-relevanten Fachfortbildungen teilzunehmen und die aktuelle Fachliteratur zu verfolgen (▶Kap. 3.5.4), denn eine hohe pharmazeutische Fachkompetenz im Bereich AMTS sichert die Qualität und ermöglicht eine effektive und zeitsparende Durchführung der pDL.

Einbindung von nichtapprobiertem Personal

Tätigkeiten, die dem Apotheker vorbehalten sind (Prozessschritte 3 bis 7)
§ 3 Abs. 4 ApBetrO: „Die Bewertung der Analyse und die Beratung im Rahmen eines Medikationsmanagements müssen durch einen Apotheker der Apotheke erfolgen."
Leitlinie der Bundesapothekerkammer zur Qualitätssicherung: Medikationsanalyse: „Die Medikationsanalyse ist Aufgabe des Apothekers."

Nichtapprobiertes pharmazeutisches Personal kann eingebunden werden, sofern es sich nicht um Arbeitsschritte handelt, die dem Apotheker vorbehalten sind. Dazu gehören PTA, Pharmazieingenieure, Pharmazeuten im Praktikum (PhiPs).

Es gilt nach § 3 Abs. 1 Satz 2 ApBetrO wie bei allen anderen Tätigkeiten auch, dass das nichtapprobierte pharmazeutische Personal nur „entsprechend seiner Ausbildung und seinen Kenntnissen" eingesetzt werden darf und „über die bei den jeweiligen Tätigkeiten gebotene Sorgfalt zu unterweisen" ist.

Laut Leistungsbeschreibung sind die folgenden relevanten Prozessschritte von einem entsprechend qualifizierten Apotheker durchzuführen:
- Datenerhebung und Datenerfassung (3),
- pharmazeutische AMTS-Prüfung (4),
- Erarbeitung von Vorschlägen zur Lösung detektierter ABP (5),
- Abschlussgespräch mit der versicherten Person (6),
- Dokumentation (7).

Die Einbindung des nichtapprobierten Personals ist abhängig von der jeweiligen Ausbildung und dem Kenntnisstand sowie den Tätigkeiten bzw. Prozessschritten (◘ Tab. 3.3).

Bei der Patientenrekrutierung und der Abrechnung können und sollten alle Apothekenmitarbeiter – sowohl die pharmazeutischen als auch die nichtpharmazeutischen – einbezogen werden. Dabei ist immer zu beachten, dass die Mitarbeiter ausschließlich entsprechend ihrer Ausbildung und Kenntnisse sowie nach ausreichender Unterweisung eingebunden werden. Entsprechende Teamschulungen und Kommunikationstrainings sind empfehlenswert.

Die Einschreibung (Schritt 2) und die Datenerhebung/Datenerfassung können durch organisatorische Vorarbeit von nichtapprobiertem Personal sehr gut unterstützt werden.

Die Datenerhebung/Datenerfassung inkl. Erstgespräch, die pharmazeutsche AMTS-Prüfung inkl. der Erarbeitung von Lösungsvorschlägen sowie die Dokumentation sind zwingend von einem Apotheker durchzuführen, denn laut der „Leitlinie der Bundesapothekerkammer zur Qualitätssicherung: Medikationsanalyse" ist die Medikationsanalyse Aufgabe des Apothekers und laut § 3 Abs. 4 ApBetrO sind die Bewertung und Beratung im Rahmen des Medikationsmanagements – wovon die Medikationsanalyse Bestandteil ist – von einem Apotheker durchzuführen. Da diese Schritte das Herzstück und somit ein essenzieller Bestandteil der pharmazeutischen Dienstleistung sind, muss jede Apotheke, die diese Dienstleistung anbieten möchte, über einen Apotheker

Tab. 3.3 Prozessschritte der erweiterten Medikationsberatung bei Polymedikation unter dem Aspekt des möglichen Personaleinsatzes

Prozessschritt	Möglicher Personaleinsatz
Rekrutierung, Terminvergabe und Einschreibung der Patienten	**Alle Mitarbeiter**, entsprechende Schulung empfehlenswert (Unterschrift auf der Vereinbarung durch den Apothekeninhaber oder die bevollmächtigte Person)
Datenerfassung (Kundenhistorie, Medikationsplan, weitere Patientenangaben bei Einschreibung)	■ Koordination durch Apotheker mit entsprechender Fortbildung auf Basis des BAK-Curriculums, ■ **Unterstützung** durch alle Mitarbeiter nach entsprechender Unterweisung möglich
Erstgespräch zur Vervollständigung der Datenerfassung, Brown-Bag-Review	Apotheker mit entsprechender Fortbildung auf Basis des BAK-Curriculums
Medikationsanalyse: ■ pharmazeutische AMTS-Prüfung, ■ Erarbeitung von Vorschlägen zur Lösung der ABP inklusive Erstellung eines aktuellen BMP	**Apotheker** mit entsprechender Fortbildung auf Basis des BAK-Curriculums
Abschlussgespräch und Beratung	**Apotheker** mit entsprechender Fortbildung auf Basis des BAK-Curriculums
Dokumentation	**Apotheker** mit entsprechender Fortbildung auf Basis des BAK-Curriculums, ggf. mit Unterstützung aller Mitarbeiter nach entsprechender organisatorischer Unterweisung
Abrechnung	**Alle Mitarbeiter**, entsprechende Schulung empfehlenswert

mit der entsprechenden Qualifikation nach BAK-Curriculum verfügen. Um die Dienstleistung abrechnen zu können, muss der Apotheker eine Qualifikation auf Basis des BAK-Curriculums oder eine gleichwertige Fortbildung bzw. Weiterbildung aufweisen.

Pharmazeuten im Praktikum können die Qualifikation nach BAK-Curriculum bereits während des praktischen Jahres erwerben, sie dürfen allerdings noch keine komplette „Erweiterte Medikationsberatung bei Polymedikation" selbständig durchführen, bevor sie nicht approbiert sind. In diesem Fall bietet es sich an, dass ein ausreichend qualifizierter Apotheker die Analyse im Team mit dem PhiP durchführt.

Externe Dienstleister: Freiberufler, Outsourcing

Da in vielen Apotheken das Personal knapp ist, denken einige Apothekeninhaber möglicherweise über ein Outsourcing dieser Tätigkeit nach.

Das Outsourcing der pharmazeutischen Dienstleistungen ist rechtlich umstritten und liegt nicht im berufspolitischen Interesse der öffentlichen Apotheke. Ein Gerichtsurteil des BGH vom 19.07.2012 (Pharmazeutische Beratung über Callcenter, Az. I ZR 40/11) besagt, dass die pharmazeutische Beratung in bzw. aus den Apothekenbetriebsräumen stattfinden muss. Dienstleistungen, bei denen sich aus der Natur der Sache ergibt, dass sie im häuslichen Umfeld des Patienten stattfinden müssen, z. B. die erweiterte Medikationsberatung bei bettlägerigen Patienten, können auch außerhalb der Raumeinheit stattfinden. Dies gilt allerdings nicht generell. Beim Thema Outsourcing sind außerdem Themen wie Datenschutz oder die Betriebshaftpflichtversicherung zu berücksichtigen. Daher sollte nach aktuellem Stand von einem Outsourcing der neuen pharmazeutischen Dienstleistungen abgesehen werden.

Die pharmazeutischen Dienstleistungen können grundsätzlich nur von einer öffentlichen Apotheke abgerechnet werden. Freiberufliche Apotheker können keine pharmazeutischen Dienstleistungen abrechnen. Es bietet sich aber die Möglichkeit spezialisierte Apotheker in der Apotheke stunden- oder tageweise anzustellen. Diese Apotheker könnten sich z. B. nur mit dem Thema Medikationsanalyse beschäftigen. Die Basis für die Abrechnung der pDL ist dann trotzdem gegeben und die Tätigkeit wird durch die Betriebshaftpflichtversicherung abgedeckt (grundsätzlich sollte die Durchführung der pDL bei der Haftpflichtversicherung gemeldet werden, ▸Kap. 3.8).

Eine Apotheke kann dennoch externe Hilfe in Anspruch nehmen, z. B. über die pharmazeutischen Informationszentren, die die Apothekerkammern anbieten (▸Kap. 9.6.4). Die Kammer Nordrhein hat hierzu ein pDL-Support-Center eingerichtet. Auch einige Anbieter von AMTS-Software bieten Unterstützung bei komplexen Fallbeispielen oder spezifischen Fragestellungen zu Patientenfällen an. Wichtig ist, nur anonymisierte Daten weiterzugegeben.

3.5.2 Fortbildung auf Basis des BAK-Curriculums

Das Curriculum der Bundesapothekerkammer „Medikationsanalyse, Medikationsmanagement als Prozess", stammt ursprünglich aus dem Jahr 2015. Auf Basis dieses Curriculums muss zur Durchführung der erweiterten Medikationsberatung bei Polymedikation eine mindestens 8-stündige Fortbildung des Moduls „Medikationsanalyse, Medikationsmanagement als Prozess" durchlaufen werden. Die dort definierten Fortbildungen haben das Ziel, den Apothekern die Kenntnisse und Fähigkeiten zur Durchführung einer Medikationsanalyse des Typs 2a zu vermitteln.

Das Besondere ist, dass es sich um eine **prozessuale Fortbildung** handelt. Der Fokus liegt hier auf dem Prozess und nicht auf den pharmazeutischen Inhalten, zu denen sich jeder Apotheker nach Bedarf generell fortbilden muss. Hier soll also das systematische und strukturierte Vorgehen bei der Durchführung einer Medikationsanalyse vermittelt werden. Und genau diese Tatsache der prozessualen Fortbildung rechtfertigt es, dass keine Rezertifizierung notwendig ist. Somit schafft ein einmal durchlaufenes Curriculum die Basis zur Durchführung der erweiterten Medikationsberatung bei Polymedikation.

Inhalte und Umfang der Fortbildung (8 Stunden)

- Mindestens 8 Fortbildungsstunden à 45 Minuten,
- Inhalte:
  - Einführung in die Medikationsanalyse und das Medikationsmanagement (Definitionen, Bedeutung, Inhalte),
  - Medikationsanalyse als Prozess (Inhalte und Organisation der einzelnen Prozessschritte: Patientenrekrutierung, Datenerfassung, pharmazeutische AMTS-Prüfung, Erarbeitung von Lösungsvorschlägen, Abschlussgespräch und Dokumentation),
  - Medikationsanalyse in Fallbeispielen.

Teilnahmevoraussetzungen

Approbierte Apotheker und PhiP können das BAK-Curriculum absolvieren.

Kosten und weitere Informationen

Kosten und weitere Informationen sowie die Durchführung der Anmeldung über die Homepages der jeweiligen Apothekerkammern oder privater Anbieter in dem Bereich.
(Stand der Information: 10/2022)

Viele Apothekerkammern oder auch private Fortbildungsakademien bieten aktuell kostenpflichtige Online- oder Präsenzseminare auf Basis des BAK-Curriculums „Medikationsanalyse, Medikationsmanagement als Prozess" an. Diese werden in der Regel als Blockveranstaltung angeboten. Es gibt aber auch Anbieter, die eine flexible Gestaltung der achtstündigen Fortbildung ermöglichen.

Die unter ▸Kap. 3.5.3 **„gleichgestellte Fortbildungen"** genannten Fortbildungs- bzw. Weiterbildungsprogramme decken ebenfalls das 8-stündige BAK-Curriculum zum Prozess der Medikationsanalyse ab, die meisten gehen aber fachlich weit darüber hinaus. Man sollte sich bewusst machen, dass regelmäßige tiefergehende Fortbildungen zu pharmazeutischen Themen insbesondere zu Themen rund um die Arzneimitteltherapiesicherheit obligat sind, um das notwendige Fachwissen und die Kompetenz zur Durchführung einer qualitativ hochwertigen pharmazeutischen Dienstleistung zu garantieren. Die bloße Erfüllung der Bringschuld (Approbation + Fortbildung auf Basis des BAK-Curriculums) sind dafür nicht ausreichend. Es ist also dringend empfehlenswert regelmäßig fachliche Fortbildungen zu besuchen.

■ **MERKE** Neben der zwingenden Voraussetzung einer Fortbildung auf Basis des 8-stündigen BAK-Curriculums „Medikationsanalyse, Medikationsmanagement als Prozess" ist es dringend empfehlenswert für alle Apotheker, die Medikationsanalysen durchführen, regelmäßige fachliche und AMTS-relevante Fortbildungen zu besuchen.
Auch die Absolvierung einer Fortbildungsreihe im Bereich AMTS, z. B. ATHINA ist ergänzend zur Fortbildung auf Basis des BAK-Curriculums vorteilhaft. Darüber hinaus sind auch Weiterbildungen, z. B. in den Bereichen Allgemeinpharmazie, klinische Pharmazie, Geriatrie oder Arzneimittelinformation hilfreich.
Denn: Je höher die Fachkompetenz, desto weniger Zeit benötigt ein Apotheker für die Durchführung der Analyse inklusive fachlicher Recherchen. Das steigert die Wirtschaftlichkeit der pDL „Erweiterte Medikationsanalyse bei Polymedikation".

3.5.3 Gleichgestellte Fortbildungen

Viele Landesapothekerkammern bieten seit einigen Jahren Fortbildungen im Bereich AMTS an. Diese basieren auf unterschiedlichen Schulungskonzepten, von denen einige dem BAK-Curriculum gleichgestellt sind und können also als Alternative oder als sehr sinnvolle Ergänzung zum BAK-Curriculum gesehen werden und berechtigen den approbierten Apotheker ebenfalls zur Durchführung der erweiterten Medikationsberatung. Da sie in ihrem Umfang sehr stark differieren, aber für den interessierten Apotheker eine zusätzliche, sehr sinnvolle Fortbildungs- bzw. Weiterbildungsmöglichkeit im Bereich AMTS darstellen, werden sie in der folgenden ◘ Tab. 3.4 kurz vorgestellt. Das Anbieten der Förderung und/oder Kostenübernahme für derartige Fort- oder Weiterbildungen durch den Arbeitsgeber kann die Attraktivität des Arbeitsplatzes steigern und die Kompetenz der jeweiligen Apotheke erhöhen.

3.5.4 Weitere Fortbildungsangebote

Um eine hohe Qualität der pharmazeutischen Dienstleistungen zu gewährleisten, ist es sehr wichtig, dass Apotheker sich regelmäßig in **AMTS-relevanten Themen** fortbilden. Je höher die Fachkompetenz ist, desto höher ist die Sicherheit bei der Durchführung von Medikationsanalysen und desto zeiteffektiver und wirtschaftlicher kann eine Medikationsanalyse durchgeführt werden.

In erster Linie sind hier die **Fortbildungsangebote der Apothekerkammern** zu nennen, da diese durch hochqualifiziertes meist pharmazeutisches Personal erfolgen und neutral sowie produktunabhängig sind. Die Apothekerkammern bieten zahlreiche Präsenz- und Online-Seminare in unterschiedlichsten Themengebieten an, in denen Fachwissen erworben und aufgefrischt werden kann. Diese Veranstaltungen können von Kammermitgliedern zu einem geringen Kostenbeitrag gebucht werden oder sind unter bestimmten Voraussetzungen sogar kostenfrei zugänglich. Einige Kammern bieten auch freiwillige Fortbildungszertifikate an. Diese können zur Orientierung eines adäquaten Maßes an Fortbildungen über einen bestimmten Zeitraum dienen.

Auch private Anbieter, z. B. Verlage, der pharmazeutische Großhandel oder Arzneimittelhersteller bieten immer wieder Fortbildungen an. Die Fortbildungen der Arzneimittelhersteller sind mit Vorsicht zu genießen, denn in der Regel sind sie nicht produktunabhängig. Dennoch können auch derartige Seminare und sogar Kurzschulungen von Pharmareferenten in der Apotheke wertvoll sein, da auch hier therapierelevante und AMTS-relevante Aspekte bestimmter Produkte beleuchtet werden.

Besonders wertvoll im Hinblick auf die Medikationsanalyse sind die Vorstellung und **Besprechung von Fallbeispielen**, denn je mehr Erfahrung man selbst aufbaut, desto sicherer und schneller wird man im Umgang mit den Analysen. In der Besprechung von Fallbeispielen werden häufige praxisrelevante Problemstellungen beleuchtet, man lernt die klinische Relevanz dieser ABP besser einzuschätzen und trainiert das Vorgehen zur Detektion der ABP sowie die Entwicklung von Lösungsstrategien. Durch den Austausch mit Kollegen wird ein Fall aus verschiedenen Blickwinkeln betrachtet und unterschiedliche Herangehensweisen zur Lösung von ABP vorgestellt. Bestenfalls erhält man Informationen zur Reaktion des Arztes und zum Ausgang des Fallbeispiels im Hinblick auf den Patienten. Auch in diesem Gebiet gibt es zahlreiche Angebote (z. B. das Angebot der Deutschen Apotheker Zeitung in Kooperation mit Scholz online „Medikation unter der Lupe", bei dem ein Fall in der DAZ kurz vorgestellt und danach in einem Web-Seminar besprochen wird).

■ **MERKE** Für Fallbesprechungen werden von den Referenten Fälle ausgesucht, an deren Beispiel auch fachlich wichtige und interessante Inhalte vermittelt werden können. Nicht alle Fälle in der Praxis sind umfangreich oder kompliziert. Oftmals reicht auch die Erläuterung der Einnahmegründe und Anwendungshinweise, um Therapietreue und AMTS der Patienten nachhaltig zu erhöhen.

Auch **Kommunikationstrainings**, insbesondere zum Thema Patienten- und Arztkommunikation, können die Effizienz der erweiterten Medikationsberatung erhöhen.

Mittlerweile werden viele Fortbildungen auch online angeboten, sodass es nicht mehr unbedingt notwendig ist, nach einem langen Apothekentag noch einen weiter entfernten Seminarort aufzusuchen. Mit der dadurch eingesparten Zeit könnte man beispielsweise ein Seminar zusätzlich besuchen.

Es ist ebenfalls wichtig, sich im Umgang mit der für die Medikationsanalyse genutzten Datenbank oder AMTS-Software sehr gut auszukennen, um zeitsparend und effektiv zu arbeiten. Daher ist es absolut empfehlenswert vor Beginn der Software-Nutzung an einer spezifischen **Software-Schulung** teilzunehmen.

Themenbezogene Fortbildungsangebote finden Sie beispielsweise:

- auf den Homepages der jeweiligen Apothekerkammern,
- auf den Homepages von Verlagen wie dem Deutschen Apotheker Verlag oder Avoxa bzw. in den dazugehörigen einschlägigen Zeitschriften,
- bei privaten Anbietern wie Fortbildungsinstituten, Arzneimittelherstellern oder dem pharmazeutischen Großhandel,
- bei den Herstellern für AMTS-Software (softwarespezifische Schulungen).

Seit dem Wintersemester 2022/2023 gibt es den fachübergreifenden **Masterstudiengang „Arzneimitteltherapiesicherheit"** von der Universität Bonn im Verbund mit den Universitäten Heidelberg und Tübingen. Dieser

Tab. 3.4 Gleichgestellte Fortbildungen im Bereich AMTS (Stand 12/2022)

Name	Umfang und Inhalt	Teilnahme
ATHINA (Arzneimittel Therapiesicherheit in Apotheken), seit 2012, gegründet von der AK Nordrhein, Informationen: www.aknr.de/amts/athina	**Schulungsphase:** ■ Tag 1: Einführung in die Themen ATHINA, AMTS/ Medikationsanalyse, Interaktionsmanagement, ■ Tag 2: Ablauf und praktische Durchführung der Medikationsanalyse, Vorstellung Tools, Besprechung der Arbeitsschritte anhand von Fallbeispielen, Organisation in der Apotheke, **Praxisphase:** ■ Durchführung und Einreichung von 4 Medikationsanalysen in 6 Monaten, ■ Besuch von Online-Fortbildungen zu ausgewählten Erkrankungen im Hinblick auf AMTS mit Fallbeispielen.	Apotheker und PhiP können sich über die Homepage der jeweiligen Apothekerkammer informieren (Teilnahme durch die Kammern Niedersachsen, Baden-Württemberg, Hessen, Bremen, Mecklenburg-Vorpommern, Berlin, Bayern, Brandenburg, Schleswig-Holstein und das Saarland), Kosten: ca. 170–250 €; Konditionen und etwaige Sonderbestimmungen können bei der jeweiligen Kammer eingesehen werden!
Apo-AMTS (seit August 2022 Zusammenschluss mit ATHINA), Bezeichnung: „AMTS-Manager", Informationen: www.akwl.de/inhalt.php?id=1008	Teilnahme an folgenden Schulungen: ■ eintägiges Basisseminar = BAK-Curriculum „Medikationsanalyse, Medikationsmanagement als Prozess", ■ 3 weitere eintägige ATHINA-Aufbauseminare zur Medikationsanalyse anhand ausgewählter Indikationen inklusive Übungen zur Erkennung und Umgang mit ABP, ■ ATHINA-Symposium zur Fallvorstellung. Durchführung und Einreichung von 4 Medikationsanalysen in 6 Monaten Titel „AMTS-Manager" für 3 Jahre, dann Rezertifizierung: ■ Teilnahme an 4 AMTS-relevanten Fortbildungen à 45 Minuten. Ab 01.01.2024 zusätzlich 3 AMTS-Analysen (von denen eine im Rahmen einer Fallkonferenz bearbeitet werden kann).	Apotheker und PhiP, für Kammermitglieder kostenfrei; 90 € pro Seminartag für Teilnehmer aus Kammerbezirken, die nicht das ATHINA-Konzept unterstützen.
ARMIN (Arzneimittelinitiative Sachsen-Thüringen), Informationen: www.abda.de/themen/arzneimitteltherapiesicherheit/abda-kbv-modell/armin	Förderung der Zusammenarbeit zwischen Ärzten und Apothekern, 3 Module(entspricht dem BAK-Curriculum): 1. Wirkstoffverordnung, 2. Medikationskatalog zur erleichterten Auswahl von Wirkstoffen, 3. Medikationsmanagement.	Projekt offiziell ausgelaufen seit 03.2022
BA KlinPharm Informationen: www.ba-klinpharm.de/kurse/aufbaumodul-medikationsmanager/mediokationsmanager-ba-klinpharm	Aufbaumodul für die Weiterbildung Geriatrische Pharmazie, (multimediales Studium): ■ Umfang: 197 Stunden über 15 Monate inklusive 2 Monate Pause, ■ 7 Module, ■ Erarbeitung von Inhalten, z. B. über E-Lectures, ■ Besuch des virtuellen Klassenzimmers zur Diskussion und Präsentation von Fällen oder speziellen Aufgaben, ■ 3 Präsenzveranstaltungen.	Bayerische Landesapothekerkammer, Teilnahmevoraussetzungen: ■ Hochschulabschluss in Pharmazie, ■ abgeschlossene Weiterbildung Geriatrische Pharmazie (alternativ: Klinische Pharmazie mit Kontakt zu geriatrischen bzw. multimorbiden Patienten), ■ wünschenswert: mindestens 1-jährige Berufserfahrung in öffentlicher Apotheke oder Krankenhausapotheke, ■ Kosten: 350 €.

Tab. 3.4 Gleichgestellte Fortbildungen im Bereich AMTS (Stand 12/2022; Fortsetzung)

Name	Umfang und Inhalt	Teilnahme
Gebietsweiterbildung „Allgemeinpharmazie“: Bezeichnung: „Fachapotheker für Allgemeinpharmazie“, Informationen: www.abda.de/fuer-apotheker/fort-und-weiterbildung/weiterbildung/spezialisierungsrichtungen/spezialisierungsgebiete/allgemeinpharmazie/	■ Weiterbildungszeitraum 3 Jahre (bei Vollzeittätigkeit, bei Teilzeit entsprechende Verlängerung), ■ Pflicht- und Wahlseminare, Gesamtzahl 120 Stunden, mindestens 80 Stunden Pflichtteil, 40 Stunden Wahlteil (Seminare erkennbar an Akkreditierungsnummer), ■ Bearbeitung praktischer Aufgaben in den drei Kompetenzbereichen pharmazeutische, persönliche und Management-Kompetenzen, ■ Teilnahme an Weiterbildungszirkel (zweimal jährlich), ■ Projektarbeit, ■ Prüfung.	Teilnahme: ■ Approbation als Apotheker, ■ Betreuung durch einen Ermächtigten Apotheker, ■ Arbeit in einer als öffentlichen Apotheke, die als Weiterbildungsstätte zugelassen ist, ■ Kosten: Seminargebühren: 13 € pro Seminarstunde und Prüfungsgebühr.
Bereichsweiterbildung „Geriatrische Pharmazie“: Bezeichnung: „Geriatrische Pharmazie“, Informationen: www.abda.de/fuer-apotheker/fort-und-weiterbildung/weiterbildung/spezialisierungsrichtungen/spezialisierungsbereiche/geriatrische-pharmazie/	100 Seminarstunden plus dreitägiges Praktikum und eine mündliche Prüfung, Seminarinhalte: ■ Prävention von Arzneimittelrisiken durch Beobachtung, Weiterleitung und strukturierter Beratung über arzneimittelbezogene Probleme, ■ medizinisch-pharmazeutische, soziale und ökonomische Bedeutung akuter und chronischer Erkrankungen im Alter, ■ patientenorientierte Versorgung, ■ Zusammenarbeit mit Ärzten, Pflegepersonal, Angehörigen und Seniorennetzwerken, ■ Palliativmedizin, ■ klinisch-pharmazeutische Praxis, ■ Erstellung, Sammlung, Verwaltung und Bewertung von Arzneimittelinformationen, ■ Planung und Durchführung von Aus- und Fortbildungsmaßnahmen für Pflegepersonal, pflegende Angehörige und Patienten. Praktische Inhalte: ■ dreitägiges Praktikum inklusive eines Nachtdienstes in einem Pflegeheim oder bei einem ambulanten Krankenpflegedienst, ■ Projektarbeit: einrichtungsbezogene Analyse zur Arzneimittelversorgung, ein daraus abgeleiteter Versorgungsstandard für die Einrichtung mit den analysierten Verbesserungsmaßnahmen, Schulung des Pflegepersonals mit daraus abgeleiteten Maßnahmen zur Verbesserung der Arzneimittelversorgung, ■ zwei pharmakologische Beurteilungen von Heimbewohnern über arzneimittelbezogene Probleme.	Teilnahme: ■ einjährige, ganztägige Berufstätigkeit oder ■ eine entsprechend verlängerte Teilzeitbeschäftigung in einer geeigneten Einrichtung (z. B. eine Apotheke mit Heimbelieferung, eine krankenhausversorgende Apotheke oder eine Krankenhausapotheke), ■ Kosten: Seminargebühren: 13 € pro Seminarstunde und Prüfungsgebühr.

interdisziplinär ausgerichtete Studiengang richtet sich an Hochschulabsolventen der Bereiche Medizin, Pharmazie und Pflege mit mindestens einjähriger Berufserfahrung. Der Studiengang dauert 4 Semester; die Kosten werden aktuell mit 8000 € angegeben. Weitere Informationen sind unter folgendem Link zu finden: www.uni-bonn.de/de/studium/studienangebot/studiengaenge-a-z/arzneimitteltherapiesicherheit-wm.

MERKE Die regelmäßige fachliche Fortbildung – über das geforderte und essenzielle Mindestmaß hinaus – liegt sowohl im Interesse des AMTS-Apothekers als auch im Interesse des Apothekeninhabers. Je höher die Fachkompetenz und Erfahrung des Apothekers,

- desto höher die eigene Sicherheit in der Durchführung der Medikationsanalysen,
- desto weniger Zeit benötigt ein Apotheker für die Durchführung der Analyse inklusive fachlicher Recherchen,
- desto höher die Wirtschaftlichkeit und der Nutzen der pDL „Erweiterte Medikationsanalyse bei Polymedikation" für die Apotheke.

Daher ist es dringend empfehlenswert, so viele Fortbildungsangebote wie möglich zu nutzen. Dazu gehören sowohl pharmazeutische Fachfortbildungen als auch Kommunikationstrainings und Software-Schulungen.

3.6 Zeitmanagement

3.6.1 Dauer der erweiterten Medikationsberatung bei Polymedikation

Wie viel Zeit benötigt man für eine Medikationsanalyse bzw. eine erweiterte Medikationsberatung bei Polymedikation? Diese Frage ist eine der am häufigsten gestellten Fragen an Referenten im Bereich AMTS und Medikationsanalyse sowie an die Anbieter der verfügbaren Software-Tools zur Unterstützung von Medikationsanalysen. Doch die Antwort auf diese Frage ist schwierig, denn es kommt auf eine Vielzahl von Faktoren an:

- Anzahl und Art der Arzneimittel des Patienten,
- Anzahl und Art der vom Patienten geschilderten Probleme,
- Anzahl und Art der durch die Medikationsanalyse identifizierten arzneimittelbezogenen Probleme,
- Erfahrung, Fachkompetenz und Kommunikationsfertigkeiten des durchführenden Apothekers,
- Störfaktoren während der Analyse (Unterbrechungen, Lärm etc.),
- Vereinfachung durch geeignete Software-Tools, Kompetenz im Umgang mit dem entsprechenden Software-Tool,
- Notwendigkeit der Rücksprache mit dem Arzt,
- Redebedarf des Patienten.

Klar ist: Eine Medikationsberatung bei Polymedikation ist zeitaufwendig. Dies ist ein Faktor, der vor allem Apothekeninhaber vor der Dienstleistung zurückschrecken lässt.

MERKE Die Dauer einer erweiterten Medikationsberatung bei Polymedikation ist aufgrund nicht beeinflussbarer Faktoren (Patient, Fall) schwer vorhersagbar und kann stark variieren. Dennoch kann die Apotheke durch einfache Maßnahmen die Wirtschaftlichkeit der Dienstleistung erhöhen (▸Kap. 3.6.2). Als durchschnittliche Zeit werden von der ABDA 80 Minuten veranschlagt.

Die Honorierung der Dienstleistung mit 90 € erscheint nicht annähernd wirtschaftlich bei einem durchschnittlichen Zeitaufwand von 80 Minuten, der von der ABDA veranschlagt wird. Einen Apotheker für mindestens 80 Minuten freizustellen ist für viele Inhaber in Zeiten des Personalmangels, geradezu unmöglich.

Dennoch ist es aus den in ▸Kap. 2.4 genannten Gründen enorm wichtig, dass möglichst viele Apotheken die Möglichkeit wahrnehmen, pharmazeutische Dienstleistungen anzubieten, und zwar auch diejenigen, denen die pDL im ersten Moment nicht wirtschaftlich erscheinen. Dabei sollten den Personal- und Materialkosten folgende positive Aspekte gegenübergestellt werden:

- Stärkung der heilberuflichen Tätigkeit,
- Freude an der Berufsausübung,
- Steigerung der Attraktivität des Apothekerberufs, des Arbeitsplatzes Apotheke vor Ort,
- Nachwuchsförderung,
- Kundenbindung,
- Steigerung des öffentlichen Ansehens der Apotheke durch die vom Kunden wahrgenommene Rolle der Apotheke als zuverlässiger und kompetenter Partner rund um die Arzneimitteltherapie.

Es gibt aber auch Faktoren, die die Wirtschaftlichkeit der erweiterten Medikationsberatung in der Apotheke erhöhen und durch die Apotheke beeinflusst werden können (▸Kap. 3.6.2).

3.6.2 Zeitersparnis in der erweiterten Medikationsberatung

Viele Apotheker bemängeln die hinsichtlich des zeitlichen Aufwands eher gering ausfallende Honorierung. Um die Wirtschaftlichkeit zu erhöhen ist es enorm wichtig, dass diese Dienstleistung zeiteffizient durchgeführt wird.

3.6.3 Terminvergabe

Die Terminvergabe ist ein wichtiger Faktor in der Organisation der Durchführung der pDL „Erweiterte Medikationsberatung bei Polymedikation" in der Apotheke.

Personalplanung

Es ist wichtig, dass jeder Apothekenmitarbeiter die Verantwortlichkeiten der für die erweiterte Medikationsberatung zuständigen Mitarbeiter genau kennt und die Dienstpläne stets aktuell und jederzeit zugänglich für alle Mitarbeiter sind. Diejenigen Mitarbeiter, die die Gespräche durchführen, sind in den Gesprächszeiten vollständig von den anderen Arbeiten freizustellen und dürfen nicht gestört werden. Während der Freistellung des Mitarbeiters muss ausreichend Personal für den HV und sonstige Aufgaben verfügbar sein. Sinnvolle Zeiten für die Terminsetzung der Erst- und Zweitgespräche sind daher mit dem gesamten Team abzustimmen. Zu meiden sind Tage mit einer hohen und/oder unberechenbaren Kundenfrequenz wie bei Innenstadtapotheken an Markttagen. Ebenfalls zu vermeiden sind Tage, an denen erfahrungsgemäß mehrere Rezepturen angefertigt werden müssen und entsprechend hierfür ebenfalls Mitarbeiter freizustellen sind.

Zeitplanung

Damit die Gespräche mit den Patienten zeitlich nicht ausufern, ist es wichtig, im Vorfeld die Gesprächsstrategien zu besprechen und zu trainieren. Dazu gehören u. a. wichtige, essenzielle und zielgerichtete Fragestellungen, z. B. durch die Bereitstellung eines Gesprächsleitfadens oder einer Checkliste (▸ Kap. 8.1), das „Lesen zwischen den Zeilen" sowie Taktiken, um ein ausuferndes Gespräch zu beenden. Je nach Anzahl der Arzneimittel und möglichen vorhandenen Problemen des Patienten, was man bei der Rekrutierung bzw. Einschreibung des Patienten schon vorab grob klären kann, sollten für das Erstgespräch inklusive Nachbereitung ca. 15–30 Minuten eingeplant werden.

Bei der Terminvergabe ist es wichtig, den Termin in dem von der Apotheke hauptsächlich genutzten Kalender oder in einen mit dem Dienstplan assoziierten Terminkalender einzutragen. Digitale Tools zur Unterstützung der Terminplanung bzw. -buchung können hierbei sehr hilfreich sein. Es ist ratsam, die Termine auf Merkzettel einzutragen und diese den Patienten mitzugeben – ähnlich, wie es in Arztpraxen gehandhabt wird.

Der Termin für das Zweitgespräch kann beim Erstgespräch vergeben werden, wenn der durchführende Apotheker grob abschätzen kann, wann er sich dieser Aufgabe widmen kann und wie aufwendig die Analyse wird (je nach Art und Anzahl der Arzneimittel und der vom Patienten geschilderten Probleme). Auch wenn der Apotheker die Datenerfassung nicht komplett durchführt, sondern von nichtapprobiertem pharmazeutischem Personal unterstützt wird, ist es empfehlenswert, dass sich der Apotheker, der die Medikationsanalyse durchführt, einen Überblick verschafft, ob die wesentlichen Fragen geklärt wurden, ob es noch offene Fragen gibt und wieviel Zeit (grob überschlagen) die Analyse in Anspruch nehmen wird bzw. bis wann sie durchgeführt werden kann.

■ **MERKE** Es ist ratsam, dass der Apotheker, der die pharmazeutische AMTS-Prüfung durchführt, das Erstgespräch zur Datenerfassung selbst durchführt oder das zuständige nichtapprobierte, pharmazeutische Personal begleitet, damit am Ende keine Unklarheiten oder offenen Fragen bestehen. Eine Kontaktaufnahme mit dem Patienten per Telefon im Anschluss an das Erstgespräch aufgrund von Rückfragen ist umständlich sowie zeitaufwendig und sollte unbedingt vermieden werden.

Homeoffice

Die pharmazeutische AMTS-Prüfung kann auch im Homeoffice durchgeführt werden (▸ Kap. 3.4.2). Dies erhöht sowohl die Flexibilität der Apotheke als auch der Mitarbeitenden. So wird außerdem sichergestellt, dass der Apotheker die Analyse konzentriert und in einer ruhigen Umgebung durchführen kann. Dadurch kann Zeit eingespart werden.

Bündelung der pDL und Aktionstage

Gerade am Anfang oder bei starkem Personalmangel kann es sinnvoll sein, pDL nur an bestimmten Tagen und in definierten Zeiträumen durchzuführen. Auch eine Bündelung in Form von Aktionstagen kann sinnvoll sein. Zum Beispiel könnten Erst- und Zweitgespräche immer an einem bestimmten Wochentag stattfinden, an denen weniger los ist und das Personal entsprechend eingeteilt werden kann. Die dazwischenliegende Zeit (z. B. eine Woche) kann flexibel für die pharmazeutische AMTS-Prüfung und ggf. Arztkommunikation genutzt werden.

3.7 Rekrutierung der Patienten

Ist die organisatorische Basis mit Personalschulung, Prozessbeschreibung und Integration in das QMS der Apotheke geschaffen und erfüllt mindestens eine Person im Apothekenteam die personellen Voraussetzungen zur Durchführung der Medikationsanalyse braucht

3

Erhöhung der Wirtschaftlichkeit der erweiterten Medikationsberatung

Gute Vorbereitung und Standardisierung der Prozesse, QMS (▸Kap. 3)

- Klare Verteilung der Verantwortlichkeiten,
- gute Strukturierung und Koordination der Aufgaben,
- standardisierte Prozesse im QMS abbilden,
- gesamtes Team schulen,
- Einbindung von nichtapprobiertem Personal in bestimmten Schritten,
- Bereitstellung von Arbeitshilfen,
- ruhiger, störungsfreier Beratungs- und Arbeitsplatz,
- Störungen des durchführenden Mitarbeiters während der Gespräche und der Medikationsanalyse verhindern.

Sehr hohe pharmazeutische Fachkompetenz (▸Kap. 3.5)

- AMTS-bezogene Fortbildung über das BAK-Curriculum hinaus,
- regelmäßige Fortbildung der Apotheker,
- regelmäßiges Lesen von Fachzeitschriften,
- Kenntnisse in Literaturrecherche und Interpretation von klinischen Studien.

Gute Möglichkeiten zur schnellen Informationsbeschaffung (▸Kap. 9)

- Beschaffung einer Software, die effektiv die pharmazeutische AMTS-Prüfung unterstützt,
- intensive Schulung im Umgang mit der AMTS-Software,
- Speicherung der wichtigsten Links zur Literaturrecherche,
- Vorhaltung wichtiger AMTS-bezogener Literatur.

Optimierung der Kommunikation mit den Patienten

- Kommunikationshilfen: Standardisierte Fragen zur Datenerfassung, Standardisiertes Vorgehen beim Abschlussgespräch (Checklisten),
- Kommunikationstraining (z. B. wie beende ich ein ausuferndes Gespräch auf geschickte Art und Weise),
- Übung.

Optimierung der Arztkommunikation (▸Kap. 2.4.2, ▸Kap. 4, ▸Kap. 11)

- Gutes Verhältnis zu den umliegenden Ärzten,
- Abstimmung der Kommunikationswege,
- Standardisierung der Arztkommunikation,
- vorformulierte Arztbriefe.

Routine, Erfahrung

- Bearbeitung vieler realer Patientenfälle (falls nicht möglich: Testfälle),
- Teilnahme an Fortbildungen zu Fallbesprechungen,
- Austausch mit Apothekern aus anderen Apotheken.

man natürlich geeignete Patienten, um mit der Dienstleistung zu starten. Da stellen Sie sich wahrscheinlich folgende Fragen:

- Welche Patienten kommen für eine derartige Dienstleistung in Frage?
- Auf welchen Wegen informiere ich die Patienten am besten?
- Mit welchen Informationen wecke ich das Interesse der Patienten?
- Wie kann ich die Patienten ansprechen?
- Welche Informationen benötigen die Patienten von der Apotheke?

Es können verschiedene Informationskanäle genutzt werden, aber der wichtigste und erfolgreichste Kanal ist das persönliche Patientengespräch.

Ein entscheidender Punkt für eine erfolgreiche Patientenrekrutierung ist die Einbindung des gesamten Apothekenteams (▸Kap. 3.1). Um die Mitarbeiter zu motivieren, sollte der Nutzen der erweiterten Medikationsberatung für die Patienten und für die Apotheke aufgezeigt werden (▸Kap. 2.4). Der Nutzen einer erweiterten Medikationsberatung muss von allen Teammitgliedern der Apotheke verinnerlicht werden, denn die Dinge, mit denen man sich identifizieren kann, kann man authentisch und überzeugend weitergeben. Regelmäßige Kommunikationstrainings helfen bei der sicheren Patientenansprache.

Die Identifikation geeigneter Patienten ist sehr klar definiert. Die Rekrutierung kann in allen Bereichen stattfinden, wie im Handverkauf, im Telefonat, in sozialen Medien oder über die Homepage. Somit sind sowohl Apotheker als auch PTA als auch PKA an der Rekrutierung beteiligt.

Nicht zu vergessen sind die Angehörigen. Durch Angehörige können Patienten auch indirekt über die Möglichkeit der erweiterten Medikationsberatung informiert werden. Weitere Informationen zu Angehörigen im Rahmen der pDL (▸Kap. 2.4.3).

3.7.1 Identifikation geeigneter Patienten

Welche Patienten haben Anspruch auf die Dienstleistung?

Die Patienten, bei denen die erweiterte Medikationsberatung zulasten der GKV durchgeführt werden darf, werden in der Leistungsbeschreibung als anspruchsberechtigte versicherte Personen bezeichnet und sind in Anlage 11 des Rahmenvertrags nach § 129 Absatz 2 SGB V eindeutig definiert:

Tab. 3.5 Anspruchsberechtigte versicherte Personen

Anspruchsberechtigt	Kein Anspruch
Patienten in der ambulanten, häuslichen Versorgung **Merke:** Dies gilt auch für Patienten in Alten- und Pflegeheimen, wenn das Heim die häusliche Umgebung darstellt. Die Art des Wohnens und der Grad der Betreuung haben keinen Einfluss auf die Anspruchsberechtigung (ABDA-Homepage, Stand 02/2023).	Patienten in Hospitalisierung
Einnahme bzw. Anwendung von mindestens 5 verschiedenen Arzneimitteln, die ▪ als Dauermedikation aktuell und über die nächsten 28 Tage angewendet werden, ▪ ärztlich verordnet wurden und ▪ systemisch wirksam sind (inklusive Inhalativa). ✓ Dazu zählen auch OTC-Präparate, die auf Basis von Anlage I der Arzneimittelrichtlinie zulasten der GKV verordnet werden können und werden, z. B. ASS oder Iodid. ✓ Dazu zählen auch ärztlich verordnete Arzneimittel, die nicht zulasten der GKV abgerechnet werden können und deshalb auf einem Privatrezept verordnet werden. ✓ Dazu zählen auch Inhalativa, und transdermale wirkstoffhaltige Pflaster. ✓ Dazu zählen auch Arzneimittel, die nur jeden 2. Tag, jede Woche oder in einem noch größeren Intervall angewendet werden, sobald die Anwendung regelmäßig stattfindet.	⚠ Kombinationsarzneimittel: 5 verschiedene, ärztlich verordnete, systemisch wirksame Wirkstoffe, wenn mindestens 2 in einem Kombinationsarzneimittel enthalten, sind. ⚠ Bedarfs- und Akutmedikationen 5 verschiedene Arzneimittel, von denen mindestens eines nur akut (über einen kurzen Zeitraum) eingenommen wird wie ein Antibiotikum oder: 5 verschiedene Arzneimittel, von denen mindestens 1 nur unregelmäßig bei Bedarf eingenommen wird, z. B. ein kurzwirksames Beta-2-Sympathomimetikum, ein Glyceroltrinitrat-Spray oder Macrogol. ⚠ Selbstmedikation: 5 verschiedene Arzneimittel, wovon mindestens 1 im Rahmen der Selbstmedikation eingenommen wird. ⚠ Lokale Wirksamkeit 5 verschiedene Arzneimittel, wovon aber mindestens 1 nur eine lokale Wirkung aufweist, z. B. topische Analgetika, Antazida, Augentropfen (z. B. Antiglaukomatosa) etc. ⚠ Zulassungsstatus (Medizinprodukte, Nahrungsergänzungsmittel) 5 verschiedene Präparate, wovon mindestens 1 ein Medizinprodukt oder Nahrungsergänzungsmittel darstellt.

„Anspruchsberechtigt sind versicherte Personen in der ambulanten, häuslichen Versorgung, die aktuell und voraussichtlich auch über die nächsten 28 Tage mindestens 5 Arzneimittel (verschiedene, ärztlich verordnete, systemisch wirkende Arzneimittel/Inhalativa) in der Dauermedikation einnehmen bzw. anwenden."

Bei Unklarheiten ist es ratsam die Regeln etwas strenger auszulegen, damit man nicht Gefahr läuft, dass die Krankenkasse die Leistung nicht anerkennt.

Wie oft kann die Dienstleistung angeboten werden?

Bei anspruchsberechtigten Personen kann die Dienstleistung „Erweiterte Medikationsberatung bei Polymedikation" einmal in 12 Monaten angeboten werden. Durch die Unterzeichnung der Vereinbarung bestätigt der Patient, dass er anspruchsberechtigt ist und das bedeutet auch, dass er diese pharmazeutische Dienstleitung in den letzten 12 Monaten nicht in Anspruch genommen hat, auch nicht in einer anderen Apotheke.

Es gibt eine Ausnahme: Bei erheblichen Umstellungen der Medikation darf die erweiterte Medikationsberatung auch in einem kürzeren Abstand durchgeführt werden. Das kann zum Beispiel nach Krankenhausaufenthalten oder auch nach einer größeren Umstellung (≥ 3 neue ärztlich verordnete und systemisch wirksame Arzneimittel oder Inhalativa innerhalb von 4 Wochen) der Medikation durch einen niedergelassenen Arzt der Fall sein.

Sonderfall: erhebliche Umstellung der Medikation

Was bedeutet eine „erhebliche Umstellung der Medikation"?
Eine erhebliche Umstellung der Medikation ist wie folgt definiert: Mindestens 3 neue bzw. andere systemisch wirkende und ärztlich verordnete Arzneimittel/Inhalativa innerhalb von 4 Wochen als Dauermedikation.
CAVE: Hier muss die Sonder-PZN 17716814 bei der Abrechnung verwendet werden.

Wenn die Möglichkeit besteht, kann man über die Kundenkartei im Warenwirtschaftssystem einen Reminder aktivieren, der nach Ablauf der 12-Monatsfrist auf die Möglichkeit der erneuten Leistungserbringung hinweist.

Strategien und Hilfestellungen bei der Identifikation der anspruchsberechtigten Patienten

Die Grundvoraussetzung zur Identifikation der anspruchsberechtigten Personen ist, dass jeder Mitarbeiter die Regelungen zur Anspruchsberechtigung kennt und verinnerlicht hat. Die erfolgreichste Methode zur Patientengewinnung ist die persönliche Ansprache der Patienten. Doch wie identifiziert man die Personen, die angesprochen werden sollen? Die DSGVO und das Heilmittelwerbegesetz (HWG) sind dabei stets zu beachten.

Eine Möglichkeit ist die **Nutzung der Warenwirtschaftssysteme**, sofern diese Identifizierungsmöglichkeiten per Suchalgorithmen anbieten. Es ist theoretisch möglich, die Stammkunden nach bestimmten Kriterien zu durchsuchen. Ein Beispiel dafür war das Projekt ARMIN. Hier konnten potenzielle ARMIN-Teilnehmer nach Anzahl der Arzneimittel, Alter und GKV herausgefiltert werden.

Im Fall der pDL „Erweiterte Medikationsberatung bei Polymedikation" wäre das zentrale Suchkriterium die Anzahl der Arzneimittel: ≥ 5 systemisch wirksame Arzneimittel inklusive Inhalativa. Um die Suche zu automatisieren, könnten auch die Applikationswege und Dauermedikationen (Packungsgröße, mehrmalige Abgabe eines Wirkstoffs in gleicher Stärke etc.) mit einbezogen werden.

Die Kundendatei kann zur **Steuerung und Dokumentation der Ansprache** dienen. Man könnte ein Pop-up generieren, dass der Kunde beim nächsten Besuch in der Apotheke anzusprechen ist. Diese Ansprache und die Antwort bzw. Reaktion des Patienten könnte dann in der Kundendatei dokumentiert werden. Auch die Durchführung einer erweiterten Medikationsberatung ist zu dokumentieren. Möglicherweise kann ein zeitlicher Marker hinterlegt werden, sodass man nach Ablauf der 12 Monatsfrist auf die Möglichkeit einer erneuten Durchführung der erweiterten Medikationsberatung hingewiesen werden kann.

Es ist dringend empfehlenswert sich über die Möglichkeiten der softwareunterstützten Patientenrekrutierung beim Anbieter des Warenwirtschaftssystems zu informieren.

Des Weiteren ist es auch möglich, die Patienten manuell zu identifizieren, indem das Apothekenpersonal sich während des Beratungsgesprächs bzw. bei der Arzneimittelabgabe aufmerksam die eingelösten Rezepte anschaut und bei bestimmten **Grunderkrankungen** oder bei Patienten, denen gleichzeitig mehrere **Dauermedikationen** verordnet werden, nachfragt, ob und wie viele weitere Arzneimittel eingenommen werden. Wenn eine Anspruchsberechtigung identifiziert wurde, lohnt es sich Fragen aus dem Katalog der Patientenansprache zu stellen (▸ Kap. 3.7.2), um das Interesse für die „Erweiterte Medikationsberatung bei Polymedikation" zu wecken oder den Patienten direkt auf diese Möglichkeit anzusprechen.

Indikatoren für mögliche anspruchsberechtigte Patienten

- Ältere Patienten,
- chronische Erkrankungen, die oft mit Polymedikation einhergehen, z. B.:
  - Asthma/COPD,
  - Demenz,
  - Depression,
  - Diabetes mellitus Typ 2,
  - Herzinsuffizienz,
  - Hypercholesterinämie,
  - Hypertonie,
  - koronare Herzkrankheit,
  - Parkinson,
  - Vorhofflimmern.
- Patienten, denen auf einem oder mehreren Rezepten 2 bis 3 Dauermedikationen gleichzeitig verordnet werden,
- ≥ 5 verschiedene Arzneimittel in den letzten 6 Monaten in der Kundenkartei.

3.7.2 Patientenansprache

Um alle Patienten, die von einer Medikationsberatung profitieren würden, zu erreichen, ist es empfehlenswert, sich in die Situation der Patienten hineinzuversetzen. So kann man für jede Patientengruppe gezielte Strategien zu Rekrutierung erarbeiten und einsetzen.

Folgende Situationen anspruchsberechtigter Patienten lassen sich unterscheiden:

1. **Patienten mit Problemen und hohem Leidensdruck, die gezielt Hilfe suchen:**
   Einige Patienten haben Probleme mit ihren Arzneimitteln und haben einen gewissen Leidensdruck. Diese Patienten sind möglicherweise bereits von selbst auf die Idee gekommen, in der Apotheke nach einer Prüfung der Medikation oder des für sie wichtigen Problems zu fragen, denn einige Apotheken bieten seit mehreren Jahren eine derartige Dienstleistung kostenpflichtig oder im Rahmen von Aktionen für ihre Patienten an.

2. **Patienten mit Problemen, die sich der Möglichkeit der Medikationsüberprüfung in der Apotheke nicht bewusst sind:**
   Diese Patienten haben Probleme, aber würden nicht in der Apotheke nach einer Medikationsprüfung fragen, weil sie sich der Möglichkeit nicht bewusst sind. Diese Patienten kann man durch Marketing und eine kurze Ansprache in der Apotheke für eine erweiterte Medikationsberatung rekrutieren.
3. **Patienten, die sich ihrer Probleme oder der potenziellen Problematik der Polymedikation nicht bewusst sind:**
   Hierzu gehören Patienten, für die vom eigenen Standpunkt aus alles in Ordnung erscheint. Oft gibt es hier Probleme, die die Patienten selbst gar nicht wahrnehmen. Das können Probleme aller Art sein: Sowohl Anwendungsfehler oder Adhärenz-Probleme, aber auch Wechselwirkungen, die nicht als solche erkannt werden. Diese Patienten muss man vom Nutzen einer erweiterten Medikationsberatung tatsächlich überzeugen und es auf eine verständliche Art und Weise erläutern.

Dabei ist es wichtig, eine für den Patienten greifbare Botschaft zu vermitteln. Auch die Formulierung von Fragen, die den Patienten zum Nachdenken anregen und ihm aufzeigen, dass möglicherweise nicht alles so klar ist, wie er es bis jetzt empfunden hat, können bei der Vermittlung des Nutzens einer erweiterten Medikationsberatung hilfreich sein.

Formulierungsbeispiele für die Patientenansprache

- „Ich habe im Computer gesehen, dass Sie regelmäßig [Anzahl] Arzneimittel einnehmen. Bei dieser Anzahl von Arzneimitteln können wir Ihnen eine Überprüfung Ihrer Medikation auf Risiken und Unstimmigkeiten anbieten. Dies wird von Ihrer Krankenkasse bezahlt."
- „Ihnen wurden heute [Anzahl] Arzneimittel auf einmal verordnet. Wie viele Arzneimittel nehmen Sie regelmäßig ein? Wenn es mindestens 5 sind, können wir einen Check Ihrer Medikation durchführen, der dem Erkennen von Risiken dient und von Ihrer Krankenkasse bezahlt wird."
- „Ihnen wurden heute diese Arzneimittel verordnet. Wissen Sie, wie und wofür Sie diese einnehmen? Nehmen Sie noch weitere Arzneimittel ein? Wenn es mehr als 5 sind, kann ich Ihnen unsere Medikationsprüfung ans Herz legen."
- „Wussten Sie, dass Sie bei uns Ihre Medikation auf Risiken überprüfen lassen können, wenn Sie mehr als 5 Arzneimittel gleichzeitig und dauerhaft einnehmen? Ihre Krankenkasse übernimmt dafür die Kosten."
- „Ihre Krankenkasse bietet in Kooperation mit den Apotheken eine neue Leistung an, wenn Sie mehr als 5 Arzneimittel gleichzeitig und dauerhaft einnehmen. Hierbei überprüfen wir Ihre Medikation auf mögliche Risiken und erklären Ihnen zu allen Arzneimitteln die richtige Anwendung und die Gründe für die Einnahme."

Was wird geprüft und wie profitiert der Patient davon?

Prüfung auf Risiken zur Erhöhung der Arzneimitteltherapiesicherheit:

- „Bei dieser Anzahl von Arzneimitteln ist es wichtig, dass einmal überprüft wird, ob alle Arzneimittel zueinander passen. Insbesondere, wenn sie von verschiedenen Ärzten verordnet wurden oder Sie diese selbst gekauft haben. Außerdem ist es für eine optimale Wirkung und Verträglichkeit der Arzneimittel wichtig, dass die Arzneimittel richtig angewendet und aufbewahrt werden. Auch darüber informieren wir Sie ausführlich."
- „In der Medikationsprüfung schauen wir, ob sich Ihre Arzneimittel alle vertragen. Falls bei der Prüfung Risiken oder Unstimmigkeiten auffallen, sprechen wir gerne mit Ihrem Arzt und suchen mit ihm gemeinsam Lösungen, um Ihre Sicherheit zu erhöhen. Am Ende bekommen Sie einen aktuellen Medikationsplan mit allen besprochenen Hinweisen und Erklärungen."

Erklärung der richtigen Anwendung/Einnahme bzw. der Gründe für die Einnahme bzw. Anwendung zur Erhöhung des Therapieerfolgs und der Sicherheit im Umgang mit den Arzneimitteln:

- „Bei diesem Arzneimittel-Check können wir Sie auch nochmal über die Gründe der Einnahme aufklären sowie die richtige Einnahme mit Ihnen durchsprechen, um die Wirksamkeit und Verträglichkeit Ihrer Therapie zu verbessern."
- „Des Weiteren klären wir Sie über die Wirkung und Gründe der Einnahme auf, damit Sie auch verstehen, warum die einzelnen Arzneimittel notwendig sind und sich dadurch sicherer fühlen."
- „Außerdem klären wir Sie über die optimale Anwendung bzw. Einnahme sowie die Gründe der Anwendung auf. So verstehen Sie besser, warum Sie die Arzneimittel überhaupt nehmen.

> Durch eine optimierte Anwendung lässt sich häufig die Verträglichkeit und Wirkung der Arzneimittel verbessern."

Fragen, um den Patienten zum Nachdenken anzuregen

- Wissen Sie, wofür Sie all Ihre Arzneimittel einnehmen?
- Wissen Sie bei jedem Arzneimittel, wie und wann genau Sie es einnehmen müssen?
- Fühlen Sie sich manchmal unsicher im Umgang mit Ihren Arzneimitteln?
- Haben Sie Probleme mit der Anwendung Ihrer Arzneimittel?
- Haben Sie das Gefühl zu viele Arzneimittel einzunehmen, ohne dass Sie einen erkennbaren Nutzen davon haben?
- Fühlen Sie sich aktuell wohl?
- Haben Sie aktuell Beschwerden?
- Gibt es etwas, was Sie an Ihrer Medikation stört oder worüber Sie sich ärgern?
- Haben Sie Fragen zu Ihren Arzneimitteln?

Versicherte in Alten- und Pflegeheimen

Heimversorgende Apotheken können die pDL auch bei Versicherten durchführen, die im Alten- oder Pflegeheim untergebracht sind, wenn die Voraussetzungen der Anspruchsberechtigung erfüllt sind. Die Art des Wohnens bzw. der Grad der Betreuung haben keine Auswirkungen auf die Anspruchsberechtigung. Da heimversorgenden Apotheken die Daten der Versicherten bereits vorliegen, ist die Ermittlung der Anspruchsberechtigung und des Bedarfes hier entsprechend einfach.

Die Voraussetzung ist auch hier, dass die Vereinbarung zur Inanspruchnahme der pDL „Erweiterte Medikationsberatung bei Polymedikation" von den Versicherten oder einer berechtigten Person (z.B. Betreuer, Vormund, bevollmächtigte Person laut Vorsorgevollmacht) unterzeichnet wird und alle vorgeschriebenen Prozessschritte durchlaufen werden. Die pDL kann sowohl in der Apotheke oder im Alten- bzw. Pflegeheim, was hier das häusliche Umfeld des Versicherten darstellt, mit dem Versicherten oder der berechtigten Person durchgeführt werden.

Wichtig ist es, im Vorfeld die organisatorischen Rahmenbedingungen sowohl mit Pflegepersonal und behandelnden Ärzten und ggf. mit den Angehörigen abzustimmen. Unterzeichnung der Vereinbarung und Quittierung der pDL können ggf. sinnvoll gebündelt werden.

3.7.3 Marketing

Das wichtigste Mittel, um auf die pharmazeutischen Dienstleistungen, die für die jeweiligen Patienten in Frage kommen, aufmerksam zu machen, ist das persönliche Gespräch mit den Patienten. Dies kann durch Marketingmaßnahmen unterstützt werden. Die Durchführung der pDL kann auf folgenden Wegen kommuniziert werden:

- Homepage der Apotheke,
- Printmedien wie Flyer, Plakate, Banner, Aufsteller oder auch Aufkleber,
- Schaufensterdekoration,
- Pressemeldungen.

Durch gezieltes Marketing kann man vor allem die Patienten auf das Angebot der pharmazeutischen Dienstleistungen aufmerksam machen, die sich möglichen Problemen ihrer Medikation zwar bewusst sind, aber bisher noch nicht wussten, dass die Apotheke ihnen möglicherweise helfen kann.

Auch Angehörige von anspruchsberechtigten Patienten können durch das richtige Marketing auf die Dienstleistung aufmerksam gemacht werden. Wenn der Patient selbst nicht vor Ort ist, kann man den Angehörigen einen Flyer über Inhalt und Nutzen der pDL für den Patienten mitgeben.

Strategien für ein erfolgreiches Marketing zum Thema „Erweiterte Medikationsberatung bei Polymedikation"

- Beobachten Sie Pressemeldungen zu den Themen Polymedikation, Wechselwirkungen, Medikationsanalyse und pharmazeutische Dienstleistungen und greifen Sie diese in Ihrem im Marketing auf.
- Gestalten Sie Ihre Homepage im Corporate Design optisch ansprechend und übersichtlich ggf. mit professioneller Hilfe; stellen Sie zuständige Mitarbeiter vor (Qualifikation, Foto); sorgen Sie dafür, dass der Nutzer über Verlinkungen leicht und schnell an Informationen kommt.
- Gestalten Sie Printmaterialien im Corporate Design optisch ansprechend, übersichtlich mit Bildern und wenigen aber prägnanten und leicht verständlichen Informationen (ggf. mit professioneller Hilfe); geben Sie Printmedien möglichst nicht ohne ein persönliches Gespräch an den Kunden; weisen Sie bewusst auf Inhalte hin.
- Nutzen Sie Aktionstage für besondere Aktionen oder entsprechende Marketingmaßnahmen wie den 17.09, der im Jahr 2019 zum offiziellen Welttag der Patientensicherheit erklärt wurde oder den 10.06 als Jahrestag der pharmazeutischen Dienstleistungen.

- **CAVE** Wahren Sie stets Seriosität, strahlen Sie auch in Ihrem Marketingmaterial Kompetenz aus und diskreditieren Sie niemanden durch Ihre Marketingmaßnahmen.
  Beachten Sie die Regelungen des Heilmittelwerbegesetzes (HWG).

Im Juni 2023 wurde von der ABDA eine Patientenkampagne zum Thema pharmazeutische Dienstleistungen gestartet. Informationen dazu sind auf der Webseite www.apothekenkampagne.de zu finden.

Patientenflyer der ABDA

Die BAK stellt auf der Homepage der ABDA einen Patientenflyer zur allgemeinen Information zur pDL „Erweiterte Medikationsberatung bei Polymedikation" bereit. Dieser kann heruntergeladen und ausgedruckt oder als Orientierung zur Erstellung apothekeneigener Flyer genutzt werden:
Pfad (Stand Juni 2023): → Schnellzugriff → Pharmazeutische Dienstleistungen → Werbematerialien für Ärzt*innen und Patient*innen →Medikationsberatung: Flyer für Patient*innen zur Information.
Hier ist auch vermerkt, was der Patient zum Erstgespräch mitbringen sollte.

Heilmittelwerbegesetz

Wichtig ist, die Regelungen des Heilmittelwerbegesetzes zu beachten. Unzulässige Aussagen oder Methoden, z. B. Gewinnspiele, sind zu vermeiden. Im Zweifel sind die Maßnahmen mit der jeweiligen Apothekerkammer abzustimmen.

3.8 Betriebshaftpflicht

Es ist ratsam, die Durchführung von pharmazeutischen Dienstleistungen bei der betrieblichen Haftpflichtversicherung anzuzeigen. Bisher ist es dadurch noch nicht zu einer Beitragserhöhung gekommen (Stand 04/2023).

3

4 Zusammenarbeit mit Ärzten

Die interdisziplinäre Zusammenarbeit ist für die Patienten von sehr hohem Nutzen und auch für die Apotheke und den Arzt von hohem Wert.

In Kliniken, in denen Stationsapotheker eingesetzt werden, wird die enge Zusammenarbeit zwischen Arzt und Apotheker geschätzt. Einige Apotheker, die seit längerer Zeit Medikationsanalysen durchführen, werden von Ärzten gezielt nach ihrer Einschätzung zu komplizierten Fällen gefragt. Des Weiteren gibt es immer wieder gemeinsame Projekte von Ärzten und Apothekern, aus denen Publikationen resultieren.

Leider wird oftmals noch nicht so eng zusammengearbeitet, wie es wünschenswert und im Hinblick auf das Patientenwohl sinnvoll wäre. Die Reaktionen einiger Ärztevertreter auf die Einführung der pharmazeutischen Dienstleistungen haben eindrucksvoll gezeigt, dass hier noch Aufklärungsarbeit geleistet werden muss. Durch transparente Informationen in einem persönlichen Gespräch können gegebenenfalls bestehende Vorurteile ausgeräumt werden. Dabei sind die Inhalte, Umfang und Nutzen der pDL für die Patienten (▸ Kap. 2.4.1) und die Arztpraxis (▸ Kap. 2.4.2) sowie die klare Aufgabentrennung zu erläutern.

▪ **MERKE** Die Ärzte sind vor der praktischen Durchführung der pDL in der Apotheke zu informieren. Das kann über lokale Ärztenetzwerke geschehen oder man kann die Arztpraxen in der Umgebung direkt informieren.

4.1 Information der Ärzte

Die pharmazeutischen Dienstleistungen stellen für die Apotheke den idealen Ausgangspunkt dar, um den Kontakt zu den Ärzten in der nahen Umgebung zu intensivieren. Das persönliche Gespräch ist der schriftlichen Information immer vorzuziehen. Die Initiative muss von der Apotheke ausgehen.

Auf folgende Fragen und Unsicherheiten sollte es bei der Aufklärung klare Antworten geben:

- Was bedeuten pharmazeutische Dienstleistungen eigentlich?
- Für welche Leistung bekommt die Apotheke das Geld?
- Wie viel Geld bekommt die Apotheke?
- Ist das die gleiche Arbeit, die auch in der Arztpraxis gemacht wird?
- Kontrollieren Apotheker jetzt die ärztliche Arbeit?
- Verschwimmen die Grenzen zwischen Arzt und Apotheker und greifen Apotheker in die ärztliche Therapiehoheit ein?
- Werden Patienten unnötig verunsichert?
- Welche Potenziale bieten die pDL für Ärzte und Patienten?

Für das Arztgespräch ist, wenn möglich, im Voraus ein Termin zu vereinbaren, um die nötige Zeit und Ruhe für das Gespräch zu haben. Je nach Verhältnis zu dem Arzt und Bedarf weiterer Gesprächsthemen, sind mindestens 30 Minuten einzuplanen.

Es ist empfehlenswert die medizinischen Fachangestellten mit einzubeziehen. Planen Sie hierfür bei Ihrem Besuch in der Arztpraxis auch Zeit ein, stellen Sie sich auch hier vor und halten Sie auch Informationsmaterial für die MFA bereit. Ein gutes Verhältnis zu den MFA erleichtert auch den Kontakt mit dem Arzt und die gesamte Kommunikation mit der Arztpraxis.

4.1.1 Vorbereitung auf den Arztbesuch

Wer führt den Arztbesuch durch?

Zunächst ist zu klären, wer den Arztbesuch durchführt. Es bietet sich an, dass der Apothekeninhaber den Arztbesuch zusammen mit dem bzw. denjenigen Apotheker(n) durchführt, die hauptsächlich im Rahmen der erweiterten Medikationsberatung tätig sind. Es ist empfehlenswert die Anzahl der Personen seitens der Apotheke auf 2–3 zu begrenzen.

Informationen für die Arztpraxis
Man muss davon ausgehen, dass der Arzt sich bis jetzt wenig mit der erweiterten Medikationsberatung bei Polymedikation auseinandergesetzt hat.

Im Voraus sollte ein Konzept für das Arztgespräch erstellt, und festgelegt werden, welche Informationen man vermitteln und welche Themen man diskutieren möchte. Die Agenda kann man schriftlich festhalten und den Zettel im Gespräch auch für Notizen nutzen. Des Weiteren ist es empfehlenswert Informationsmaterial (Flyer zu pharmazeutischen Dienstleistungen, Flyer der Apotheke, Visitenkarte mit QR-Code etc.) mitzunehmen. Die ABDA hat einen Flyer für Ärzte erstellt, der auf der Homepage kostenfrei heruntergeladen werden und zur Information der Ärzte genutzt werden kann. Diesen könnte man in zweifacher Ausführung mitnehmen: Für den/die Ärzte der Praxis sowie die medizinischen Fachangestellten.

Informationsmaterial für den Besuch in der Arztpraxis

- Informationsflyer zu den pharmazeutischen Dienstleistungen (mindestens in zweifacher Ausführung → Arzt, MFA),
- Flyer, Visitenkarte oder weiteres Informationsmaterial der Apotheke,
- Namen und Berufsbezeichnung der an den jeweiligen pharmazeutischen Dienstleistungen beteiligten Mitarbeiter.

Die BAK stellt auf der Homepage der ABDA kostenlose Arbeitshilfen zum Download bereit: Allgemeine Information zu pharmazeutischen Dienstleistungen, Pfade (Stand Juni 2023): → Schnellzugriff → Pharmazeutische Dienstleistungen → Werbemateralien für Ärzt*innen und Patient*innen →

- Informationsflyer für Ärzt*innen über die pharmazeutischen Dienstleistungen,
- Medikationsberatung: Flyer für Ärtz*innen zur Information.

Schulungmaterialien: → Schnellzugriff → Pharmazeutische Dienstleistungen → Schulungmaterialien → Foliensatz zur Information von Ärzt*innen über die pharmazeutischen Dienstleistungen.

Kennen sich Gesprächsteilnehmer bisher noch nicht persönlich, bietet sich am Anfang des Gesprächs eine Vorstellung der Gesprächsteilnehmer seitens der Apotheke an.

Danach könnte man mit der Vorstellung der pharmazeutischen Dienstleistungen beginnen. Dabei können zunächst nach kurzem Hinweis auf das Startdatum der pharmazeutischen Dienstleistungen der Nutzen und die Ziele der erweiterten Medikationsberatung dargelegt werden.

Einen Arzt, der den pharmazeutischen Dienstleistungen sehr kritisch gegenübersteht, kann man darauf hinweisen, dass nicht in sein Hoheitsgebiet eingedrungen wird. Der Fokus der Apotheke liegt darauf, Einnahmezeitpunkte und Therapietreue zu hinterfragen sowie Wechselwirkungen zu prüfen, da in der Apotheke Informationen verschiedener Verordner und der Selbstmedikation zusammenlaufen. Hier kann darauf hingewiesen werden, dass die Apotheke als Kooperationspartner zu verstehen ist, der ihn unterstützen und keinesfalls in Konkurrenz zu ihm treten möchte:

- In der Apotheke wird eine Medication Reconciliation durchgeführt. Durch diesen systematischen Abgleich mithilfe des Brown-Bag-Review werden alle vom Patienten angewendeten Arzneimittel ermittelt. So erhält der Arzt eine komplette und aktuelle Übersicht über alle vom Patienten angewendeten Arzneimittel – von unterschiedlichen Verordnern und aus der Selbstmedikation.
- In der Medikationsanalyse greift der Apotheker auf verschiedene Datenbanken zurück und führt ausführliche Recherchen zu möglichen Nebenwirkungen oder Wechselwirkungen durch. Von dieser Arbeit kann der Arzt profitieren, indem er die Erkenntnisse für die Therapieoptimierung des Patienten nutzt. Der Apotheker kann somit als ein fachlicher Partner aus einem anderen Kompetenzbereich gesehen werden. Dies könnte der Arzt als eine Art „pharmazeutisches Konsil“ betrachten.

Außerdem kann man die Honorierung thematisieren und hier im Bedarfsfall Aufklärungsarbeit leisten:

- Zeitaufwand: Für die „Erweiterte Medikationsberatung bei Polymedikation“ mit einem durchschnittlichen Aufwand von ca. 80 Minuten inklusive Erst- und Zweitgespräch, Analyse mit Erstellung von Risikoprotokollen, Arztrücksprachen und Erstellung eines aktuellen Medikationsplans bekommt die Apotheke 90 € netto zzgl. MwSt.
- Begrenzung: Diese Dienstleistung kann für jeden anspruchsberechtigten Patienten nur einmal jährlich durchgeführt werden. Die Vergütung ist insgesamt gedeckelt, denn für alle Dienstleistungen insgesamt stehen aus dem Nacht- und Notdienstfonds 1000 € pro Apotheke und Quartal zur Verfügung.
- Fortbildung und Materialkosten: Des Weiteren ist auf die gesonderte Qualifikation der Mitarbeiter hinzuweisen, die als Voraussetzung für die Durchführung der erweiterten Medikationsberatung gilt. Außerdem kommen weitere Kosten durch spezifische Software-Tools hinzu, die für die Medikationsanalyse unerlässlich sind.

Danach könnten die Vorgänge der erweiterten Medikationsberatung erklärt werden, welche Patienten anspruchsberechtigt sind, woraus die pharmazeutische Dienstleistung besteht und wie sie in der Apotheke abläuft. Es sollte eine klare Aufgabenteilung zwischen Arzt und Apotheke angesprochen werden.

Am Ende bietet es sich an auf Kommunikationswege zwischen Arzt und Apotheke einzugehen. Sie können auch fragen, wie sich der Arzt die Kommunikation wünschen würde.

Eine Aufstellung der Vorteile und des Nutzens der erweiterten Medikationsberatung bei Polymedikation für den Arzt befindet sich in ▸Kap. 2.3 und in ▸Kap. 2.4.2.

4.2 Förderung der Kooperation zwischen Arzt und Apotheke

Neben der detaillierten und persönlichen Information der Arztpraxen über die pharmazeutischen Dienstleistungen und andere die Apotheke und Arztpraxis betreffenden Themen, sind regelmäßige **persönliche Gespräche** mit den umliegenden Ärzten empfehlenswert. Ein gutes Verhältnis zu den Ärzten erleichtert die Arbeit der Apotheke und erhöht den Benefit der Patienten.

Je nachdem, wie das Verhältnis zu den umliegenden Ärzten und auch Apotheken ist, sind verschiedene Projekte in **Kooperation** denkbar. Einige Kollegen initiieren immer wieder (Forschungs-)Projekte mit Ärzten, die teilweise auf Kongressen vorgestellt oder in Fachzeitschriften publiziert werden.

Bei einem guten Verhältnis zu den umliegenden Apotheken und Arztpraxen könnte man überlegen, einen **Qualitätszirkel** ins Leben zu rufen. Das könnten regelmäßige Treffen mit umliegenden Ärzten und Apothekern zu bestimmten Themen sein, bei denen im Sinne des Patientenwohls die Zusammenarbeit intensiviert wird. Die Frequenz der Treffen ist nicht zu hoch, sondern zu Anfang lieber niedrig anzusetzen.

Wie bereits erwähnt, ist die **Einbeziehung der MFA** ein wichtiger Aspekt der konstruktiven Zusammenarbeit zwischen Arzt und Apotheke. Signalisieren Sie der MFA, dass Sie Wert darauflegen, sie ebenso zu informieren wie den Arzt und ihren Beruf ernst nehmen. Informationsmaterial ist immer auch den MFA zukommen zu lassen, nach Möglichkeit inklusive eines persönlichen Gespräches. Beispielsweise könnte, nach Abstimmung mit den entsprechenden Ärzten, ein gemeinsamer Austausch mit den MFA der umliegenden Praxen in den Räumlichkeiten der Apotheke initiiert werden. Dabei können Apothekenabläufe und Prozesse vorgestellt und die Stellen aufgezeigt werden, in denen die Arztpraxis mit einbezogen werden muss. Es können Vorschläge diskutiert werden, um die Zusammenarbeit zu verbessern und zu intensivieren. Um das Ganze abzurunden und die Attraktivität eines solchen Events zu steigern, könnte beispielsweise etwas zu essen und trinken bereitgestellt werden. Dabei könnten sich die Mitarbeiter auch im Anschluss bei zwanglosen Gesprächen untereinander kennenlernen.

Tab. 4.1 Beispielhafte Agenda für das Arztgespräch

Diskussionspunkte	Notizen
Übergabe Informationsmaterial: ■ Informationsflyer für Ärzte über die pharmazeutischen Dienstleistungen, ■ Flyer, Visitenkarte oder weiteres Informationsmaterial der Apotheke, ■ Namen und Berufsbezeichnung der an den jeweiligen pharmazeutischen Dienstleistungen beteiligten Mitarbeitern	
Welche pharmazeutischen Dienstleistungen gibt es? Kurz Inhalte skizzieren	
Ziele und Nutzen der pharmazeutischen Dienstleistung „Erweiterte Medikationsanalyse bei Polymedikation", besonders hervorzuheben ist der Nutzen für den Arzt	
Honorierung	
Sonderqualifikation der Mitarbeiter für diese pDL	
Anschaffung und Nutzung spezifischer Softwares für die Medikationsanalyse	
Anspruchsberechtigte Personen	
Prozess der erweiterten Medikationsberatung bei Polymedikation, Vorgehen in der Praxis	
ABP, auf die geprüft wird (klare Abgrenzung zur ärztlichen Tätigkeit)	
Abstimmung bevorzugter Kommunikationswege	

5 Abrechnung

5.1 Organisatorisches zur Abrechnung

Die Abrechnung der pharmazeutischen Dienstleistungen erfolgt über die Apothekenrechenzentren mit den Rücklagen des Nacht- und Notdienstfonds (NNF). Die Auszahlung erfolgt zeitgleich mit der Notdienstpauschale zum Ende des Folgequartals.

Beispiel: Die pharmazeutische Dienstleistung wurde im Mai erbracht. Bei fristgerechter Abgabe des Belegs an das Apothekenrechenzentrum wird der Betrag Ende September ausgezahlt.

Die Sonderbelege zur Abrechnung der pharmazeutischen Dienstleistungen (SB-pDL) wurden bereits an die Apotheken verschickt und können beim NNF auch neu angefordert werden.

■ CAVE Die bedruckten Belege werden aber nicht direkt an den NNF geschickt, sondern immer an das zuständige Apothekenrechenzentrum, da die Weitergabe der Sozialdaten nicht direkt an den NNF erfolgen darf. Das Entgelt erhält die Apotheke aber vom NNF.

Die Grundvoraussetzung für die Abrechnung ist die Zugehörigkeit zum Rahmenvertrag. über die Arzneimittelversorgung nach § 129 Absatz 2 SGB V. Daher können freiberuflich tätige Apotheker diese Dienstleistung nicht abrechnen.

5.2 Höhe der Vergütung

Das Honorar für die pharmazeutische Dienstleistung „Erweiterte Medikationsberatung bei Polymedikation" sowie für die „Erweiterte Medikationsberatung bei Polymedikation bei erheblichen Umstellungen" beträgt 90,00 € netto.

Die Ausschüttung ist allerdings begrenzt:

Solange der zur Verfügung stehende Ausschüttungsbetrag für alle Apotheken, die pDL eingereicht haben, größer oder gleich der Bruttosumme der erbrachten pDL ist, wird der vereinbarte Betrag zzgl. Umsatzsteuer ausgeschüttet. Nicht abgerufene Beträge werden auf das Folgequartal übertragen.

Sollte der zur Verfügung stehende Ausschüttungsbetrag kleiner der Bruttosumme der erbrachten pDL sein, wird der Betrag auf 1000 € pro Apotheke und Quartal gedeckelt. Zusätzlich greift ein Anpassungsmechanismus, der die einzelnen pDL unterschiedlich priorisiert. Dabei wird zwischen „einfachen" und „komplexen" Dienstleistungen unterschieden. Die Auszahlung findet dann über mehrere Berechnungsschritte gestaffelt nach Prioritäten statt. Die Erstattungen der pDL der unteren Stufen werden proportional gekürzt. Pharmazeutische Dienstleistungen sind nach aktuellem Stand (07/2023) mehrwertsteuerpflichtig.

Abrechnung der pDL

Honorar

90,00 € netto.

CAVE: Auf dem SB-pDL ist die Taxe immer mit 0 anzugeben. Zuzahlung und Gesamtbrutto sind ebenfalls immer 0.

Sonder-PZN und Honorar

SPZN 18816808: Erweiterte Medikationsberatung bei Polymedikation.

SPZN 17716814: Erweiterte Medikationsberatung bei Polymedikation bei erheblichen Umstellungen.

Fristen

Die Abrechnung erfolgt für alle bis zum Quartalsende eingereichten pharmazeutischen Dienstleistungen analog der Notdienstpauschale am Ende des Folgequartals.

Deckelung und Priorisierung

Für jede Apotheke steht ein Betrag von 1000 € pro Quartal zur Vergütung der pDL (Brutto-Auszahlung) zur Verfügung, der auch garantiert wird. Wird dieser Betrag überschritten, werden aus den zur Verfügung stehenden Restmitteln die „einfachen" pDL anteilig gekürzt und die komplexen Dienstleistungen möglichst komplett ausgezahlt:

- „einfache" pDL mit niedriger Priorisierung:
  - Priorität 1: „Standardisierte Risikoerfassung hoher Blutdruck",
  - Priorität 2: „Erweiterte Einweisung in die korrekte Arzneimittelanwendung mit Üben der Inhalationstechnik",
- komplexe pDL mit hoher Priorisierung:
  - Priorität 3: „Erweiterte Medikationsberatung bei Polymedikation", „Pharmazeutische Betreuung von Organtransplantierten", „Pharmazeutische Betreuung bei oraler Antitumortherapie".

MERKE Pro Jahr stehen 150 Millionen € für die pharmazeutischen Dienstleistungen zur Verfügung. Davon wurden bisher pro Quartal nur maximal 1,96 Millionen € abgerufen. Diese verteilten sich im ersten Quartal 2022 auf rund 4600 Apotheken. Honorarkürzungen sind somit aktuell (Juni 2023) nicht zu befürchten.

5.3 Sonderbeleg für pharmazeutische Dienstleistungen

Bei der Dienstleistung „Erweiterte Medikationsberatung bei Polymedikation" ist zu beachten, dass es zwei PZN gibt, die für verschiedene Dienstleistungen in diesem Bereich genutzt werden (▸ Kap. 5.2).

Bei der Bedruckung des Abrechnungsbelegs sind folgende Regelungen zu berücksichtigen:

- Bedruckung in schwarzer Farbe (in der Regel mithilfe des jeweiligen Warenwirtschaftssystems möglich),
- erforderliche Daten,
  - Patientenname, Adresse, Geburtsdatum, Versichertennummer,
  - Name Kostenträger, Kostenträgerkennung,
  - IK des NNF,
  - Apotheken-IK,
  - Leistungsdatum an 2 Stellen,
  - Unterschrift der Apotheke.

Pro Versicherten und pro Tag ist ein Abrechnungsbeleg zu verwenden. Das bedeutet, auf einem Beleg können bis zu drei pDL abgerechnet werden.

- Kombiniert werden kann dabei jeweils eine komplexe pDL („Erweiterte Medikationsberatung bei Polymedikation", „Pharmazeutische Betreuung von Organtransplantierten", „Pharmazeutische Betreuung bei oraler Antitumortherapie") mit einer oder beiden pDL der unteren Prioritätsstufen („Standardisierte Risikoerfassung hoher Blutdruck", „Erweiterte Einweisung in die korrekte Arzneimittelanwendung mit Üben der Inhalationstechnik").
- Nicht kombiniert werden können die komplexen Dienstleistungen am gleichen Tag und somit auf einem Abrechnungsbeleg, da diesen ein strukturiertes Patientengespräch zugrunde liegen muss. Bei Anspruchsberechtigung und Sinnhaftigkeit können diese aber in angemessener zeitlicher Nähe zueinander durchgeführt werden.

Hilfen und weiterführende Informationen

Auf der Homepage der ABDA kann ein aktueller Merkzettel zur Abrechnung pharmazeutischer Dienstleistungen abgerufen werden.

Kontaktdaten des NNF (Stand 11/2022)

Internetseite des DAV-NNF: www.dav-notdienstfonds.de/pharmazeutische-dienstleistungen.

Telefonischer Kontakt des NNF: montags bis freitags von 08:00 bis 15:00 Uhr unter der Tel. 030 3404490 18.

Außerdem ist die zwischen dem GKV-Spitzenverband und den Apothekenrechenzentren vereinbarte technische Anlage zur Abrechnung auf der Seite des GKV-Spitzenverbands abzurufen. Der Link befindet sich ebenfalls im Dokument der ABDA: www.gkv-datenaustausch.de/media/dokumente/leistungserbringer_1/apotheken/technische_anlagen_aktuell/TA1_Anhang_3_PhDL_20211122.pdf

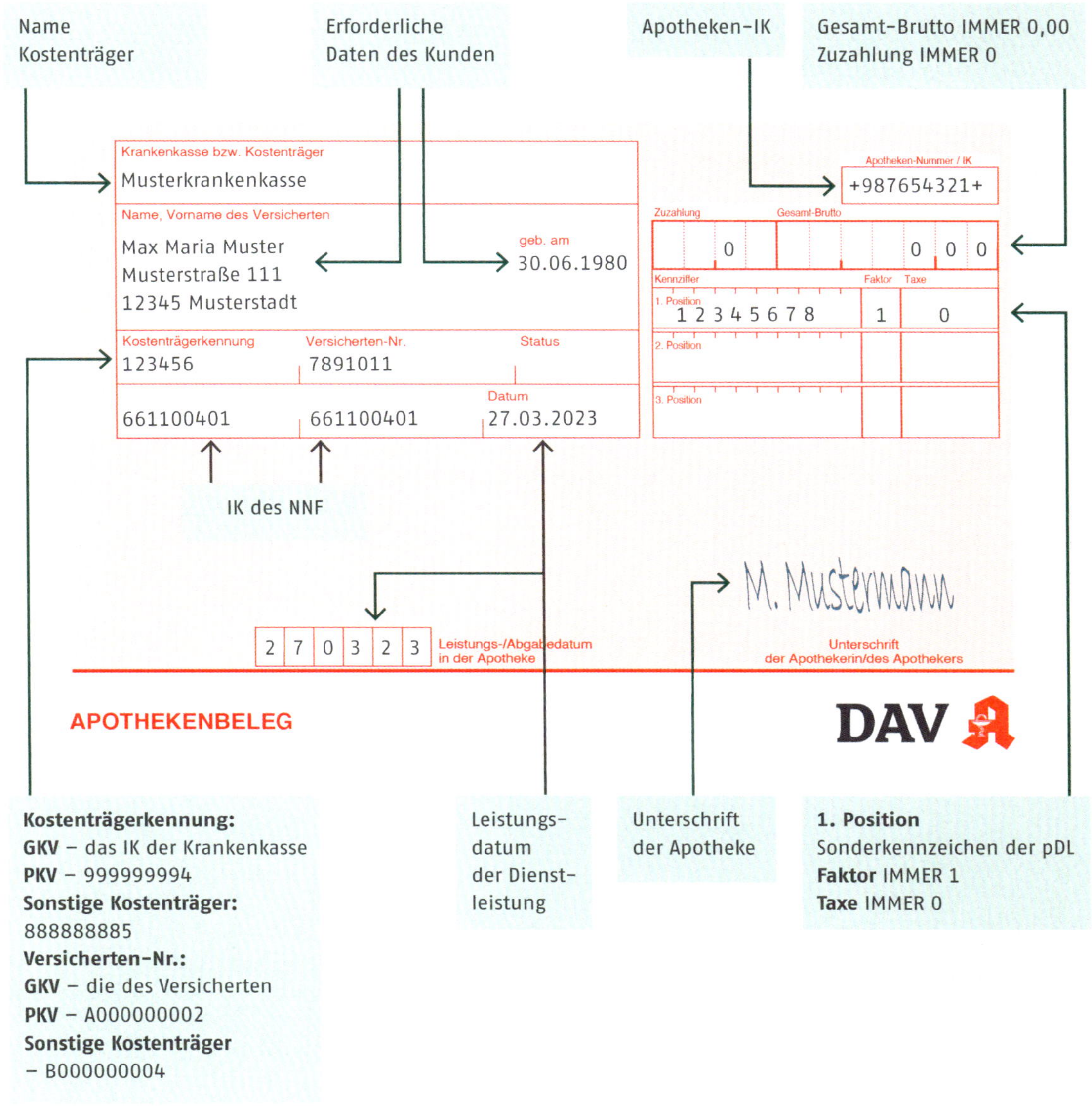

Abb. 5.1 Sonderbeleg pharmazeutische Dienstleistungen

Teil C
Praktische Durchführung der erweiterten Medikationsberatung

6 Vorgehen und Prozess

Der Prozess der erweiterten Medikationsberatung bei Polymedikation besteht nach Definition der BAK aus sieben Schritten:

In den folgenden Kapiteln werden die Prozessteile 2–6 besprochen, da Teil 1 (▸Kap. 3.7) und Teil 7 (▸Kap. 5) bereits in den vorherigen Kapiteln ausführlich dargestellt wurden.

Eine beispielhafte Prozessbeschreibung für das QMS mit Hinweisen zu den einzelnen Schritten befindet sich außerdem in ▸Kap. 3.2.1.

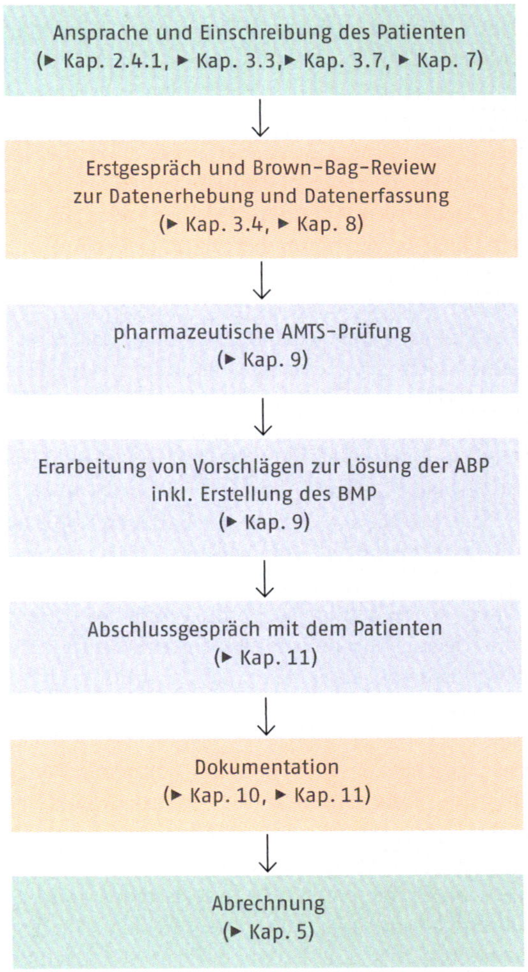

Abb. 6.1 7-stufiger Prozess der erweiterten Medikationsberatung bei Polymedikation. Zuständigkeiten: grau: alle Mitarbeiter der Apotheke; rot: Apotheker mit Unterstützung durch unterwiesenes nichtapprobiertes Personal; blau: approbierter Apotheker mit Zusatzqualifikation nach BAK-Curriculum

7 Einschreibung der Patienten

Einige Aspekte wurden bereits in ▸Kap. 3.3.1 erläutert.

Nach der Rekrutierung der anspruchsberechtigten Patienten erfolgt die Einschreibung zur pDL „Erweiterte Medikationsberatung bei Polymedikation". Dies bedeutet, dass die „Kurzfassung der Vereinbarung zwischen Apotheke und Versichertem/er über die Inanspruchnahme der Dienstleistung" sowohl vom Patienten als auch vom Apothekeninhaber (oder einer zur Unterschrift in Vertretung berechtigten Person) unterzeichnet werden. Durch diesen zwischen Patienten und Apotheke geschlossenen Vertrag ist auch die Datenschutzerklärung abgedeckt. Die Apotheke darf dann die Patientendaten speichern und in einem für die erweiterte Medikationsberatung genutzten Software-Tool speichern sowie anonymisiert an externe Arzneimittelinformationsstellen weitergeben. Das Originaldokument verbleibt in der Apotheke und muss für 4 Jahre aufbewahrt werden. Der Patient erhält eine Kopie oder zweite Ausführung des Dokumentes.

Bei der Einschreibung sind mindestens die Patientendaten zur eindeutigen Identifizierung des Patienten zu hinterlegen (Vorname, Name, Geburtsdatum). Diese Daten müssen bei einer Weitergabe von Informationen an Arzneimittelinformationsstellen anonymisiert werden.

Bei Speicherung des Patienten können schon die wichtigsten Informationen wie Grunderkrankungen, aktuelle Beschwerden und die Medikation abgefragt werden, damit sich der zuständige Mitarbeiter auf das kommende Erstgespräch bereits vorbereiten kann. Des Weiteren ist es ratsam, dem Patienten eine schriftliche Information über die Dokumente und Arzneimittel mitzugeben, die zum Erstgespräch mitzubringen sind. Außerdem wird über den Inhalt der erweiterten Medikationsberatung informiert. Optional kann ein Merkzettel mitgegeben werden, auf dem der Termin für das kommende Erstgespräch notiert ist. Dazu bietet sich z. B. der Patientenflyer der ABDA an, der auf deren Homepage zur Verfügung gestellt wird.

Wenn es möglich ist, kann auch schon ein Ansprechpartner genannt werden, an den der Patient sich bei möglichen Rückfragen wenden kann. Gleichzeitig sollten für eventuelle Rückfragen oder Terminverschiebungen unbedingt auch die Kontaktdaten inklusive Telefonnummer des Patienten notiert werden.

▪ **MERKE** Es ist empfehlenswert, dem Patienten eine schriftliche Information, z. B. in Form eines Merkblattes oder eines Flyers über den vereinbarten Termin zum Erstgespräch sowie über die Materialien zu geben, die er zum Erstgespräch mitbringen soll:

- Brown Bag: Was gehört hier hinein? (ausführliche Liste: ▸Kap. 8.2.1)
  - Alle verordneten und selbst erworbenen Arzneimittel inklusive pflanzlicher Arzneimittel, äußerlich angewendeter Arzneimittel, Nahrungsergänzungsmittel, Vitamine und Mineralstoffe.
  - Achtung: Folgende Präparate sollten zu Hause bleiben und stattdessen nur der Beipackzettel mitgebracht oder der Name notiert werden: kühl zu lagernde Arzneimittel und Betäubungsmittel.
- Medikationsplan (falls vorhanden) oder sonstige Informationen zu Dosierung und Anwendung der Arzneimittel,
- ggf. selbst gemessene Parameter, z. B. Werte von Blutdruck und Puls oder Blutzucker der letzten Monate,
- Laborwerte/-briefe,
- Arzt- und Entlassbriefe aus dem Krankenhaus.

8 Datenerhebung und Datenerfassung

■ **MERKE** Schon der erste Kontakt zum Patienten kann wichtige Informationen über Beschwerden und Grunderkrankungen des Patienten und seine Arzneimitteltherapie offenbaren, die bei der Vorbereitung des Erstgesprächs hilfreich sind. (CAVE: Datenspeicherung erst nach Unterzeichnung der Vereinbarung)

Die Datenerhebung und Datenerfassung beginnt prinzipiell schon bei der ersten Patientenansprache. Schon hier erfährt der Mitarbeiter der Apotheke, wie hoch die Bereitschaft für die Teilnahme an der pDL ist. Hierbei offenbart sich oft schon, ob der Patient beispielsweise akute Probleme mit einem hohen Leidensdruck hat und wie es um sein Wohlbefinden steht. Im Gespräch erfährt man vielleicht schon etwas zu möglichen Brennpunkten in der Medikation, die den Patienten beschäftigen.

Vielleicht ist es hier bereits möglich, erste schriftliche Informationen zur Art und Anzahl der Arzneimittel oder Grunderkrankungen einzuholen, z. B. durch einen vom Patienten mitgeführten Medikationsplan (Datenspeicherung erst nach Unterzeichnung der Vereinbarung) oder aus der Kundenkartei der Apotheke. Somit stellt die erste Kontaktaufnahme oftmals schon einen wesentlichen Punkt in der Datenerhebung dar. Die hier gesammelten Informationen können genutzt werden, um das Erstgespräch mit dem Patienten vorzubereiten. Möglicherweise fallen hier bereits Fragen oder Unstimmigkeiten auf, die im Erstgespräch geklärt werden müssen. Äußert ein Patient Beschwerden, kann man sich damit schon auseinandersetzen und überlegen, welche Informationen noch fehlen, um mögliche Ursachen der Beschwerden eingrenzen zu können.

8.1 Identifizierung von aktuellen Problemen und Bedürfnissen des Patienten im Erstgespräch

Um die aktuellen Probleme und Bedürfnisse des Patienten zu identifizieren, bietet es sich an, auf bestimmte standardisierte Fragestellungen zurückzugreifen. Das Gespräch kann anhand eines zuvor erstellten Gesprächsleitfadens geführt werden (siehe Checkliste 6, Kasten mit Formulierungen für Fragen zur Klärung von Einnahme-/Anwendungsproblemen Formulierungsbeispiele sowie ◘ Tab. 8.1). Einige Software-Programme bieten geführte Prozesse mit integrierten Fragestellungen an und können eine wichtige Assistenz bei der Datenerfassung darstellen.
Bei der Frage nach dem Wohlbefinden des Patienten bzw. wie es ihm geht, kann es hilfreich sein, den Patienten einen Zahlenwert auf einer Skala von 1–10 angeben zu lassen, um zu einer genaueren Einschätzung zu kommen. Diese Skala sollte nach Möglichkeit visualisiert werden. Es ist auch denkbar, Fragebögen zu entwickeln, die entweder im Erstgespräch aktiv eingesetzt oder dem Patienten zum Ausfüllen vor dem Erstgespräch ausgehändigt werden, um diese dann als Gesprächsgrundlage zu nutzen.

8.1.1 Medikationsplan als Gesprächsgrundlage

Wenn ein Medikationsplan vom Arzt vorliegt, ist im Erstgespräch auf jeden Fall zu klären, ob alle Angaben, die im Medikationsplan vermerkt sind, sowohl korrekt als auch aktuell sind. Dies kann im Abgleich mit der Brown Bag und zusätzlich im Gespräch mit dem Patienten erfolgen. Dabei ist es empfehlenswert, die Angaben jeder Arzneimittelzeile (Dosierungsschema, Einnahme-/Anwendungshinweis, Grund) bewusst und aktiv zusammen mit dem Patienten durchzugehen und sich diese bestätigen zu lassen. Neben Differenzen bei Dosierung, Einnahme-/Anwendungshinweisen oder

Checkliste 6
Datenerhebung/Datenerfassung

- ☐ Basisdaten: Geschlecht, Alter, Gewicht, Größe des Patienten (Berechnung des BMI)
- ☐ Wer sind die behandelnden Ärzte? Wird eine Entbindung der Schweigepflicht gegenüber den Ärzten erteilt?
- ☐ Erwartungen des Patienten an die Medikationsberatung
- ☐ Aktuelles Wohlbefinden und Allgemeinzustand des Patienten: Wie geht es dem Patienten?
- ☐ Bestehen akute Beschwerden? Wenn ja:
  - ☐ Seit wann bestehen die Beschwerden?
  - ☐ Wie äußern sich die Beschwerden genau (Art, Häufigkeit, Dauer)?
  - ☐ Wurden die Beschwerden bereits mit dem Arzt besprochen?
  - ☐ Besteht ein Verdacht hinsichtlich der Ursachen (Arzt/Patient)?
  - ☐ Wurden Maßnahmen ergriffen (Arzt/Patient)?
- ☐ Basisdaten Arzneimittel:
  - ☐ Welche Arzneimittel wendet der Patient aktuell an? Rx, OTC, NEM, MP, Vitamine, Mineralstoffe, Homöopathika bzw. Dauer-, Bedarfs-, Akut- und Selbstmedikation? Besondere Arzneiformen, z. B. topische Arzneimittel, parenterale Arzneimittel, Inhalativa etc.?
  - ☐ Seit wann werden die Arzneimittel angewendet?
  - ☐ Wer ist der Verordner?
- ☐ Sind die Indikationen für die Arzneimittel bekannt: Weiß der Patient, wofür er die Arzneimittel anwenden bzw. einnehmen muss?
- ☐ Dosierung und Anwendung/Einnahme: Liegen für alle Arzneimittel Dosierungen und Anwendungs-/Einnahmehinweise vor? Wenn ja, wie lauten diese? Wie werden die Arzneimittel angewendet/eingenommen?
- ☐ Probleme/Unsicherheiten in der Anwendung: Kommt der Patient mit der Anwendung der Arzneimittel gut zurecht oder gibt es Probleme bzw. fühlt er sich unsicher?
- ☐ Therapietreue: Wendet der Patient die Arzneimittel regelmäßig an oder werden Einnahmen/Anwendungen auch manchmal vergessen?
- ☐ Lagerung bzw. Aufbewahrung: Wie werden die Arzneimittel gelagert/aufbewahrt?
- ☐ Risikofaktoren: Liegen bestimmte Risikofaktoren beim Patienten vor, die die Therapie beeinflussen?
  - ☐ Nierenfunktionseinschränkung,
  - ☐ höheres Lebensalter,
  - ☐ Leberfunktionseinschränkung,
  - ☐ Allergien,
  - ☐ Schwangerschaft,
  - ☐ genetische Polymorphismen.
- ☐ Führt der Patient zu Hause relevante Messungen bzw. Kontrollen von Gesundheitsparametern durch (situationsbedingt)?
  - ☐ Vitalparameter wie Blutdruck oder Puls.
  - ☐ Blutzucker.
  - ☐ Wurden in letzter Zeit ärztliche Kontrollen durchgeführt?
  - ☐ Laborwerte: Vor dem Hintergrund des Patienten ist zu überlegen, welche Laborwerte für die Analyse wichtig sein könnten.
- ☐ Existieren schriftliche Dokumente?
  - ☐ Laborwerte,
  - ☐ Arztbriefe,
  - ☐ Entlassbriefe.
- ☐ Lebensstil:
  - ☐ Rauchgewohnheiten,
  - ☐ Alkoholkonsum,
  - ☐ Bewegung,
  - ☐ Trinkgewohnheiten (Wasser, Kaffee, Tee etc.).

Indikationen ist dabei unbedingt zu hinterfragen, ob die Angaben vollständig sind, oder ob noch Arzneimittel fehlen bzw. ob evtl. Arzneimittel enthalten sind, die gar nicht mehr angewendet werden.

Einige Software-Tools bieten die Möglichkeit, den Medikationsplan einzulesen und zusätzliche oder abweichende Angaben des Patienten zu hinterlegen und so zu dokumentieren. Arbeitet man lieber nicht digital, kann der Medikationsplan vor dem Gespräch kopiert und die Angaben des Patienten auf der Kopie vermerkt werden.

8.1.2 Ein heikles Thema: mangelnde Therapietreue und Arzneimittelmissbrauch

Gerade wenn es darum geht, die Therapietreue zu überprüfen, ist seitens der Apotheke Geschick gefragt. Normalerweise geben die Patienten nicht direkt bei der ersten Nachfrage zu Anwendungen bzw. Einnahmen an, ob die Arzneimittel auch tatsächlich regelmäßig eingenommen oder zwischenzeitlich vergessen werden, da sie sich darüber keine Gedanken machen und ihnen dies zunächst nicht wichtig erscheint. Außerdem gibt es Patienten, die sich zwar Gedanken machen, diese Information aber trotzdem nicht preisgeben, da es ihnen unangenehm ist. Hier ist es ratsam, im Zuge der Nachfrage direkt Verständnis für das Vergessen des Arzneimittels zu zeigen:

- „Bei so vielen Arzneimitteln kann man ja schnell mal eine Tablette vergessen. Passiert Ihnen das auch manchmal?"
- „Jeder von uns vergisst ja mal etwas!"

Neben dem unbeabsichtigten Vergessen von Arzneimitteln kann es auch dazu kommen, dass Arzneimittel bewusst nicht oder bewusst in höherer Dosierung eingenommen werden.

Es gibt Patienten, die ihre Arzneimittel für überflüssig halten und sie deshalb nicht bzw. nicht regelmäßig anwenden bzw. einnehmen. Um dies herauszufinden, eignen sich Fragen wie:

- „Haben Sie das Gefühl zu viele Arzneimittel einzunehmen, ohne dass Sie einen erkennbaren Nutzen davon haben?"
- „Halten Sie die Arzneimittel alle für wichtig, oder haben Sie das Gefühl, dass bestimmte Arzneimittel unnötig sind?"
- „Nehmen Sie die Arzneimittel auch, wenn die Beschwerden nachlassen?"

Manche Patienten tendieren dazu, Arzneimittel, bei denen sie vermuten, dass sie diese nicht gut vertragen oder dass diese Arzneimittel zu Nebenwirkungen führen, nicht regelmäßig anzuwenden oder gar abzusetzen. Wenn ein Patient den Verdacht äußert, dass ein oder mehrere Arzneimittel für Nebenwirkungen oder Unverträglichkeiten verantwortlich sein könnten, ist es ratsam, hier noch einmal genau hinzuschauen und die Einnahme zu hinterfragen:

- „Nehmen Sie das Arzneimittel trotz Ihrer Beschwerden weiter/regelmäßig ein?"
- „Lassen Sie die Anwendung/Einnahme auch mal weg, wenn es Ihnen nach einer vorherigen Dosis des Arzneimittels schlechter geht?"

Einen Missbrauch zu erkennen ist noch schwieriger. Dies lässt sich vor allem an der Häufigkeit der Verschreibung und den Packungsgrößen erkennen, sofern die Arzneimittel immer in der gleichen Apotheke geholt werden, was aber meist nicht der Fall sein wird. Bei verschreibungspflichtigen Arzneimitteln können auch verschiedene Verordner im Spiel sein. In der Regel sind es bestimmte Arzneimittel, bei denen ein Missbrauchspotenzial besteht und bei denen man ggf. genauer hinschauen sollte wie Opioide, NSAR, Laxanzien oder Tranquilizer, z. B. Benzodiazepine. Hier sind Einnahmegründe, Anwendungshäufigkeit und Therapiedauer genau zu hinterfragen.

Formulierungen für Fragen zur Klärung von Einnahme- bzw. Anwendungsproblemen

- Fühlen Sie sich aktuell wohl? Geht es Ihnen aktuell gut?
- Haben Sie akute Beschwerden?
- Wissen Sie, wofür Sie all ihre Arzneimittel einnehmen?
- Wissen Sie, wie Sie die Arzneimittel einnehmen bzw. anwenden müssen?
- Nehmen Sie alle Ihre Arzneimittel regelmäßig jeden Tag zur vorgeschriebenen Zeit ein, oder vergessen Sie auch schon mal die ein oder andere Einnahme?
- Haben Sie Probleme mit der Anwendung Ihrer Arzneimittel?
- Haben Sie das Gefühl zu viele Arzneimittel einzunehmen, ohne dass Sie einen erkennbaren Nutzen davon haben?
- Gibt es etwas, was Sie an ihrer Medikation stört oder worüber Sie sich ärgern?
- Wussten Sie, dass die Aufbewahrung von Arzneimitteln einen entscheidenden Einfluss auf die Wirksamkeit hat? Wie lagern Sie ihre Arzneimittel bzw. wie bewahren Sie Ihre Arzneimittel auf?
- Haben Sie spezielle Fragen bezüglich Ihrer Erkrankungen oder Arzneimittel?

8.1.3 Aktive Einbindung des Patienten in den Datenaufnahmeprozess

Im Rahmen von Apo-AMTS und ATHINA wurden Excel-Bögen, Skalen und Fragen zur Evaluation des Wohlbefindens und des Umgangs des Patienten mit den Arzneimitteln entwickelt. Diese erlauben die aktive Einbindung des Patienten in den Datenaufnahmeprozess.

Auch einige Software-Tools binden derartige visualisierte Hilfestellungen für die Datenaufnahme ein (○ Abb. 8.1). Wenn die technischen Grundlagen vorhanden sind, ist es möglich, die entsprechenden Abbildungen z. B. auf einen für den Patienten einsehbaren Bildschirm oder ein Tablet zu übertragen. Auf einem Tablet könnte der Patient sogar selbst den Zahlenwert auf der Skala einstellen.

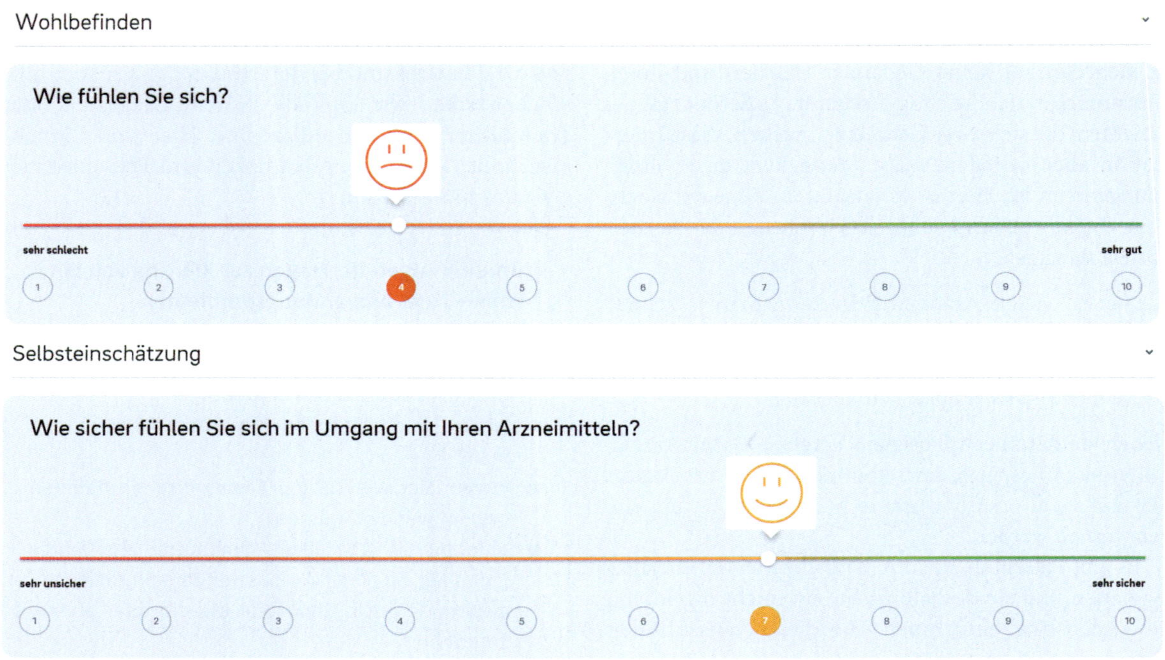

o Abb. 8.1 Skalen zur aktiven Einbindung des Patienten bezüglich der Bewertung des Wohlbefindens und der Sicherheit im Umgang mit den Arzneimitteln nach ATHINA (Scholz amts)

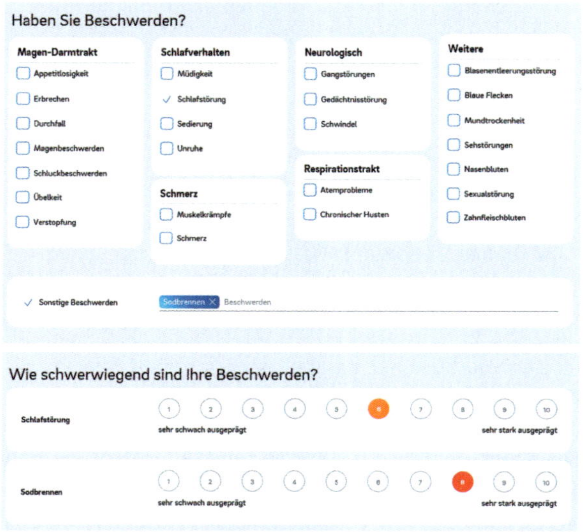

o Abb. 8.2 Häufig auftretende Beschwerdebilder nach ATHINA inklusive Bewertungsskala (Scholz amts)

Dazu gehört auch eine Liste mit häufig vorkommenden Beschwerden von Patienten, die Grundlage für gezielte Fragen sein kann (o Abb. 8.2). Sieht der Patient die Beschwerden, kann dies eine Gedankenstütze für ihn sein. Andererseits kann eine solche Liste bei einigen Patienten dazu führen, dass sie sich einreden/einbilden derartige Beschwerden zu haben oder auch ausufernd viele Beschwerdebilder benennen. Ob eine solche Liste dem Patienten 1:1 gezeigt wird, oder ob der Apotheker darauf gezielte Fragen aufbaut, liegt im Ermessen der durchführenden Apotheke.

8.1.4 Arbeitshilfen

Zur Unterstützung der Datenaufnahme gibt es gleich mehrere Arbeitshilfen. Dabei gibt es Checklisten mit allen wichtigen Aspekten zum Abhaken oder auch Fragenkataloge, die gezielt das Erstgespräch unterstützen und Platz für Notizen lassen (siehe Kasten). Dies sind Orientierungshilfen, es gibt aber keine festen Vorschriften. Wichtig ist nur, dass die Informationen, die für die mindestens zu prüfenden ABP (▸Kap. 9.2) notwendig sind, erfasst werden.

Digitale AMTS-Software stellt geführte Prozesse bereit, die den Anwender durch den Prozess der Datenerhebung/Datenerfassung begleiten. Der Vorteil ist dabei, dass hier direkt die Analyse gestartet werden kann und im Idealfall keine Doppelarbeit erfolgen muss.

Ob und welche Hilfen sich in der Praxis tatsächlich als hilfreich erweisen, muss jede Apotheke selbst entscheiden. Wichtig ist, dass der Ausgangszustand des Patienten dokumentiert wird.

Arbeitshilfen zur Datenerhebung bzw. Datenerfassung

Dieses Buch stellt folgende Arbeitshilfen für die Datenerfassung zur Verfügung:

- Checkliste 6: Datenerhebung/Datenerfassung sowie einen,
- Fragenkatalog (◘Tab. 8.1).

Die BAK stellt hierfür kostenlose Arbeitshilfen zum Download über die Homepage der ABDA bereit. Pfad (Stand Juni 2023): → Schnellzugriff → Pharmazeutische Dienstleistungen → Polymedikation → Materialien für die Durchführung:

- „Arbeitshilfe Datenerfassung",
- „Arbeitshilfe Gesprächsleitfaden".

Weitere Arbeitshilfen

- Loseblattwerk „Medikationsanalyse", Isabel Waltering, Deutscher Apotheker Verlag, 2015 → Formulare zur Erfassung von Patienten- und Medikationsdaten sowie ABP.
- ATHINA: Excel-Liste.

Digitale Datenerhebung mit Unterstützung einer AMTS-Software.

8.2 Datenquellen

■ **DEFINITION** Medication Reconciliation ist ein Prozess, bei dem Medikationsdaten aus mehreren Quellen miteinander abgeglichen werden.

Ein wesentlicher Vorteil der erweiterten Medikationsberatung in der Apotheke ist das Zusammenfließen aller Informationen zum Patienten. Arzneimittelverordnungen verschiedener Verordner (Ärzte, Fachärzte, Heilpraktiker) sowie Selbstmedikation (auch aus verschiedenen Apotheken – auch Online-Apotheken, Drogeriemärkten, Empfehlungen der Nachbarn/Freunde etc.). Hier findet also im Idealfall ein vollständiger Abgleich aller vom Patienten tatsächlich eingenommenen Arzneimittel mit dem Medikationsplan bzw. mit Arzt- und Entlassbriefen statt. Ein solcher systematischer Abgleich ist vor allem im Krankenhaus unter dem Namen „Medication Reconciliation" bekannt und ist auch für die behandelnden Ärzte sehr wichtig, da er die Transparenz der Arzneimitteltherapie für den behandelnden Hausarzt erhöht. Dies kann als Vorteil der pDL in der Apotheke herausgestellt werden. Unterschieden wird zwischen klinischen Daten (z. B. Grunderkrankungen, Risikofaktoren, Symptome, Beschwerden) und Arzneimitteldaten (z. B. Art und Anzahl der Arzneimittel, Dosierungen, Einnahmehinweise).

Datenquellen zum systematischen Abgleich (Medication Reconciliation) und zur Informationsbeschaffung

- Brown Bag,
- Medikationshistorie der Kundenkartei,
- aktuelle Verordnungen,
- Medikationsplan oder nicht dem BMP-Format entsprechende Medikationslisten,
- patienteneigene Listen, Schriften und Merkzettel,
- Informationen aus dem persönlichen Gespräch mit dem Patienten bzw. mit Angehörigen,
- Arztbriefe,
- Entlassbriefe,
- Laborwerte.

Damit die vorhandenen Datenquellen auch spätestens im Erstgespräch vorliegen, ist es empfehlenswert, dem Patienten bei der Einschreibung einen Merkzettel über die Dokumente, Informationen und Arzneimittel mitzugeben, die er zum Erstgespräch mitbringen soll. Dabei ist es sinnvoll auch ausdrücklich darauf hinzuweisen, was in die sogenannte Brown Bag gehört. Zusätzlich ist der Patient aber auch nochmal mündlich darauf hinzuweisen, wie die Brown-Bag-Methode zu verstehen ist.

8.2.1 Brown-Bag-Review

Medikationspläne sind oft unvollständig und in einer ‚rein mündlichen Aufzählung der angewendeten Arzneimittel werden häufig bestimmte Arzneimittel vergessen wie nicht oral angewendete Arzneimittel, Selbst-, Akut- und Bedarfsmedikationen, Nahrungsergänzungsmittel, Vitamin- oder Mineralstoffpräparate sowie Präparate, die für nicht wichtig gehalten werden, oder die an gesonderten Orten, z. B. im Kühlschrank gelagert/aufbewahrt werden. Kritisch sind alle Präparate, die nicht zu den typischen, regelmäßig und täglich oral eingenommenen Arzneimitteln gehören. Des Weiteren kommt es vor, dass Patienten absichtlich Arzneimittel verschweigen, deren Einnahme Ihnen unangenehm ist, z. B. Potenz- oder Schlafmittel.

Die sogenannte Brown-Bag-Methode hat sich bewährt, damit der Patient alle Arzneimittel, die er tatsächlich anwendet, zum Abgleich mit in die Apotheke bringt und nichts vergessen wird. Diese Methode wurde 1982 in den USA entwickelt und ist benannt nach den braunen Papiertüten, die dort für diese Zwecke genutzt wurden. Die Art der Tasche ist dabei völlig egal, aber der Name hat sich etabliert. Wichtig ist, dass der Patient den Sinn versteht und alles in die Tasche packt, was er zu Hause im Rahmen der Arzneimitteltherapie einsetzt. Das Einzige, was nicht in die Tasche gehört, sind gekühlt aufzubewahrende Arzneimittel und Betäubungsmittel.

Tab. 8.1 Fragenkatalog Datenerfassung

Thema	Fragen und Platz für Notizen
Basisdaten	■ Wann sind Sie geboren? ■ Wie groß sind Sie und wieviel wiegen Sie ungefähr?
Erwartungen an die Medikationsberatung	■ Was erwarten Sie von der Medikationsberatung?
Zufriedenheit mit der Arzneimitteltherapie	■ Gibt es etwas, was Sie an Ihrer Medikation stört oder worüber Sie sich ärgern? ■ Haben Sie spezielle Fragen bezüglich Ihrer Erkrankungen oder Arzneimittel?
Aktuelles Wohlbefinden	■ Fühlen Sie sich aktuell wohl? Geht es Ihnen aktuell gut?
Grunderkrankungen und Risikofaktoren	■ Unter welchen Erkrankungen leiden Sie? ■ Wissen Sie, ob Sie eine eingeschränkte Leber- oder Nierenfunktion haben? ■ Haben Sie Allergien? ■ Gibt es Besonderheiten bei Ihnen wie bestimmte Risikofaktoren, die Sie bisher noch nicht erwähnt haben?
Auffälligkeiten bei Untersuchungen, Laborwerten oder Vitalparametern?	■ Wie lange ist der letzte Arztbesuch her? Gab es dabei Auffälligkeiten? ■ Gibt es bekannte Auffälligkeiten bezüglich Ihres Blutdrucks oder Blutzuckers? Wann erfolgte die letzte Kontrolle? ■ Gibt es Laborwerte, die bei der letzten Untersuchung nicht in Ordnung waren? Wann war die letzte Messung? ■ Liegen Ihnen schriftliche Informationen über Laborwerte oder Entlass- bzw. Arztbriefe vor?
Akute Beschwerden	■ Haben Sie akute Beschwerden/Symptome (Art, Häufigkeit, Dauer)? ■ Wenn ja, wurden diese Beschwerden bereits mit dem Arzt diskutiert? ■ Wenn ja, wurden bereits Maßnahmen eingeleitet? Wenn ja, welche?
Kenntnisse zu Indikationen	■ Wissen Sie, wofür Sie all Ihre Arzneimittel einnehmen bzw. anwenden?
Kenntnisse und Probleme in der Anwendung	■ Wissen Sie, wie Sie die Arzneimittel einnehmen bzw. anwenden müssen? ■ Haben Sie Probleme bei der Einnahme bzw. Anwendung der Arzneimittel?
Therapietreue	■ Nehmen Sie alle Ihre Arzneimittel jeden Tag zur vorgeschriebenen Zeit ein, oder vergessen Sie auch schon mal die eine oder andere Einnahme? ■ Haben Sie das Gefühl, dass einige Arzneimittel unnötig/überflüssig sind?
Lagerung bzw. Aufbewahrung	■ Wo lagern Sie Ihre Arzneimittel bzw. wie bewahren Sie Ihre Arzneimittel auf?
Weitere Notizen	

Darauf muss der Patient hingewiesen werden. Hier sollte lediglich der Name oder die PZN des Präparats notiert oder der Beipackzettel mitgebracht werden.

Beim Brown-Bag-Review ist außerdem auf Qualitätsmängel und das Verfalldatum der mitgebrachten Präparate sowie auf nicht angebrochene Packungen zu achten.

Die Selbstmedikation kann Aufschluss darüber geben, ob der Patient mit aktuellen Beschwerden, die ggf. auch Nebenwirkungen seiner Medikation sein können, zu kämpfen hat.

Der Brown-Bag-Review wird vom persönlichen Gespräch (Erstgespräch) mit dem Patienten begleitet. Hier können direkt Fragen und Unklarheiten geklärt werden. Dieses Gespräch ist vorzugsweise in einem separaten Raum oder abgetrennten Bereich der Apotheke durchzuführen. Es kann aber auch im häuslichen Umfeld des Patienten stattfinden, wenn dazu die Notwendigkeit besteht, z. B., weil der Patient bettlägerig ist (▸Kap. 3.4.1).

Was gehört in die Brown Bag?
Alle Präparate, die aktuell angewendet werden:
- Dauermedikationen,
- Akutmedikationen,
- Selbstmedikationen,
- Bedarfsmedikationen,
- Vitamin- und Mineralstoffpräparate,
- Nahrungsergänzungsmittel,
- Präparate, die auf Empfehlung aus dem Bekanntenkreis eingenommen werden,
- sowohl die Präparate aus der Apotheke als auch diejenigen, die in der Online-Apotheke oder im Drogeriemarkt erworben wurden,
- Präparate aus unterschiedlichen Lagerorten (Bad, Küche, Wohnzimmer, Abstellraum etc.),
- auch nicht oral angewendete Präparate wie Salben, Cremes, Gele, Shampoos, Spritzen (wenn nicht gekühlt aufzubewahren) etc.

Nicht in die Brown Bag gehören
- Arzneimittel, die gekühlt aufzubewahren sind,
- Betäubungsmittel.

→ Beipackzettel mitbringen oder Namen inklusive Stärke bzw. PZN notieren.

9 Pharmazeutische AMTS-Prüfung

Die pharmazeutische AMTS-Prüfung im Rahmen der erweiterten Medikationsberatung entspricht im Wesentlichen der Medikationsanalyse des Typs 2a. Diese ist im Rahmen der pDL „Erweiterte Medikationsberatung bei Polymedikation" zwingend durch einen speziell qualifizierten Apotheker durchzuführen (▸Kap. 3.5).

Die Prüfung basiert auf drei Säulen:

- Fachkompetenz des Apothekers,
- Softwareunterstützte Detektion der ABP,
- Literaturrecherche.

Eine detaillierte fachliche Beschreibung spezifischer arzneimittelbezogener Probleme und deren Auslöser sowie Lösungsmöglichkeiten ist nicht Gegenstand dieser Arbeitshilfe. Zur Vertiefung der fachlichen Kenntnisse sind neben den in ▸Kap. 3.5.3 empfohlenen Fort- und Weiterbildungen sowie der regelmäßigen Teilnahme an AMTS-relevanten Fortbildungsveranstaltungen von Apothekerkammern und Fremdanbietern (▸Kap. 3.5.4) folgende Werke zu empfehlen:

- Medikationsanalyse – Grundlagen und Fallbeispiele für das Medikationsmanagement 2. Aufl., Richling I, Deutscher Apotheker Verlag, 2023,
- Medikationsmanagement: Anleitung für die Apothekenpraxis, Dartsch D, Lim S, Schmidt C, GOVI Verlag, 2015
- Arzneimittelberatung in Fallbeispielen – Medikationsmanagement in Offizin und Klinik, Brüggmann J, Goltz L, Menke K, Ravati A, GOVI Verlag, 2016
- POP-Fallsammlungen, Deutscher Apotheker Verlag, 2014–2017
- Allgemeinpharmazie, Patrick Schäfer (Hrsg.), Wissenschaftliche Verlagsgesellschaft Stuttgart, 2021
- Angewandte Pharmakotherapie, Rose O (Hrsg.), Friedland K (Hrsg.); Wissenschaftliche Verlagsgesellschaft Stuttgart, 2019
- Arzneimitteltherapie – Wirksamkeit – Sicherheit – Praktische Anwendung; Siepmann T, Kirch W, Kullak-Ublick GA, Thieme, 2016
- Arzneimittel richtig anwenden, Haefeli WE, Seidling H, Quinzler R, Thieme, 2013
- Interaktionen – Grundlagen und Fallbeispiele, Iris Hinneburg, Deutscher Apotheker Verlag, 2014
- Wenn Arzneimittel wechselwirken: Wichtige Interaktionen erkennen und vermeiden, Gerd Geisslinger, Sabine Menzel, Wissenschaftliche Verlagsgesellschaft Stuttgart, 2017
- Interaktionstrainer – 150 Karteikarten. Theorie und Fälle aus der Praxis, Elisabeth Pfister, Anna Lunzner, Deutscher Apotheker Verlag, 2018
- Arzneimittelinformation Wechselwirkungen, Standardisierte Kommunikationshilfen, Tanja Siebert, Deutscher Apotheker Verlag, 2022

9.1 Arten der Medikationsanalyse

Durch die Bundesapothekerkammer wurden verschiedene Arten der Medikationsanalyse definiert. Diese unterscheiden sich in den zugrunde liegenden Datenquellen und dem Umfang der zu prüfenden ABP.

Die im Rahmen der erweiterten Medikationsberatung bei Polymedikation geforderte Medikationsanalyse entspricht im Wesentlichen der Medikationsanalyse des Typs 2a. Hier liegen der Analyse mindestens zwei Datenquellen zugrunde:

- das persönliche und strukturierte Gespräch mit dem Patienten,
- entweder die Medikationsdatei oder die Arzneimittel (im Idealfall mittels Brown-Bag-Methode).

Der Fokus liegt hierbei in der Förderung des Verständnisses des Patienten für die Arzneimitteltherapie. Umfassendere Analysen, die auch klinische Daten mit

Tab. 9.1 Typen der Medikationsanalyse (MA) und Datenquellen. Nach PCNE 2019

Art der MA oder pDL	Medikations-datei	Arzneimittel (Brown Bag)	Patientengespräch	Klinische Daten (Labor, Diagnosen)
Einfache Medikationsanalyse **Typ 1**	Ja	Nein	Nein	Nein
Erweiterte Medikationsanalyse **Typ 2a**	Ja oder Nein	Von Vorteil oder Ja	Ja	Nein
Erweiterte Medikationsanalyse **Typ 2b**	Ja	Nein	Nein	Ja
Umfassende Medikationsanalyse **Typ 3**	Ja	Von Vorteil	Ja	Ja
Erweiterte Medikationsberatung bei Polymedikation	Ggf.	Ja	Ja	Ggf.

einbeziehen finden hauptsächlich im Krankenhaus oder durch spezialisierte Apotheker in Pflegeheimen statt.

9.2 Arzneimittelbezogene Probleme (ABP)

Die Arzneimittelbezogenen Probleme, die im Rahmen der erweiterten Medikationsberatung geprüft werden sind, sind in § 2 (3) der Leistungsbeschreibung genau definiert. Diese Definition von Mindestanforderungen ist wichtig, um den Umfang der Dienstleistung festzulegen und in allen Apotheken einen einheitlichen Standard zu erreichen.

Da in der öffentlichen Apotheke oft keine genauen Diagnosen, Laborwerte und weitere Details zu Erkrankungen des Patienten vorliegen, wird in den mindestens zu prüfenden ABP keine Überprüfung der Indikationen, der evidenzbasierten bzw. leitliniengerechten Auswahl oder der Kontraindikationen der ärztlich verordneten Arzneimittel verlangt. Kontraindikationen und die evidenzbasierte Auswahl der Arzneimittel werden nur bei Arzneimitteln der Selbstmedikation berücksichtigt.

Wenn klinische Daten aus Arztbriefen oder Laborwerte vorliegen, können sie in die Analyse eingebunden werden, wenn sie für die Analyse wichtige und sachdienliche Informationen liefern. Allerdings sollte dabei stets bedacht werden, dass nicht in die Therapiehoheit des Arztes eingegriffen wird. Die evidenzbasierte Auswahl eines geeigneten Arzneimittels und der richtigen Dosierung auf Basis der Patienten-Anamnese und aktuellen Leitlinien bleibt Sache des Arztes. In die Arzneimittelauswahl sollte die Apotheke also nach Möglichkeit nicht eingreifen, allerdings dürfen nach § 5 AMG natürlich keine bedenklichen Arzneimittel abgegeben werden. Auch offensichtliche Über- oder Unterdosierungen, absolute Kontraindikationen oder Arzneimittelmissbrauch können natürlich eine Rücksprache mit dem Arzt erforderlich machen.

MERKE Klinische Daten fehlen oft in der öffentlichen Apotheke. Daher werden folgende Aspekte für ärztlich verordnete Arzneimittel **nicht** standardmäßig geprüft:

- Arzneimittelauswahl bezüglich der klinischen Diagnosen,
- evidenzbasierte bzw. leitliniengerechte Arzneimittelauswahl,
- Dosierung im Hinblick auf Über- oder Unterdosierung,
- Kontraindikationen.

Wenn klinische Daten (Diagnosen, Laborwerte) vorliegen, können diese in die Prüfung mit einbezogen werden, wenn sie sachdienlich sind. Die Therapiehoheit des Arztes darf dabei nicht in Frage gestellt werden.

In der Prüfung der Selbstmedikation müssen diese Aspekte aber berücksichtigt werden.

Die pharmazeutische AMTS-Prüfung im Rahmen der erweiterten Medikationsberatung bei Polymedikation fokussiert sich im Wesentlichen auf Einnahme- und Anwendungsprobleme, mangelnde Therapietreue, unsachgemäße Lagerung, Interaktionen und Nebenwirkungen.

9

Arzneimittelbezogene Probleme, die im Rahmen der pharmazeutischen AMTS-Prüfung bei der pDL „Erweiterte Medikationsberatung bei Polymedikation" analysiert werden

Folgende ABP sind im Rahmen der pharmazeutischen Medikationsprüfung der erweiterten Medikationsberatung bei Polymedikation bei allen Präparaten **mindestens** zu prüfen (nach der Leistungsbeschreibung der pharmazeutischen Dienstleistung „Erweiterte Medikationsberatung bei Polymedikation"):

- Anwendung und Einnahme:
  - ungeeignetes bzw. unzweckmäßiges Dosierungsintervall (▸Kap. 9.2.1),
  - ungeeigneter bzw. unzweckmäßiger Anwendungs-/Einnahmezeitpunkt (▸Kap. 9.2.2),
  - ungeeignete bzw. unzweckmäßige Darreichungsform (▸Kap. 9.2.3),
  - Anwendungsprobleme (▸Kap. 9.2.4),
  - mangelnde Therapietreue (▸Kap. 9.2.5),
  - nicht sachgerechte Lagerung bzw. Aufbewahrung (▸Kap. 9.2.6),
- Nebenwirkungen (▸Kap. 9.2.7),
- Interaktionen (▸Kap. 9.2.8):
  - (Pseudo-)Doppelmedikation,
  - Interaktionen zwischen den Arzneimitteln,
  - Interaktionen zwischen Arzneimitteln und Nahrungsmitteln.

Im Rahmen der Selbstmedikation werden zusätzlich folgende Aspekte geprüft:

- Eignung der Indikation für die Selbstmedikation,
- Eignung der Arzneimittelauswahl für die eingesetzte Indikation,
- Über- oder Unterdosierung,
- Kontraindikationen aufgrund von Geschlecht, Alter, Diagnosen.

Falls klinische Daten, wie Laborwerte bzw. Arzt- oder Entlassbriefe mit genauen Diagnosen vorliegen, kann eine weiterführende Prüfung der verschreibungspflichtigen Arzneimittel im Kontext von Laborwerten und vorliegenden Grunderkrankungen erfolgen.

Tab. 9.2 Zu prüfende ABP in Abhängigkeit des Typs der Medikationsanalyse nach „Erweiterte Medikationsberatung bei Polymedikation". Nach Leistungsbeschreibung der pharmazeutischen Dienstleistung „Erweiterte Medikationsberatung bei Polymedikation", Deutscher Apothekerverband e. V. (2022) und Grundsatzpapier der ABDA zur Medikationsanalyse und Medikationsmanagement (2014)

Arzneimittelbezogenes Problem	Typ 1	Typ 2a	Typ 2b	Typ 3	pDL
Diese Probleme können in der Regel ohne Patientengespräch und ohne klinische Daten auf Basis der reinen Medikationsdaten oder Basisdaten des Patienten (Geschlecht, Alter) geprüft werden:					
Arzneimittelinteraktionen	✓	✓	✓	✓	✓
(Pseudo-)Doppelmedikationen	✓	✓	✓	✓	✓
Ungeeignetes bzw. unzweckmäßiges Dosierungsintervall	✓	✓	✓	✓	✓
Ungeeigneter bzw. unzweckmäßiger Anwendungs-/Einnahmezeitpunkt	✓	✓	✓	✓	✓
Kontraindikationen Alter/Geschlecht	✓	✓	✓	✓	✓*
Diese Aspekte müssen in der Regel im Gespräch mit dem Patienten evaluiert werden:					
Anwendungsprobleme		✓		✓	✓
Non-Adhärenz		✓		✓	✓
Ungeeignete bzw. unzweckmäßige Darreichungsform		✓		✓	✓
Nahrungsmittelinteraktionen		✓		✓	✓
Nebenwirkungen		✓		✓	✓

Tab. 9.2 Zu prüfende ABP in Abhängigkeit des Typs der Medikationsanalyse nach „Erweiterte Medikationsberatung bei Polymedikation". Nach Leistungsbeschreibung der pharmazeutischen Dienstleistung „Erweiterte Medikationsberatung bei Polymedikation", Deutscher Apothekerverband e. V. (2022) und Grundsatzpapier der ABDA zur Medikationsanalyse und Medikationsmanagement (2014; Fortsetzung)

Arzneimittelbezogenes Problem	Typ 1	Typ 2a	Typ 2b	Typ 3	pDL
Zur Analyse in der Regel klinische Daten notwendig:					
Ungeeignete bzw. unzweckmäßige AM-Auswahl (Indikation, Evidenz)			✓	✓	✓*
Ungeeignete Dosierung			✓	✓	✓*
AM ohne Indikation			✓	✓	✓*
Indikation ohne AM			✓	✓	✓*
Kontraindikationen Erkrankung/Allergie			✓	✓	✓*
Ungeeignete bzw. unzweckmäßige Therapiedauer			✓	✓	✓*

✓*: Nur bei Selbstmedikation, ggf. bei Rx-Präparaten, wenn klinische Informationen vorliegen.
Die Prüfung der sachgerechten Lagerung ist Bestandteil der pDL (siehe Checkliste 7), aber in dieser Tabelle nicht aufgeführt.

9.2.1 Ungeeignetes bzw. unzweckmäßiges Dosierungsintervall

Hier ist nicht etwa die Überprüfung des Dosierungsschemas in Bezug auf die richtige Gesamtdosierung gemeint, sondern eine nicht sinnvolle Aufteilung eines Arzneimittels, z. B. die Einnahme einer 5 mg Tablette zweimal täglich, obwohl es auch eine 10 mg Tablette gibt und die einmal tägliche Gabe ausreichen würde.

Als Beispiel für ein ungeeignetes Dosierungsintervall wäre die Aufteilung der Dosierung bei einer Metoprolol-Retardtablette, Ramipril oder Amlodipin zu nennen. Einige Arzneistoffe können aufgrund ihrer langen Halbwertzeit einmal täglich dosiert werden, so wie Ramipril oder Amlodipin und viele andere. Bei einigen Arzneistoffen lässt sich eine Reduktion der Einnahmefrequenz durch Retardierung erreichen, z. B. bei Metoprolol. Die Einnahmefrequenz kann im Zweifel immer in der jeweiligen Fachinformation geprüft werden. In Ausnahmefällen verordnen Ärzte absichtlich eine häufigere Einnahme. Ggf. ist Rücksprache zu halten, insbesondere dann, wenn nach eingehender Prüfung ein Präparat mit anderer Freisetzungskinetik empfehlenswert und auch erhältlich wäre.

9.2.2 Ungeeignete bzw. unzweckmäßige Anwendungs-/Einnahmezeitpunkte

Hier geht es um die Überprüfung der Einnahme- und Anwendungszeitpunkte, insbesondere im Hinblick auf:

- die Nahrungsaufnahme,
- die Tageszeit.

Nahrungsaufnahme

Dabei werden die Angaben des Patienten mit den Angaben der Fachinformation und – falls vorhanden – mit dem Medikationsplan abgeglichen. Für den Therapieerfolg oder die bessere Verträglichkeit kann der Einnahmezeitpunkt eine wesentliche Rolle spielen. Die Nahrungsaufnahme kann bei der Löslichkeit und Resorption von Arzneistoffen eine wichtige Rolle spielen und sich auf die Bioverfügbarkeit auswirken – sowohl positiv als auch negativ. Des Weiteren kann eine vorherige Nahrungsaufnahme die Resorption und den Wirkeintritt von monolithischen Arzneiformen, die sich nicht im Magen auflösen, verzögern. Durch den richtigen und immer gleichen Einnahmezeitpunkt werden stabile Plasmaspiegel eines Arzneimittels gewährleistet.

In den Einnahmehinweisen sind für den Patienten möglichst konkrete und verständliche Angaben zu machen.

Tageszeit

Außerdem ist zu prüfen, ob das Arzneimittel zur richtigen Tageszeit angewendet wird. Dabei geht es meist um ideale die Wirkung der Arzneimittel oder die Reduktion des Nebenwirkungsrisikos. Der Plasmaspiegel und die Halbwertszeit eines Arzneimittels spielen dabei eine wichtige Rolle. Manche Arzneimittel sind möglichst morgens einzunehmen (z. B. Diuretika, um nächtlichen Harndrang zu vermeiden) und andere sollten aufgrund ihrer Wirkung eher abends eingenommen werden (z. B. Simvastatin, da es eine kurze Halbwertszeit hat und vor allem. nachts wirken sollte, wenn die endogene Cholesterinproduktion höher ist).

Checkliste 7
Prüfung arzneimittelbezogene Probleme

- ☐ **Patientendaten**
  - ☐ Basisdaten:
    - ☐ Vor- und Nachname,
    - ☐ Geburtsdatum, Alter,
    - ☐ Geschlecht,
    - ☐ Größe,
    - ☐ Gewicht,
    - ☐ BMI.
  - ☐ Besondere Risikofaktoren*:
    - ☐ Allergien,
    - ☐ Schwangerschaft/Stillzeit,
    - ☐ genetische Polymorphismen,
    - ☐ Nierenfunktionsstörung,
    - ☐ Leberfunktionsstörung.
  - ☐ Lebensstil:
    - ☐ Art der Ernährung: vegetarisch, vegan, glutenfrei, lactosefrei, etc.,
    - ☐ Ernährung mit Milchprodukten,
    - ☐ Ernährung mit Obst, Gemüse, Vitaminen,
    - ☐ tägliche Trinkmenge (nichtalkoholische Getränke),
    - ☐ Alkoholkonsum,
    - ☐ Rauchgewohnheiten,
    - ☐ Schlafgewohnheiten.
- ☐ **Laborwerte (auf Einheiten und laborspezifische Grenzwerte achten)***
  - ☐ Liegen Laborwerte oder Vitalparameter vor?
  - ☐ Wenn ja, wann wurden diese bestimmt?
  - ☐ Wird regelmäßig der Blutdruck gemessen (beim Arzt, in der Apotheke oder zu Hause)?
  - ☐ Liegen Patiententagebücher vor (patientenindividuell: Blutdruck, Blutzucker, Schmerzen)?
  - ☐ Werden regelmäßig bestimmte Laborwerte bzw. Verlaufsparameter kontrolliert (z. B. Kontrolle der Elektrolyte, Nierenfunktion, Knochendichte etc.)?
  - ☐ Gibt es Werte, die außerhalb der Norm liegen?
  - ☐ Wenn ja:
    - ☐ Wurde dies bereits mit dem Arzt besprochen?
    - ☐ Wurden bereits Maßnahmen ergriffen?
    - ☐ Wann ist die nächste Kontrolle geplant?
- ☐ **Geht es dem Patienten momentan gut** (Wohlbefinden z. B. auf einer Skala von 1–10)?
- ☐ **Liegen akute Beschwerden vor?**
  - ☐ Wie äußern sich die Beschwerden?
  - ☐ Wie lange bestehen die Beschwerden?
  - ☐ Wie häufig und zu welchen Zeitpunkten (Tageszeit, Tätigkeit) treten die Beschwerden auf?
  - ☐ Gibt es seitens des Patienten einen Verdacht bzgl. der Ursache?
  - ☐ Wurde bereits mit dem Arzt schon darüber gesprochen?
    - ☐ Wenn ja, welche Maßnahmen wurden bisher ergriffen?
- ☐ **Indikation und Arzneimittelauswahl***
  - ☐ Liegen genaue Diagnosen vor (ICD-10, ärztlich abgesichert)?
  - ☐ Gibt es zu jeder Diagnose eine Arzneimitteltherapie?
  - ☐ Kann jedem Arzneimittel eine Diagnose zugeordnet werden, kennt der Patient die Einnahmegründe?
  - ☐ Selbstmedikation außerdem:
    - ☐ Einnahme- bzw. Anwendungsgrund?
    - ☐ Indikation für Selbstmedikation geeignet oder Arztbesuch notwendig?
    - ☐ Eignung der OTC-Arzneimittel für die vorgesehene Indikation?
    - ☐ Eignung der OTC-Arzneimittel für den Patienten?
- ☐ **Anwendung und Einnahme**
  - ☐ Ungeeignetes Dosierungsintervall,
  - ☐ ungeeigneter Anwendungszeitpunkt (in Bezug auf Essen und Tageszeit),
  - ☐ Anwendungsprobleme,
  - ☐ mangelnde Therapietreue,
  - ☐ Verdacht auf Arzneimittelmissbrauch,
  - ☐ nicht sachgerechte Lagerung,
  - ☐ Selbstmedikation außerdem: Über- oder Unterdosierung, Anwendungshäufigkeit, -dauer.
- ☐ **Kontraindikationen und Anwendungsbeschränkungen***
  - ☐ Ungeeignetes Arzneimittel im Alter (z. B. Priscus oder FORTA-Liste),
  - ☐ ungeeignetes Arzneimittel bei vorliegendem Geschlecht,
  - ☐ ungeeignetes Arzneimittel bei ggf. vorliegenden Risikofaktoren wie:
    - ☐ Niereninsuffizienz,
    - ☐ Leberinsuffizienz,
    - ☐ Schwangerschaft und Stillzeit,
    - ☐ genetischen Polymorphismen,
  - ☐ bei vorliegenden Diagnosen.
- ☐ **Potenzielle unerwünschte Arzneimittelwirkungen (UAW)?**
  - ☐ Könnten die vom Patienten beschriebenen akuten Beschwerden und Symptome eine Nebenwirkung seiner Arzneimittel sein?
  - ☐ Ggf. kumulierende UAW z. B. anticholinerge Effekte:
    - ☐ Aufklärungsbedarf zur Risikominimierung?
  - ☐ Potenziell gefährliche UAW z. B. Beeinträchtigung der Reaktionszeit, Sturzgefahr:
    - ☐ Aufklärungsbedarf zur Risikominimierung?
- ☐ **Interaktionen**
  - ☐ Doppelmedikation.
  - ☐ Pseudodoppelmedikation.
  - ☐ Pharmakokinetische Interaktionen:
    - ☐ manifest,
    - ☐ potenziell,
    - ☐ klinisch relevant im individuellen Fall, besteht Handlungsbedarf?
  - ☐ Pharmakodynamische Interaktionen:
    - ☐ manifest,
    - ☐ potenziell,
    - ☐ klinisch relevant im individuellen Fall, besteht Handlungsbedarf?
  - ☐ Interaktionen mit Genussmitteln (z. B. Alkohol, Tabak, Cannabis):
    - ☐ klinisch relevant im individuellen Fall, besteht Handlungsbedarf?
  - ☐ Interaktionen mit Nahrungsmitteln (z. B. Milchprodukte, Grapefruit):
    - ☐ klinisch relevant im individuellen Fall, besteht Handlungsbedarf?

Nach: Leistungsbeschreibung der pharmazeutischen Dienstleistung „Erweiterte Medikationsberatung bei Polymedikation", Deutscher Apothekerverband e. V., Stand 13.06.2022.

Mit * gekennzeichnete Bereiche sind keine Pflicht im Hinblick auf die Dauermedikation, können aber in die Analyse mit einbezogen werden, sofern sie bekannt und für die Prüfung relevant sind bzw. gelten nur für den Bereich Selbstmedikation.

Tab. 9.3 Einnahmezeitpunkte im Hinblick auf die Nahrungsaufnahme

Hinweis	Bedeutung	Beispiele
Vor dem Essen	Meist 30 Minuten, aber in manchen Fällen auch 15 Minuten, 1 Stunde oder 2 Stunden vor dem Essen	Bisphosphonate, magensaftresistente Arzneiformen wie PPI, ASS 100 protect
	Nüchtern (= Einnahme mindestens 30 Minuten vor der ersten Nahrungsaufnahme am Tag)	Schilddrüsenhormone
Zum Essen	Während des Essens	Rivaroxaban, Metformin
Nach dem Essen	1 Stunde oder 2 Stunden nach dem Essen (nach Magenentleerung)	Tamsulosin
Unabhängig vom Essen	Nahrungsaufnahme spielt keine Rolle	Ramipril

Spezifische Interaktionen mit Nahrung

Darüber hinaus ist zu prüfen, ob Arzneimittel in der Medikation enthalten sind, die nicht mit bestimmten Nahrungsmitteln wie Milchprodukten, Kaffee oder proteinreicher Nahrung eingenommen werden dürfen. In der Regel wird in solchen Fällen ein Einnahmeabstand von 2 Stunden empfohlen. Sollten diese Nahrungsmittel Bestandteil der Mahlzeit sein, in deren zeitlicher Nähe die Arzneimittel eingenommen werden, muss ggf. der Einnahmezeitpunkt gewechselt werden.

9.2.3 Ungeeignete bzw. unzweckmäßige Darreichungsform

Die Darreichungsform wird in Abhängigkeit der Grunderkrankungen des Patienten und der gewünschten Wirkung durch den Arzt ausgewählt. Manchmal kann es aufgrund von Änderungen der körperlichen Verfassung der Patienten oder durch das Auftreten von unerwünschten Arzneimittelwirkungen aber zu Problemen mit bestimmten Darreichungsformen kommen, die in der Medikationsanalyse auffallen.

Patienten mit Schluckbeschwerden können keine großen oder kantigen Tabletten schlucken. Somit eignen sich für diese Patienten entweder kleinere, überzogene Tabletten, teilbare Tabletten sowie flüssige oder rektale Darreichungsformen.

Bettlägerige Patienten sollten keine oralen Bisphosphonate bekommen, da diese mit Ösophagusproblemen assoziiert sind, wenn sie nicht in aufrechter Position und einem 30-minütigen Abstand zum Liegen eingenommen werden. Bei zukünftig anhaltender Bettlägerigkeit ist die Anwendung von Bisphosphonaten generell von fragwürdigem Nutzen.

Wenn der Patient die Tablette teilen muss, ist darauf zu achten, dass die Teilbarkeit gegeben ist. Bei der Verabreichung durch eine Sonde ist auf Sondengängigkeit zu achten. Diese kann aus den Informationsmaterialien der Hersteller, der Seite www.pharmatrix.de oder über das Plus-X-Modul der ABDA recherchiert werden. Auch in AMTS-Softwares sind teilweise derartige Informationen integriert.

9.2.4 Anwendungsprobleme

Anwendungsprobleme können sehr vielfältig sein und überlappen teilweise mit anderen Bereichen der arzneimittelbezogenen Probleme. Anwendungsprobleme sind im Gespräch mit dem Patienten zu ermitteln.

Einige Anwendungsprobleme hängen mit einer ungeeigneten bzw. unzweckmäßigen Auswahl der Darreichungsform zusammen (▸ Kap. 9.2.3).

Oft entstehen Probleme aber auch aufgrund der Konstitution der Patienten. Rheumatiker oder Parkinson-Patienten haben häufig Probleme Tabletten aus dem Blister herauszudrücken oder zu teilen. Auch die Applikation von Augentropfen oder Insulin können für diese Patienten ein Problem darstellen.

Die Anwendung von Spritzen/Pens, Augentropfen oder Inhalatoren kann Patienten auch ohne erschwerende Grunderkrankungen Probleme machen. Hierbei ist es wichtig, die richtige Anwendung noch einmal zu erklären. Bei Insulinpens können der Wechsel der Patrone und das Ablesen sowie das Dosieren Schwierigkeiten bereiten. Auch bei der Anwendung von Inhalativa kann es verschiedenste Probleme im Umgang mit den Devices geben. Bei der Schulung von Inhalativa kann unter bestimmten Voraussetzungen die pDL „Erweiterte Einweisung in die korrekte Arzneimittelanwendung mit Üben der Inhalationstechnik" durchgeführt werden.

9.2.5 Mangelnde Therapietreue

Eine mangelnde Adhärenz wird im Erstgespräch mit dem Patienten geprüft. Um später geeignete Lösungsvorschläge zu entwickeln, müssen Sie die Ursachen der mangelnden Therapietreue zu verstehen. Diese können nur im Gespräch mit dem Patienten durch geeignete

Fragestellungen ermittelt werden. Dies erfordert Fingerspitzengefühl, denn diese Problematik ist den Patienten meist unangenehm und wird daher zunächst gerne verschwiegen. Entsprechende Fragestellungen wurden in ▸Kap. 8.1.2 dargestellt.

Es wird grundsätzlich zwischen absichtlicher und unabsichtlicher Non-Adhärenz unterschieden. Die WHO hat im Jahr 2003 verschiedene Ursachen der Non-Adhärenz definiert. Dazu gehören patientenbezogene, krankheitsbezogene oder therapiebezogene Faktoren, aber auch sozioökonomische Aspekte und generelle Strukturen des Gesundheitssystems. Einige Faktoren sind in der Medikationsanalyse beeinflussbar, andere nicht. Beispielhafte Ursachen für mangelnde Therapietreue, die in der erweiterten Medikationsberatung relevant sein können, sind in ◘ Tab. 9.4 aufgeführt.

9.2.6 Nicht sachgerechte Lagerung bzw. Aufbewahrung

Eine falsche Lagerung oder Aufbewahrung kann Ursache für mangelnde Wirksamkeit von Arzneimitteln sein. Hohe Temperaturen, hohe Luftfeuchtigkeit oder bei bestimmten Substanzen Lichteinstrahlung sind zu vermeiden.

Generell sollten Arzneimittel bei einer Temperatur unter 25 °C gelagert werden. Dabei ist die Sonneneinstrahlung und das Aufheizungspotenzial der Räume zu beachten, in denen die Arzneimittel gelagert werden. Eine Lagerung im Dachgeschoss, im Badezimmer oder auf der Fensterbank ist nicht sachgemäß.

Licht- und feuchtigkeitsempfindliche Wirkstoffe sollten nicht vorzeitig ausgeblistert und in Dispensern aufbewahrt werden, sondern sind im Umkarton aufzubewahren. Einige Stoffe verlieren durch Lichteinstrahlung ihre Wirksamkeit, andere bilden fototoxische Abbauprodukte. Dazu gehören unter anderem die Calciumkanalblocker Amlodipin, Nifedipin und Nitrendipin sowie weitere häufig eingesetzte Dauermedikationen Amiodaron, Molsidomin oder Furosemid, Vitamine wie Cyanocobalamin oder Bedarfsmedikationen wie Chinin oder Zopiclon.

Zu kühlende Arzneimittel dürfen nicht im Gefrierfach aufbewahrt werden, sondern sind im Kühlschrank bei 2–8 °C aufzubewahren. Des Weiteren gibt es Arzneimittel, z. B. Enbrel®, die nach einer Entnahme aus der gekühlten Lagerung nicht wieder erneut gekühlt werden dürfen und in einem bestimmten Zeitraum aufgebraucht werden müssen.

9.2.7 Nebenwirkungen

Unter Nebenwirkungen bzw. unerwünschten Arzneimittelwirkungen (UAW) versteht man laut AMG § 4 Abs. 13 „schädliche und unbeabsichtigte Reaktionen auf das Arzneimittel". In der Regel treten diese beim bestimmungsgemäßen Gebrauch der Arzneimittel auf und sind nicht komplett vorhersehbar.

Das Auftreten von Nebenwirkungen kann allerdings durch bestimmte Umstände getriggert werden wie bestimmte Wechselwirkungen, Überdosierungen oder Risikofaktoren der Patienten wie das Alter. Auch dies sollte in der Nebenwirkungsanalyse im Rahmen der erweiterten Medikationsberatung berücksichtigt werden.

Nebenwirkungen lassen sich anhand ihres Mechanismus in verschiedene Kategorien unterteilen:

- allergisch bedingte, dosis**un**abhängige Nebenwirkungen, z. B. Anaphylaxie,
- nicht allergisch bedingte, dosisabhängige Nebenwirkungen, z. B. Myopathie/Rhabdomyolyse,
- idiosynkratische Nebenwirkungen, z. B. durch genetische Prädisposition ausgelöste Nebenwirkung.

Dies spielt bei der Erarbeitung möglicher Lösungsvorschläge eine wichtige Rolle.

◘ **Tab. 9.4** Ursachen für mangelnde Therapietreue (Auswahl)

Unabsichtliche Non-Adhärenz	Absichtliche Non-Adhärenz
Komplexe Einnahmevorschriften	Schlechte Verträglichkeit
Zu viele Präparate	Manifestation von Nebenwirkungen
Verschiedene Lagerungsorte	Angst vor oder Verdacht auf Nebenwirkungen
Kein vollständiger Medikationsplan	Kein direkt sichtbarer bzw. messbarer Effekt
Grunderkrankungen, Konstitution der Patienten: Vergesslichkeit, Verwirrtheit	Mangelndes Therapieverständnis
	Handhabungsprobleme
	Finanzielle Ursachen

Wie kommt es zu Nebenwirkungen?

- ZNS-Gängigkeit,
- pharmakologische Nebeneffekte der Substanzen,
- geringe Selektivität der Substanz,
- erhöhte Plasmaspiegel, z. B. durch Überdosierungen, Wechselwirkungen, Nichtbeachtung von Kontraindikationen (absolute bzw. relative),
- Risikofaktoren der Patienten,
- Anwendungs- bzw. Einnahmefehler,
- Angst, (Nocebo-Effekt).

Akute Symptome oder Beschwerden als Nebenwirkung von Arzneimitteln

„Ist eine aktuelle Beschwerde eine Nebenwirkung eines Arzneimittels?"

Ein sehr häufiger Grund, weshalb sich Patienten auch aktiv nach Medikationsanalysen oder Beratungen erkundigen, ist die Frage, ob ihre Medikation ursächlich für eine Beschwerde sein kann. Wenn der Leidensdruck hoch ist, suchen Patienten mit dieser Frage die Apotheke auf.

Sind die Beschwerden nicht stark ausgeprägt oder hat der Patient eine hohe Toleranzgrenze, kann es sein, dass Beschwerden nicht direkt angesprochen und erst auf Nachfrage kommuniziert werden.

- Hier können Fragebögen als Gedankenstütze für den Patienten dienen. Derartige Fragebögen mit häufig auftretenden Problemen in der Arzneimitteltherapie können als Basis für das Gespräch mit den Patienten genutzt werden und haben sich bewährt. Teilweise sind sie bereits in AMTS-Softwares integriert. Der Patient kann einen solchen Fragebogen auch selbstständig ausfüllen. Im Erstgespräch können die Einschätzungen des Patienten besprochen werden.
- Außerdem können Arzneimittel entscheidende Hinweise darauf geben, ob der Patient aktuell Beschwerden hat. Laxanzien, Schlafmittel, Antihistaminika, Hustenstiller – all diese Arzneimittel können auf mögliche Nebenwirkungen anderer Arzneimittel der Gesamtmedikation hindeuten. Daher ist es sehr wichtig, den Grund der Einnahme sowohl bei Selbstmedikation als auch bei verordneten Arzneimitteln genau zu hinterfragen (Stichwort: Verordnungskaskade).

Man sollte jedoch auch im Hinterkopf behalten, dass einige Patienten schon bei Einnahme oder beim Lesen der Gebrauchsinformation glauben Nebenwirkungen zu entwickeln (Stichwort Nocebo-Effekt). Manche Patienten schieben Nebenwirkungen gezielt als Grund vor, um bestimmte Arzneimittel nicht einnehmen zu müssen. Hier muss man besonders sensibel agieren und den Nutzen der Arzneimittel herausarbeiten, um die Adhärenz zu gewährleisten.

Außerdem ist daran zu denken, dass auch eine Verschlechterung oder nicht adäquate Therapie der Grunderkrankungen sowie das Auftreten neuer Grunderkrankungen zu Beschwerden führen kann. Besondere Vorsicht ist geboten bei Symptomen, die auf akute Notfallsituationen wie Herzinfarkt oder Schlaganfall hindeuten.

- **MERKE** Bei akuten Beschwerden des Patienten können in der Apotheke **keine** Diagnostik oder Klärung des Kausalzusammenhangs mit einem bestimmten Arzneimittel durchgeführt werden. Es können lediglich Hinweise gesammelt werden, um den Arzt in der Klärung des Kausalzusammenhangs und weiterführenden Diagnostik zu unterstützen.
  Ergibt sich bei Prüfung der Beschwerden der Verdacht auf gefährliche Ereignisse wie Schlaganfall oder Herzinfarkt, ist der Patient umgehend an den Arzt zu verweisen oder, je nach Dringlichkeit, ein Rettungswagen zu rufen.

Identifizierung der Ursache von Nebenwirkungen

Ein Kausalzusammenhang kann in der Apotheke nicht abschließend geklärt werden. Mit Hilfe einer Analyse der Nebenwirkungen können nur Hinweise auf einen Zusammenhang gegeben werden, die der Arzt als Basis für die Ursachenfindung nutzen kann.

- Bei manchen speziellen und selten auftretenden Nebenwirkungen wie einer Zahnfleischwucherung ist mit Hilfe eines Software-Tools sehr schnell identifizierbar, welches Arzneimittel die Ursache sein könnte.
- Es gibt auch typische Nebenwirkungen bei bestimmten Arzneimitteln. Beispielsweise ist bei einem trockenen Husten immer an ACE-Hemmer als Ursache zu denken. Bei Mundtrockenheit ist an Arzneimittel mit anticholinergen Effekten zu denken.
- Bei Nebenwirkungen, die häufig vorkommen und noch viele weitere Ursachen haben können, z. B. Juckreiz oder Schwindel ist die Ermittlung eines auslösenden Arzneimittels sehr schwierig bis unmöglich.

Generell kann in der Apotheke nur der Verdacht des Patienten geprüft und erhärtet oder entkräftet bzw. eingegrenzt werden. Eine Kausalität kann in der Apotheke in der Regel nicht festgestellt werden. Dies ist Sache des Arztes. Bei diffusen Symptomen, deren Auslöser mehrere Arzneimittel der Medikation sein könnten, gilt es einzugrenzen, ob der Verdacht logisch begründbar ist. Dazu gehört eine zeitliche Anamnese und die Feststellung wie wahrscheinlich die jeweilige Nebenwirkung unter den jeweiligen Arzneimitteln auftritt (Nebenwirkungshäufigkeit).

9

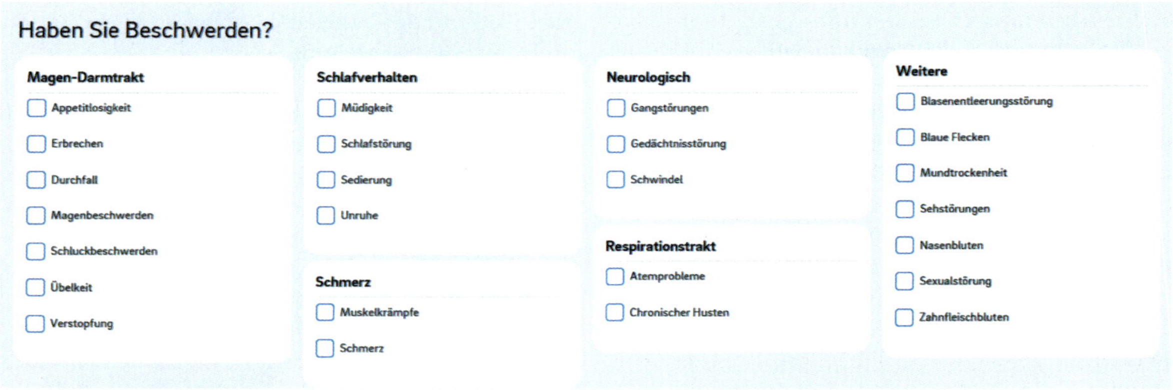

Abb. 9.1 Häufige Beschwerdebilder in der Arzneimitteltherapie nach ATHINA (Scholz amts)

Beeinflussung von Nebenwirkungen durch Wechselwirkungen

Darüber hinaus sind gleichzeitig Aspekte von Wechselwirkungen zu beachten. Auch Wechselwirkungen können Ursachen für die Beschwerden des Patienten sein. Plasmaspiegelanstiege führen beispielsweise zu einer erhöhten Wahrscheinlichkeit oder einer Verstärkung von Nebenwirkungen, wenn diese dosisabhängig – also nicht allergisch bedingt – sind. Die Häufigkeiten, die für die Nebenwirkungen in den Fachinformationen angegeben sind, wurden in klinischen Studien oder Anwendungsbeobachtungen ermittelt. Somit ist davon auszugehen, dass die Nebenwirkungen in dieser Häufigkeit in der Regel im normalen Dosierungsbereich auftreten. Kommt es aber zu einer Erhöhung des Plasmaspiegels durch eine pharmakokinetische Wechselwirkung, kann sich die Wahrscheinlichkeit für eine bestimmte Nebenwirkung erhöhen. Somit ist auch die Wechselwirkungsanalyse in einem solchen Fall ein wichtiges und hilfreiches Tool. Neben den pharmakokinetischen Effekten sind auch pharmakodynamische Effekte zu berücksichtigen.

- **MERKE** Durch eine Erhöhung des Plasmaspiegels beispielsweise durch Überdosierung, pharmakokinetische Wechselwirkungen, Leber- oder Niereninsuffizienz kann es zu einem verstärkten Auftreten bestimmter Nebenwirkungen kommen.

Wenn mehrere Arzneimittel eine Rolle spielen, kann man auch mehrere Effekte im Risikoprotokoll abbilden, sollte aber im Arztbrief ein Fazit ziehen und Substanzen priorisieren. Dabei sollte man sich vorher Gedanken zu möglichen Maßnahmen machen. Ist eine Substitution empfehlenswert, sollte man abwägen, welches Arzneimittel am einfachsten substituiert werden kann bezüglich des therapeutischen Effekts als auch bezüglich der zur Verfügung stehenden Alternativen.

Fragen und Vorgehen zur näheren Einordnung einer akuten Beschwerde oder eines Symptoms

Fragen bezüglich Symptomen/Beschwerden

- **Seit wann** besteht diese Symptomatik?
- **Wie** äußert sich die Symptomatik? (Art/Dauer)
- Gibt es zusätzliche **Begleitsymptome**?
- **Wie oft** am Tag/im Monat, **zu welcher Tageszeit** und **bei welcher Tätigkeit** tritt die Symptomatik auf?
- Gibt es **mögliche, erkennbare Ursachen**? Zeitlicher Zusammenhang mit Medikation (CAVE)?
- Wurde das Problem bereits mit dem **Arzt** diskutiert?
- **Welche Maßnahmen** wurden ergriffen (Arzt/eigene Maßnahmen)?

Potenzielle Nebenwirkungen von Arzneimitteln

Potenzielle Nebenwirkungen werden in der Regel nicht systematisch analysiert. Durch die Kommunikation potenzieller Nebenwirkungen kann die Adhärenz der Patienten beeinträchtigt werden.

Um die Sicherheit der Patienten nicht zu gefährden, ist es in bestimmten Fällen aber unbedingt notwendig auf potenzielle Nebenwirkungen zu verweisen – analog zur Beratung im Handverkauf. Dies ist der Fall, wenn sicherheitshalber risikominimierende Maßnahmen seitens des Patienten zu ergreifen sind. Ein Beispiel wäre die Anwendung von zentraldämpfenden Substanzen: Hier ist auf die verminderte Reaktionsfähigkeit, die verringerte Verkehrstüchtigkeit, die Gefahr beim Bedienen von Maschinen und bei älteren Patienten auf die erhöhte Sturzgefahr hinzuweisen. Diese Risiken können leicht durch entsprechende Maßnahmen verringert werden.

In einigen Fällen ist es auch wichtig, dass Patienten aufgrund des Risikos von Nebenwirkungen auf bestimmte Symptome achten. Dies sollte in der Regel aber vor allem bei Patienten mit hohem Risiko für eine bestimmte Nebenwirkung kommuniziert werden.

Wenn eine Kommunikation von potenziellen Nebenwirkungseffekten im individuellen Patientenfall als notwendig erachtet wird, muss diese generell mit besonderer Sorgfalt erfolgen. Um die Adhärenz der Patienten nicht zu gefährden, muss der potenzielle Nutzen für den Patienten die möglichen Risiken der Therapie überwiegen. Daher ist stets darauf hinzuweisen, dass die jeweilige Nebenwirkung nur selten auftritt (muss nicht der genauen Einteilung der Fachinformation entsprechen) und dass unter Einhaltung der Vorsichtsmaßnahmen die Sicherheit gewährleistet ist. Auch der Nutzen des Arzneimittels kann noch einmal hervorgehoben werden. Bei bestimmten Patientengruppen (z. B. ängstliche Patienten, Patienten mit psychischen Erkrankungen, Patienten in hohem Lebensalter oder Patienten mit Verständnisschwierigkeiten) ist es im Zweifel besser von der Information über potenzielle Nebenwirkungen abzusehen, es sei denn, dies ist unvermeidbar.

Es können auch risikominimierende Maßnahmen getroffen werden, indem bestimmte Arzneimittel in Risikogruppen vermieden werden. Dies muss ggf. mit dem Arzt besprochen werden. Beispielsweise sind Arzneimittel mit erhöhtem anticholinergem Potenzial bei älteren Patienten möglichst zu vermeiden.

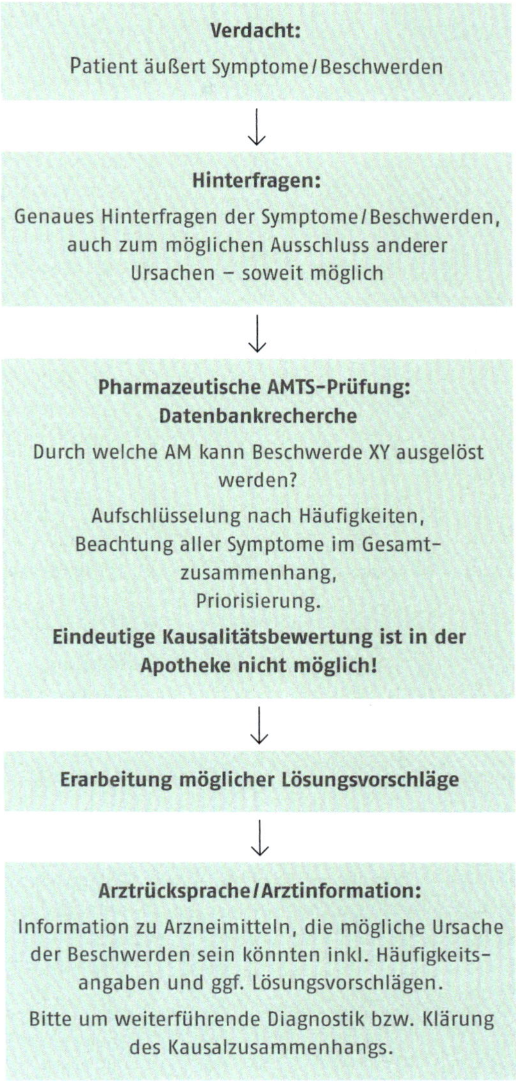

Abb. 9.2 Vorgehen bei der Fragestellung: Kommt eine Beschwerde des Patienten von einem Arzneimittel?

9.2.8 Wechselwirkungen

Eine Wechselwirkungsanalyse wird stets bei der Abgabe von Arzneimitteln in der Apotheke durchgeführt. Dennoch lassen sich bei der Analyse der Interaktionen im Rahmen der pharmazeutischen AMTS-Prüfung bisher nicht entdeckte Wechselwirkungen finden, da bei der Abgabe von Arzneimitteln im Apothekenalltag kein systematischer Medikationsabgleich mittels Brown-Bag-Review und keine strukturierte Datenerfassung durchgeführt werden. So werden auch Wechselwirkungen mit Selbstmedikationen, Nahrungsergänzungsmitteln oder Vitaminpräparaten sowie Wechselwirkungen zwischen Präparaten verschiedener Verordner sichtbar, die vielleicht vorher verborgen geblieben sind, da der Patient in unterschiedlichen Apotheken war oder sich Arzneimittel im Internet besorgt hat. Des Weiteren werden hier ggf. klinische Aspekte berücksichtigt, die bei den Gesprächen im HV nicht bekannt waren.

Pharmakodynamische Wechselwirkungen

Pharmakodynamische Wechselwirkungen entstehen durch agonistische und antagonistische Effekte der Arzneimittel im Körper des Patienten. Wirkungen und Nebenwirkungen können sich gegenseitig beeinflussen (z. B. Synergismus, Antagonismus). Es gibt einige typische pharmakodynamische Wechselwirkungen, die in der Praxis häufiger eine Rolle spielen. Eine Auswahl wichtiger pharmakodynamischer Wechselwirkungen wird in Tab. 9.5 dargestellt.

Pharmakokinetische Wechselwirkungen

Im Gegensatz zu den pharmakodynamischen Effekten geht es hierbei darum, was der Körper mit dem Arzneimittel macht. Einprägsam ist hierbei die Begrifflichkeit des LADME-Modells: Löslichkeit, Absorption (Resorption), Distribution, Metabolismus, Exkretion (Ausscheidung).

Hier ist es wichtig, die pharmakokinetische Interaktion nicht isoliert zu betrachten, sondern zu überlegen,

9

Tab. 9.5 Wichtige pharmakodynamische Wechselwirkungen (Auswahl)

Interaktion	Kommentar
Agranulozytose	■ Kann additiv sein, ■ bei einigen Arzneimitteln ist Kombination mit Agranulozytose-auslösenden Arzneimitteln eine (formale) Kontraindikation → vielfältige Wechselwirkungen, ■ oft keine Therapiealternativen → strenge Nutzen-Risiko-Abwägung, engmaschige Blutbildkontrolle, Überwachung des Patienten (Symptomtrias: Fieber, Halsschmerzen, Schleimhautläsionen).
Additive anticholinerge (Neben-)Wirkungen	■ z. B. Akkommodationsstörungen/Mydriasis/trockene Augen, Miktionsstörungen/Harnverhalt, Hauttrockenheit/Hyperthermie, kognitive Beeinträchtigungen/Verwirrtheit/Delir, Mundtrockenheit, Obstipation, Tachykardie, ■ Risikofaktor: Alter ≥ 65 Jahre, ■ stark anticholinerge Arzneimittel (anticholinerger Score ≥ 3) sowie die Gabe mehrerer anticholinerger Arzneimittel (anticholinerger Gesamtscore ≥ 3) vermeiden, ■ Literatur und Bewertung anticholinerger Effekte: Kiesel et al. 2018 und Baum 2022, ■ Erhöhung der Sturzgefahr, Delirrisiko, ■ keine Anwendung bei bestehenden kognitiven Einschränkungen.
Additive antihypertensive Effekte	■ Kontrolle Blutdruckwerte und ggf. Symptomatik der Patienten.
Additive Gerinnungshemmung	■ Erhöhte Blutungsgefahr, z. B. gastrointestinale Blutungen.
Additive zentraldämpfende Effekte	■ Teilnahme im Straßenverkehr und Bedienen von Maschinen beeinträchtigt: Hinweis für alle Patienten, ■ Erhöhung der Sturzgefahr (Risikofaktor: Alter ≥ 65 Jahre).
Antagonismus	■ Wirkungsabschwächung oder Aufhebung, meist absolute Kontraindikation.
Elektrolytstörungen: ■ Hypo-/Hyperkaliämie, ■ Hypo-/Hypermagnesiämie, ■ Hypo-/Hypercalcämie, ■ Hypo-/Hypernatriämie	■ Elektrolytstörungen können verschiedene klinische Symptome hervorrufen und das Risiko für das Auftreten klinischer Effekte anderer Wechselwirkungen erhöhen. ■ Wirken alle Arzneimittel in eine Richtung, oder sind auch Arzneimittel enthalten, die den Effekt anderer Arzneimittel auf bestimmte Elektrolyte nivellieren? ■ Kontrolle der Elektrolytspiegel (siehe Fachinformationen; Medikamentenmonitoring, S1-Leitlinie; Hausärztliche Leitlinie Multimedikation (S3-Leitlinie)
QT-Zeit-Verlängerung	■ Relevant vor allem bei Patienten mit Risikofaktoren, z. B. kongenitales QT-Syndrom, weibliches Geschlecht, Alter ≥ 65 Jahre, Elektrolytstörungen (insbesondere Hypokaliämie, -magnesiämie und -calcämie), Bradykardie, Herzinsuffizienz, Myokardhypertrophie, erhöhte Plasmaspiegel oder schnelle intravenöse Applikationen
Serotonin-Syndrom	■ Vor allem in Kombination mit MAO-Hemmern relevant, ■ Gefahr bei Kombination von MAO-Hemmern mit stark serotonergen Substanzen, ■ vor allem innerhalb der ersten 24 Stunden nach Therapiebeginn oder Dosissteigerung.
Triple Whammy: RAAS-Hemmer + Diuretikum + NSAR	■ Risiko für akutes Nierenversagen. ■ Vorsichtshalber absolute Kontraindikation.

was die kleinsten Folgen der pharmakokinetischen Beeinflussung sein könnten. Dabei spielen folgende Faktoren eine Rolle:

- Ausmaß der Plasmaspiegeländerung:
  - Berücksichtigung multipler pharmakokinetischer Interaktionen,
  - Berücksichtigung weiterer Risikofaktoren des Patienten,
- therapeutische Breite des Arzneistoffs,
- klinische Studien oder Erkenntnisse dazu, ob und welche Plasmaspiegeländerungen zu klinischen Folgen geführt haben,
- Vorliegen von Risikofaktoren für das Auftreten klinischer Folgen der pharmakokinetischen Wechselwirkung beim Patienten.

Tab. 9.6 Pharmakokinetische Wechselwirkungen (Übersicht)

Interaktion	Kommentar
Erhöhung der Plasmaspiegel	
Erhöhte Bioverfügbarkeit, erhöhter Plasmaspiegel durch Inhibition metabolisierender Enzyme, Inhibition von Transportproteinen	Erhöhte Gefahr von Nebenwirkungen, Toxizität, zu beachten sind: ▪ therapeutische Breite der beeinflussten Substanz, ▪ Ausmaß des Plasmaspiegelanstiegs, ▪ aktuelle Dosierung, ▪ Risikofaktoren des Patienten, ▪ weitere pharmakokinetische Effekte, die diesen Effekt verstärken oder abschwächen, ▪ klinische Effekte der Plasmaspiegelerhöhung.
Verminderung der Plasmaspiegel	
Verminderte Bioverfügbarkeit, z. B. durch Verringerung der Löslichkeit, Komplexbildung im GI-Trakt, Induktion metabolisierender Enzyme, Induktion von Transportproteinen, erhöhter Metabolismus, z. B. durch Induktion metabolisierender Enzyme, Induktion von Transportproteinen	Verminderung des Therapieerfolgs, Therapieversagen, zu beachten sind: ▪ therapeutische Breite der beeinflussten Substanz, ▪ Ausmaß der Plasmaspiegelverminderung, ▪ Gefährlichkeit der Grunderkrankung, ▪ weitere pharmakokinetische Effekte, die diesen Effekt verstärken oder abschwächen, ▪ klinische Effekte der Plasmaspiegelverminderung.

Zeitliche Aspekte

Eine Inhibition der metabolisierenden Enzyme durch starke Inhibitoren tritt meist unmittelbar nach Einnahme bzw. Resorption des Inhibitors ein und hält nach Beendigung der Therapie bis zur Elimination des Inhibitors aus dem Körper (ca. 5 Halbwertszeiten des Inhibitors) an. Dies sollte bei möglichen Dosisanpassungen berücksichtigt werden.

Eine Induktion und das Nachlassen der Induktion treten zeitverzögert ein, da eine Induktion auf Gen- und Syntheseaktivierung des jeweiligen Enzyms beruht. Die Synthesedauer eines Cytochrom-P450-Enzyms beträgt ca. 24–48 Stunden. Erste Induktionseffekte sind einige Stunden nach der Gabe eines Induktors nachweisbar. Die maximale Induktion wird jedoch erst nach ca. 5–7 Tagen erreicht. Nach dem Absetzen eines Induktors kann der induktive Effekt noch bis zu 2 Wochen anhalten.

9.3 Bewertung der arzneimittelbezogenen Probleme

Man unterscheidet zwischen **manifesten** und **potenziellen arzneimittelbezogenen** Problemen.

- Ein manifestes Problem wäre z. B. eine aufgedeckte mangelnde Therapietreue oder eine falsche Lagerung, die jeweils zu Therapieversagen geführt haben oder eine Wechselwirkung, die zu klinischen Symptomen geführt hat.
- Potenzielle ABP sind beispielsweise das Vorhandensein von Kontraindikationen oder Wechselwirkungen, die aber bisher keine klinisch relevanten Folgen haben. Manifeste ABP haben dementsprechend eine höhere Dringlichkeit als potenzielle ABP. Dennoch sind auch potenzielle ABP wichtig, denn Ziel ist es, die Patienten vor den Folgen der ABP zu schützen, d. h. das Problem muss gelöst werden, bevor es zu Therapieversagen oder Nebenwirkungen kommt.

Bewertungs- und Priorisierungskriterien für ABP

Klinische Relevanz im individuellen Fall unter Berücksichtigung von:

- aktueller Dosierung,
- Risikofaktoren und Grunderkrankungen des Patienten,
- Ausmaß der Erhöhung/Verminderung des Plasmaspiegels (pharmakokinetische WW),
- Gefährlichkeit der möglichen klinischen Folgen:
  - Therapieversagen vs. Nebenwirkung = klinische Symptome/Beschwerden,
  - Tod > Hospitalisierung > schwere Symptome/Beschwerden > tolerierbare Symptome/Beschwerden > milde Symptome/Beschwerden.

Ein wichtiges Bewertungskriterium ist die **klinische Relevanz** der detektierten arzneimittelbezogenen Probleme. Die klinische Relevanz ist immer individuell für den jeweiligen Patienten zu ermitteln. Eine Wechselwirkung kann für Patient A nicht relevant sein, wohl aber für Patient B, bei dem z. B. Risikofaktoren wie eine Niereninsuffizienz vorliegen. Software-Tools können bei der Bewertung der klinischen Relevanz unterstützen, diese jedoch in der Regel nicht komplett allein evaluieren. Hier ist pharmazeutischer Sachverstand gefragt. Dieser kann nicht durch ein Software-Tool ersetzt werden. Die klinische Relevanz wird durch den Apotheker vor dem Hintergrund der Risikofaktoren, bekannten klinischen Parametern und Gesamtmedikation des individuellen Patienten abgeschätzt.

Sollten viele Probleme detektiert und als relevant eingestuft werden, ist eine Priorisierung vorzunehmen:

- Wie dringend ist eine Lösung der Probleme bzw. Intervention erforderlich?
- Welche klinisch relevanten Probleme stellen eine akute Gefahr für den Patienten dar oder gefährden den Therapieerfolg?
- Welche Probleme sind diejenigen, die am wahrscheinlichsten Auftreten?

9.3.1 Klinische Relevanz der Interaktionen

Die meisten Interaktionen, die bei der pharmazeutischen AMTS-Prüfung detektiert werden, sind potenzielle Wechselwirkungen. Um bei den Ärzten keinen Over-Alert zu generieren, sollten nur die Wechselwirkungen gemeldet werden, die in dem individuellen Patientenfall als klinisch relevant angesehen werden. Es ist wichtig, Interaktionen nicht isoliert zu betrachten, sondern alle Risiken in Bezug auf die klinische Gesamtsituation im individuellen Fall (soweit bekannt) zu bewerten. Pharmakokinetische Wechselwirkungen können sowohl zu Wirkungsverlust/-verstärkung als auch zu einer Verstärkung von Nebenwirkungen oder pharmakodynamischen Wechselwirkungen führen. Um eine abschließende Bewertung vorzunehmen sind stets alle Faktoren zu berücksichtigen.

9.4 Erarbeitung von Lösungsvorschlägen

Bei der Erarbeitung von Lösungsvorschlägen ist es wichtig, die gesamte Medikation zu betrachten und nicht nur auf Basis der einzelnen Probleme zu arbeiten. Dabei ist zu berücksichtigen, ob bereits vom Arzt Maß-

Bewertung der klinischen Relevanz von Interaktionen

Interaktionen mit akuten klinischen Folgen

- Liegen beim Patienten möglicherweise akute Folgen einer bestimmten Wechselwirkung vor (z. B. klinische Symptome oder Laborwerte außerhalb der Norm)?
- Wenn ja, wie schwerwiegend sind die klinischen Folgen (lebensbedrohlich, nicht tolerierbar vs. tolerierbar)?
- Können die Folgen unter bestimmten Maßnahmen/ Monitoring toleriert werden?
- Besteht Handlungsbedarf (Dringlichkeit, Art der Maßnahmen, Vorgehen)?

Interaktionen mit potenziellen klinischen Folgen

Wie gefährlich sind die möglichen klinischen Auswirkungen der Wechselwirkung (lebensbedrohlich, irreversible Schäden, nicht tolerierbare Folgen oder tolerierbar und vernachlässigbar)?

Bei pharmakokinetischen Wechselwirkungen:

- Therapeutische Breite des Arzneistoffs?
  - Je geringer die therapeutische Breite, desto wahrscheinlicher ist das Auftreten klinischer Folgen durch pharmakokinetische Interaktionen.
- Ausmaß der Plasmaspiegeländerung unter Berücksichtigung aller pharmakokinetischen Einflussfaktoren:
  - Ob das Ausmaß der Plasmaspiegeländerung zu klinischen Folgen führt, hängt a) von der therapeutischen Breite des Arzneistoffs und b) von der aktuellen Dosierung ab.
- Zeitliche Aspekte?
  - Zeitverzögertes Einsetzen und Nachlassen der Induktion.
  - Bei Vorschlägen bezüglich des Absetzens oder der Substitution sind Halbwertszeiten zu beachten.
- Aktuelle Dosierung des Patienten?
  - Niedrig/hoch dosiert?
  - Wird durch die erwartete Plasmaspiegelerhöhung die für diesen Patienten zulässige Maximaldosierung überschritten?
- Gibt es klinische Studien oder Erkenntnisse, ob und welche Plasmaspiegeländerungen zu klinischen Folgen geführt haben?

Wie wahrscheinlich ist es, dass die Wechselwirkung auftritt?

- Liegen nur theoretische Überlegungen zugrunde oder gibt es klinische Studien zum Auftreten der Wechselwirkung?
- Wie häufig tritt die Wechselwirkung laut Studien auf?
- Liegen bei dem Patienten Risikofaktoren für das Auftreten der detektierten Wechselwirkung vor?

nahmen zur Risikominimierung eingeleitet wurden. Wurde beispielsweise ein niedriger Kaliumspiegel, der vor 3 Monaten gemessen wurde, bereits durch Kaliumsubstitution korrigiert; wird bei erhöhtem Risiko für gastrointestinale Komplikationen schon ein PPI zum Schutz des Magens verordnet; wurden vor dem Hintergrund einer Niereninsuffizienz oder pharmakokinetischen Interaktionen bereits Dosierungsanpassungen vorgenommen?

9.4.1 Art der Maßnahme

Die Lösung der ABP und mögliche Interventionen können sehr unterschiedlich sein. Manchmal sind nur Anpassungen der Dosierungen oder der Einnahmehinweise erforderlich. Manche ABP können unter Monitoring-Maßnahmen toleriert werden. Wenn diese Maßnahmen nicht ausreichend sind, kann aber auch die Substitution eines Arzneimittels erforderlich sein. Bei der Erarbeitung von Lösungsvorschlägen können eine Literaturrecherche und die Nutzung computerbasierter Programme helfen. Wenn eine klinische Relevanz besteht, muss evaluiert werden, ob und welche Art der Intervention notwendig ist.

Checkliste 8
Mögliche Maßnahmen bei Vorliegen von ABP

- ☐ Aufklärung, Information und Beratung des Patienten,
- ☐ Anpassungen der Einnahmezeitpunkte,
- ☐ Anpassungen der Dosierung,
- ☐ Beobachtung bzw. Monitoring des Patienten bzw. Kontrolle von Labor- oder Vitalparametern,
- ☐ Substitution von kritischen Arzneimitteln (Beachtung der Lieferbarkeit):
  - ☐ alternative Darreichungsform,
  - ☐ alternative Freisetzungskinetik,
  - ☐ alternativer Wirkstoff.

  Zu beachten sind: Indikation und Äquivalenzdosis, Risiko-Check mit den designierten Alternativarzneimitteln im Kontext der Grunderkrankungen und der Gesamtmedikation des Patienten.

Zur Erarbeitung von Lösungsvorschlägen können die Informationen der Arzneimitteldatenbanken, AMTS-Softwares, Fachinformationen oder Leitlinien zu den Erkrankungen, herangezogen werden. Eine gut strukturierte Übersicht über alle relevanten Dosierungen, Risiken und Maßnahmen bieten auch Therapieleitfäden für Ärzte, wie es sie beispielsweise für Gerinnungshemmer wie Eliquis® oder Xarelto® gibt.

Hilfsmittel zur Anpassung der Dosierung, Einnahme- oder Anwendungsvorschriften

Abschnitt 4.2 der Fachinformation der entsprechenden Fertigarzneimittel: Hier befinden sich auch Vorschläge zu Dosisanpassungen in bestimmten Altersgruppen, beim Auftreten von Nebenwirkungen, bei besonderen Begleittherapien oder bei Nieren- sowie Leberfunktionsstörungen. Am Ende des Kapitels 4.2 findet sich der Abschnitt „Art der Anwendung". In diesem Abschnitt stehen die praxisrelevanten Hinweise zur Einnahme und Anwendung im Hinblick auf die gleichzeitige Nahrungsaufnahme. Für kritische Arzneimittel wie Alendronsäure, bei denen die richtige Einnahme wesentlich zur Vermeidung von Nebenwirkungen und Gewährleistung der Wirkung beträgt, sind hier differenzierte Einnahme- und Anwendungshinweise zu finden. Informationen zu Interaktionen mit Nahrungsmitteln sind in Abschnitt 4.5 der Fachinformation (Wechselwirkungen) zu finden.

Arzneimittel in alternativen Darreichungsformen oder mit veränderter Freisetzungskinetik, Informationen zur Mörserbarkeit und Sondengängigkeit sind über das Warenwirtschaftssystem der Apotheke, die Arzneimitteldatenbank oder die AMTS-Software auffindbar.

Die Plattform „Pharmatrix" stellt ebenfalls hilfreiche Informationen zur Sondengängigkeit und Applikation von Peroralia zur Verfügung, allerdings wurden diese seit einiger Zeit nicht mehr aktualisiert.

Hilfsmittel zum Auffinden passender Maßnahmen im Falle relevanter Kontraindikationen und Anwendungsbeschränkungen, Neben- und/oder Wechselwirkungen

Auch hier können die Risiken teilweise durch eine Anpassung von Anwendungs- und Einnahmevorschriften gesenkt werden (s. o.). Bei klinisch relevanten ABP dieser Kategorie werden aber meist Maßnahmen wie Monitoring, Dosisanpassungen oder sogar die Substitution eines Wirkstoffs unumgänglich.

Monitoring-Maßnahmen können sich entweder auf Labor- oder Vitalparameter beziehen oder auf Symptome bestimmter unerwünschter Arzneimittelwirkungen.

Sind risikoabhängige Monitoring-Maßnahmen erforderlich, werden diese in der Regel in den Arzneimitteldatenbanken und AMTS-Softwares beschrieben. Ist eine weiterführende Recherche notwendig, empfehlen sich die entsprechenden Fachinformationen und die Leitlinien zu den Erkrankungen. In der Priscus-Liste oder anderen Listen zur Identifikation von PIM sind Hinweise auf spezielle Monitoring-Maßnahmen bei kritischen Medikationen im Alter zu finden.

Empfehlungen zu Routine-Kontrollen bestimmter Arzneimittel finden sich ebenfalls in den entsprechenden Fachinformationen, den Leitlinien zu den Erkrankungen als auch in der Leitlinie Medikamentenmonitoring (S1-Leitlinie) oder in der in der Hausärztlichen Leitlinie: Multimedikation (S3-Leitlinie) unter Monitoring/Follow-up.

AMTS-Softwares bieten teilweise auch eine Suche nach **alternativen, risikoärmeren Arzneimitteln** bezüglich eines bestimmten ABP an (▸Kap. 9.5). Darüber hinaus können für die Suche nach geeigneten Alternativen zur Substitution riskanter Arzneimittel auch die Leitlinien zu den Erkrankungen, ATC-Code-basierte Wirkstofflisten und die Äquivalenzdosistabellen der ABDA genutzt werden. Neben der indikationsabhängigen Auswahl des alternativen Wirkstoffs ist auf die Empfehlung einer adäquaten Stärke des Alternativarzneimittels zu achten, damit ein gleichwertiger therapeutischer Effekt sichergestellt werden kann.

Bei Effekten, die in der Regel keine Gruppeneffekte darstellen, wie pharmakokinetische Wechselwirkungen oder bestimmte substanzabhängige pharmakodynamische Effekte, wie eine QT-Intervall-Verlängerung, wird zunächst versucht, innerhalb einer Wirkstoffgruppe (5-stelliger ATC-Code, z. B. C10AA = HMG-CoA-Reduktasehemmer) einen geeigneten Wirkstoff zur Substitution zu finden. Sollte dies nicht möglich sein, muss ein Wirkstoff aus einer anderen chemischen, therapeutischen bzw. pharmakologischen Gruppe gewählt werden.

- **MERKE** Folgende Aspekte sind bei der Auswahl potenziell risikoärmerer Wirkstoff-Alternativen bzw. Arzneimittel-Alternativen unbedingt zu beachten, bevor Sie mit dem Arzt besprochen werden:
  - Sicherstellung des gleichen Indikationsgebietes, eines möglichst gleichwertigen therapeutischen Effekts und der Evidenz sowie Auffinden einer geeigneten (Äquivalenz-)Dosierung der ausgewählten Substitute bei der vorliegenden Indikation (→ Leitlinien zu den Erkrankungen, Äquivalenzdosistabellen).
  - Prüfung der Substitute vor dem Hintergrund der Gesamtmedikation und der Grunderkrankungen des Patienten auf neue, nicht tolerierbare Risiken wie Kontraindikationen und Wechselwirkungen (→ Arzneimitteldatenbank/AMTS-Software).
  - Lieferbarkeit der neu ausgewählten, alternativen Fertigarzneimittel prüfen!

9.4.2 Umsetzung und Kommunikation der Maßnahmen

Muss der Arzt kontaktiert werden?

Sollten Maßnahmen erforderlich sein, muss evaluiert werden, welche Akteure des Medikationsprozesses dabei mit einzubeziehen sind und wie vorgegangen wird. Einfache Maßnahmen, die nur geringfügige Änderungen oder reine Information des Patienten umfassen, können direkt in der Apotheke zwischen Apotheker und Patient vereinbart werden. In anderen Fällen muss der Arzt hinzugezogen werden.

- **MERKE** Bei einer Rücksprache mit dem Arzt sind vorab vereinbarte Kommunikationswege einzuhalten.
  Die Priorisierung der ABP ist bei Kommunikation mit dem Arzt sehr wichtig. Ein Over-Alert muss vermieden werden.
  Es sollten im Voraus möglichst mindestens zwei alternative Lösungsvorschläge für den Arzt erarbeitet wurden.

Checkliste 9

Beispiele für Anpassungen und Maßnahmen, die in der Regel ohne Rücksprache mit dem Arzt erfolgen können

- ☐ Anpassung von Einnahme- bzw. Anwendungszeitpunkten,
- ☐ Optimierung der Einnahme- bzw. Anwendungshinweise,
- ☐ Schulung in der Arzneimittelanwendung,
- ☐ Empfehlungen zur Kontrolle relevanter Vitalparameter, wenn diese vom Patienten selbst oder der Apotheke bestimmt werden können,
- ☐ Ernährungsempfehlungen,
- ☐ Empfehlungen zur Optimierung des Lebensstils.

Arztrücksprache ist immer notwendig

- ☐ Bei Anpassungen der Dosierungen,
- ☐ bei Empfehlungen zu spezifischen Monitoring-Maßnahmen, die durch den Arzt erfolgen müssen,
- ☐ Notwendigkeit der Substitution bzw. des Absetzens eines Arzneimittels.

Maßnahmen in der Apotheke

Information und Aufklärung zur Förderung der Therapietreue

Ein Hauptziel der erweiterten Medikationsberatung ist die Steigerung der Adhärenz und Erhöhung des Verständnisses für die Therapie. Neben der Erläuterung von Dosierung und Einnahmehinweisen ist hierfür eine deutliche und für die Patienten leicht verständliche

Darstellung der Einnahmegründe sehr wichtig. Um die Notwendigkeit der regelmäßigen Einnahme zu verdeutlichen, müssen ggf. auch die Wirkung und der Nutzen des Arzneimittels erläutert werden. Zum Beispiel kann erklärt werden, dass Statine oder ASS bei regelmäßiger Einnahme vor schwerwiegenden Komplikationen wie Herzinfarkt und Schlaganfall schützen können. Der Nutzen eines Arzneimittels muss immer die möglichen Risiken überwiegen. Des Weiteren ist zu überlegen, ob weitere Maßnahmen notwendig sind, um die Adhärenz zu erhöhen (◘ Tab. 9.7). Arzneimittelbezogene Probleme, die die Adhärenz beeinträchtigen können wie hohe Anzahl von Arzneimitteln, komplexe Einnahmeregimes, schlechte Verträglichkeit, Nebenwirkungen oder Anwendungs- und Handhabungsprobleme sind nach Möglichkeit zu reduzieren bzw. zu beseitigen.

Optimierung von Einnahmehinweisen in der Apotheke
Bei der Optimierung von Einnahmehinweisen bezüglich der Tageszeit muss stets evaluiert werden, ob hinter Einnahme- oder Anwendungsempfehlungen, die von den normalen Empfehlungen für ein Arzneimittel abweichen, ein bestimmtes vom Arzt verfolgtes Ziel stecken könnte. In so einem Fall ist vor der Anpassung mit dem Arzt zu sprechen. Änderungen von Einnahmezeitpunkten bezüglich der Nahrungsaufnahme können in der Regel ohne ärztliche Rücksprache erfolgen.

◘ **Tab. 9.7** Maßnahmen bei mangelnder Therapietreue

Unabsichtliche Nichteinnahme	Maßnahmen
Hohe Anzahl von Arzneimitteln	▪ Reduktion der Anzahl der Präparate, ▪ Deprescribing
Komplexe Einnahmevorschriften	▪ Reduktion der Anwendungs- bzw. Einnahmezeitpunkte, ▪ Zusammenlegen von Anwendungs- bzw. Einnahmezeitpunkten, ▪ ggf. Dispenser, ▪ Hilfe, Betreuung bei der Arzneimitteleinnahme
Verschiedene Lagerungsorte	▪ Ein gemeinsamer Lagerungs- bzw. Aufbewahrungsort, ▪ ggf. Dispenser
Kein vollständiger Medikationsplan	▪ Vervollständigung des Medikationsplans
Vergesslichkeit	▪ Hilfsmittel, z. B. Timer, Wecker oder Dispenser, ▪ Hilfe, Betreuung bei der Arzneimitteleinnahme
Absichtliche Nichteinnahme	**Maßnahmen**
Schlechte Verträglichkeit	▪ Optimierung der Therapie, z. B. Dosierung, Anwendungs- bzw. Einnahmezeitpunkt, Darreichungsform, Substitution
Manifestation von Nebenwirkungen	▪ Klärung des Kausalzusammenhangs, ▪ Optimierung der Therapie, z. B. Dosierung, Anwendungs- bzw. Einnahmezeitpunkt, Darreichungsform, Substitution, ▪ ggf. risikominimierende Komedikation
Angst vor oder Verdacht auf Nebenwirkungen	▪ Aufklärung und Information zum Nutzen-Risiko-Verhältnis der Arzneimittel
Kein direkt sichtbarer bzw. messbarer Effekt	▪ Aufklärung und Information zum Nutzen der Arzneimittel
Mangelndes Therapieverständnis	▪ Aufklärung und Information zum Nutzen der Arzneimittel
Handhabungsprobleme	▪ Beratung zur richtigen Anwendung, ▪ Hilfsmittel, z. B. Tablettenteiler, Dispenser, Schluckhilfen, ▪ Wechsel der Darreichungsform, ▪ Substitution des Arzneimittels
Finanzielle Ursachen	▪ Falls möglich Auswahl und Abgabe zuzahlungsfreier Präparate

Rücksprache mit dem Arzt

Vor einer Rücksprache mit dem Arzt, z. B. bzgl. einer notwendigen Substitution eines Arzneimittels, empfiehlt sich immer **ein Blick in die entsprechenden Leitlinien**, um mit dem Arzt auf Augenhöhe zu diskutieren. In der Leitlinie erfährt man, welche Arzneimittel mit hoher oder geringerer Evidenz und in welcher Dosierung empfohlen werden, welche Arzneimittel nicht empfohlen werden, welche Monitoring-Maßnahmen empfohlen werden und in einigen Fällen ist möglicherweise auch die vorliegende Problematik bereits in der Leitlinie abgehandelt. Außerdem kann Fachliteratur herangezogen werden, die sich schwerpunktmäßig mit dem vorliegenden Problem beschäftigt und möglicherweise findet man in der Literatur auch Fallbeispiele mit ähnlichen Medikationen/Problemen.

In der Regel ist es ratsam, **mindestens zwei alternative Lösungsvorschläge** für den Arzt bereitzuhalten. Dies können beispielsweise Substitutionsmöglichkeiten oder Empfehlungen zu risikominimierenden Maßnahmen sein. Dabei ist zu berücksichtigen, ob bereits Maßnahmen zur Risikominimierung eingeleitet wurden.

Wenn mehrere Verordner beteiligt sind und ein Problem wie eine Interaktion Arzneimittel betrifft, die durch verschiedene Ärzte verordnet wurden, ist genau zu überlegen, wie das ABP am einfachsten und schnellsten zu lösen ist: Bei welchem Arzneimittel sind Anpassungen (Dosis, Substitution) am einfachsten durchzuführen? Dies ist abhängig von den Patienten, der Indikation und der Verfügbarkeit von alternativen Wirkstoffen oder Wirkstärken (oder Teilbarkeit).

In der schriftlichen Kommunikation mit dem Arzt ist im Anschreiben nur auf die wichtigsten ABP hinzuweisen, bei denen tatsächlich Handlungsbedarf für den Arzt besteht. Alle anderen detektierten ABP sind im Ergebnisbericht/-protokoll als Anhang zum Anschreiben abzubilden.

Anpassung von Dosierungen

Anpassungen von Dosierungen bei Detektion von Ober- oder Unterdosierungen sollten nie eigenständig durch den Apotheker erfolgen, denn in der Regel ist die Anamnese des Patienten inklusive genauer Diagnosen und Risikofaktoren nicht bekannt. Es kann auch sein, dass sich ein Patient in einer Dosistitration befindet. Daher ist bei Dosisanpassungen auf Basis von Indikation und Evidenz Zurückhaltung angezeigt.

Anders ist die Situation bei Dosierungsempfehlungen auf Basis von detektierten ABP wie Nebenwirkungen und Wechselwirkungen. Hier gilt es sinnvolle und in der Praxis durchführbare Dosisanapassungen zu wählen. Dabei sollte man sich fragen: Gibt es das Arzneimittel in geringerer/höherer Stärke im Handel bzw. ist eine Tablette teilbar? Unabhängig von einer auf Basis einer bestimmten Kreatinin-Clearance/eGFR berechneten prozentualen Dosisanpassung, ist zu bedenken, dass in vielen der Fachinformationen Maximaldosierungen für eine bestimmte Stufe der Niereninsuffizienz genannt werden.

Dosisanpassungen werden in der Regel vom Arzt immer vorsichtig unter Beobachtung der Verträglichkeit und Wirksamkeit des Arzneistoffs durchgeführt.

Substitution eines Arzneistoffs

Bei Auswahl der Substitute ist Folgendes zu bedenken:

1. Das ABP muss gelöst werden, d. h. das Therapierisiko des Patienten bezogen auf das vorliegende ABP wird gesenkt.
2. Es darf kein neues Problem bezüglich der Gesamtmedikation und der vorliegenden klinischen Befunde entstehen.
3. Die vorgeschlagenen Arzneimittel müssen bei der vorliegenden Erkrankung indiziert sowie nach Möglichkeit in den Leitlinien positiv bewertet sein.
4. Die Alternativarzneimittel sollten nach Möglichkeit lieferbar sein.

Bei Unsicherheiten sind Fragen zu notieren, um das Problem mit dem Arzt zu diskutieren.

■ **MERKE** Wichtig ist, sich bewusst zu machen, dass hier nur Vorschläge erarbeitet werden, von denen der Patient profitieren könnte. Die Entscheidung über die Umsetzung der Vorschläge obliegt dem Arzt.

9.5 Computerbasierte Programme zur Unterstützung

Wie bereits an anderen Stellen erwähnt, ist die Nutzung von Software-Tools zur Durchführung einer Medikationsanalyse nahezu unerlässlich. Das liegt an der großen Anzahl der im Markt befindlichen Arzneimittel und den komplexen Medikationsszenarien bei Multimorbidität. Die Problematik der Polymedikation wurde in ▸ Kap. 2.1 erläutert.

Die ABDA-Datenbank ist in jeder Apotheke vorhanden und detektiert während der Arzneimittelabgabe die möglichen Interaktionen. Kontraindikationen können über das CAVE-Modul identifiziert werden. Die ABDA-Datenbank unterstützt aber nicht gezielt den Prozess der erweiterten Medikationsberatung. Daher ist es empfehlenswert, sich zur Umsetzung der erweiterten Medikationsberatung in der Apotheke ein Software-Tool anzuschaffen, das für diese Art der pharmazeutischen Dienstleistung spezialisiert ist. Derartige Tools bieten eine gezielte, umfangreiche und schnelle Detektion der ABP und halten in vielen Fällen Empfehlungen zur

Lösung der ABP bereit. Sie ermöglichen außerdem eine digitale Dokumentation sowie die Erstellung von Risikoprotokollen und/oder Arztbriefen.

Unterschiede gibt es vor allem in der Datengrundlage, der Oberfläche und Bedienung sowie im Preis, aber auch in einigen Funktionen:

- Einige Tools basieren auf den Arzneimittelinformationen der ABDA-Datenbank. Dies hat den Vorteil, dass der Anwender sich nicht an neue Risikoklassifizierungen gewöhnen muss. Andererseits hat dies den Nachteil, dass man dann noch einmal die gleichen Informationen erhält. Eine Datenbank mit anderer Datengrundlage kann als zweites Recherche-Tool – sozusagen als „Zweitmeinung" und „Rückversicherung" dienen. So kann sich der Anwender einen differenzierten Überblick verschaffen und auf ein Maximum an gut aufbereiteten Informationen zugreifen. Für eine gute und umfassende Recherche ist es empfehlenswert, mindestens in zwei Quellen zu recherchieren.
- Einige Tools bieten geführte Prozesse an, durch die der Nutzer geführt wird und die relevanten ABP selbst auswählen kann. Hier wird der Anwender in der Detektion der ABP sowie in der Bewertung und Erarbeitung von Lösungsvorschlägen unterstützt und wählt dann die detektierten ABP, die er im individuellen Fall als klinisch relevant identifiziert, selbst aus. Andere Tools generieren aus den eingegebenen Informationen direkt ein Risikoprotokoll. Der Anwender hat dabei einen geringeren Einfluss auf das Endergebnis, bekommt aber ein fertiges Risikoprotokoll. Dennoch muss er dieses Protokoll verstehen und ggf. noch modifizieren.

Eine Anbindung an die Warenwirtschaft wird von vielen Apotheken gewünscht. Hier soll Eingabearbeit gespart werden. Allerdings wird gerade im Hinblick auf die pDL, bei der die Datenerfassung im strukturierten Patientengespräch mithilfe des Brown-Bag-Reviews erfolgen sollte, gar nicht so viel Zeit eingespart. Die Dateneingabe in die AMTS-Software kann sehr effizi-

Anforderungen an eine Datenbank zur Unterstützung der Medikationsanalyse in der öffentlichen Apotheke und Auswahlkriterien

(adaptiert nach Waltering/Lücht, DAZ 2018)

- Arbeitserleichterung für den Anwender,
- unkomplizierte, intuitive und schnelle Bedienbarkeit (Zeitersparnis),
- übersichtliche Eingabemaske,
- Verfügbarkeit (online, offline und Schnittstellen zur Warenwirtschaft),
- Online-Tool/Unabhängigkeit vom Betriebssystem (Windows, MAC),
- regelmäßige Updates (mindestens einmal im Monat),
- Einschluss und Erfassung patientenindividueller Parameter (Alter, Größe, Gewicht) und arzneimittelbezogener Angaben (Einnahmezeitpunkte bzw. -intervalle, Anwendungshinweise),
- Berücksichtigung von Laborwerten,
- Tools zur Berechnung von Nierenfunktion, BMI etc.,
- präzise und übersichtliche Darstellung von Arzneimittelinformationen inklusive Aufbereitung von Studienergebnissen,
- wissenschaftlich fundierte Aussagen mit Quellenangaben,
- Prüfung auf Kontraindikationen und Anwendungsbeschränkungen:
  - bezüglich der vorliegenden Diagnosen,
  - bezüglich Allergien,
  - bei bestimmten Risikogruppen: ältere Patienten, Schwangerschaft, Stillzeit, Nieren- und Leberinsuffizienz, genetische Polymorphismen,
- gezielte Nebenwirkungsprüfung,
- Angabe zu Teilbarkeit, Sondengängigkeit,
- Implementierung von externen Arzneimittelinformationen:
  - Fachinformationen und Leitlinien,
  - Listen zur Erkennung von Risikomedikationen, z. B. Erkennung von PIM (z. B. Priscus-Liste, FORTA-Liste, Beers-Kriterien, START-STOPP-Kriterien) oder anticholinergen Arzneimitteln (z. B. Liste von Kiesel et al. 2018),
- Erkennung von Doppelmedikationen,
- Anzeige relevanter Interaktionen, Hervorhebung von Brennpunkten:
  - Zusammenfassung einzelner Interaktionen und damit Entgegenwirkung des Over-Alerts/Alert-Fatigue,
  - Empfehlungen zur Therapieoptimierung und Maßnahmen bei Interaktionen,
- Prüfung auf Über- und Unterdosierungen (ggf. Abgleich mit Laborwerten),
- Erstellung und Einlesen des bundeseinheitlichen Medikationsplans (BMP),
- Erstellung von individuellen Risikoprotokollen,
- Assistenz bei der Erstellung von Arztbriefen,
- guter und schneller Support/Service bei Problemen.

9

ent während des Erstgespräches und des Brown-Bag-Reviews auch gemeinsam mit dem Patienten stattfinden. Über den 2D-Data-Matrix-Code des BMP können ebenfalls Daten unkompliziert eingelesen werden. Hilfreich ist die Schnittstelle zur Warenwirtschaft, wenn eine schnelle Prüfung einer Medikation ohne Patientengespräch und Brown-Bag-Review stattfinden soll oder ggf. zur Vorbereitung der pDL.

Jedes Tool hat Vor- und Nachteile. In der Regel können die Tools kostenfrei für einen bestimmten Zeitraum getestet werden. Danach kann der Apotheker entscheiden, welches Tool den eigenen Ansprüchen am besten gerecht wird und in der jeweiligen Apotheke den höchsten Mehrwert bietet.

9.5.1 Vergleich einer Auswahl von Software-Tools mit Fokus auf die Medikationsanalyse in der öffentlichen Apotheke

■ **MERKE** Der Einsatz eines geeigneten Software-Tools zur Unterstützung der erweiterten Medikationsberatung kann Arbeitserleichterung und Zeitersparnis bringen, jedoch nicht den pharmazeutischen Sachverstand ersetzen. Es gilt eine Bewertung der detektierten ABP vor dem Hintergrund des individuellen Patienten durchzuführen und eine Lösung zu finden, von der der Patient am meisten profitiert.

In der nachfolgenden Tabelle werden die aktuellen Software-Tools, die gezielt Medikationsanalysen und somit auch die erweiterte Medikationsberatung in der Apotheke unterstützen, miteinander verglichen:

- MediCheck,
- Medinspector®,
- Scholz online.

■ **CAVE** Bei Software-Tools handelt es sich um schnelllebige Produkte. Daher kann es zu kurzfristigen Änderungen, Ergänzungen und Neuerungen kommen. Dies betrifft vor allem Schnittstellen zu Kassensoftware, ggf. Preise und Schulungs- oder Serviceangebote. Diese sind auf der Homepage der verschiedenen Anbieter dargestellt (Kontaktdaten ◻Tab. 9.6).

◻ **Tab. 9.8** Vergleich aktueller Software-Tools mit Fokus auf die Medikationsanalyse bzw. erweiterte Medikationsberatung in der öffentlichen Apotheke[1] (Stand Frühjahr 2023)

Parameter	MediCheck	Medinspector®	Scholz online
Anbieter	pharma4u GmbH	Viandar GmbH	ePrax GmbH, Wissenschaftliche Verlagsgesellschaft Stuttgart
Datenbasis	ABDATA Pharma-Daten-Service, eigene Redaktion zur Auswertung und Einbindung zusätzlicher Daten	MMI-Datenbank, Scholz Webservices, durch eigene Redaktion aufbereitete Daten	Scholz Webservices, Redaktion der SCHOLZ Datenbank
Qualitätsstandard	Medizinprodukt der Klasse IIa	Medizinprodukt der Klasse I	Medizinprodukt der Klasse I
Verfügbarkeit	Webbasiert	Webbasiert	Webbasiert
Datenupdates	Automatisiert alle 14 Tage	Automatisiert alle 14 Tage	Automatisiert alle 14 Tage
Datenerfassung			
Aufbau	Geführter Prozess entlang des roten Fadens (nach BAK-Leitlinie bzw. pDL-Prozess)	Fortschrittsbalken leitet Schritt für Schritt durch den Prozess des Medikationsmanagements (nach BAK-Leitlinie bzw. pDL-Prozess)	2 Module: Scholz quick = schneller Risiko-Check im HV, Scholz amts = geführter Prozess durch leitliniengerechte Medikationsanalyse (nach BAK-Leitlinie bzw. pDL-Prozess) mit auswählbaren Einzelschritten und Fortschrittsanzeige

▫ **Tab. 9.8** Vergleich aktueller Software-Tools mit Fokus auf die Medikationsanalyse bzw. erweiterte Medikationsberatung in der öffentlichen Apotheke[1] (Stand Frühjahr 2023; Fortsetzung)

Parameter	MediCheck	Medinspector®	Scholz online
Dateneingabe	Dateneingabe in 5 Schritten, Scannen oder elektronisches Einlesen des Medikationsplans, Datenübertragung aus der Warenwirtschaft, Easy-in/Easy-out-Prinzip, ATHINA-Import-Funktion, Einlesen der Barcodes von Arzneimittelpackungen (Barcodescanner)	Dateneingabe unterstützt durch integrierten Anamnesebogen mit Schmerzskala und weiteren Fragen, Scannen oder elektronisches Einlesen des Medikationsplans, Einlesen der Barcodes von Arzneimittelpackungen (Barcodescanner)	Dateneingabe unterstützt durch Integration der Patienten in den visualisierten Prozess inkl. Skalen, Scannen oder elektronisches Einlesen des Medikationsplans, Einlesen der Barcodes von Arzneimittelpackungen (Barcodescanner oder Handy bzw. Webcam), ATHINA-Import-Funktion
Schnittstellen zur Warenwirtschaft	Anbindung an Pharmatechnik, ADG und aposoft (weitere in Arbeit)	In Arbeit	In Arbeit
Eingabe und Berücksichtigung patientenindividueller Daten	✓	✓	✓
Eingabe und Berücksichtigung klinischer Daten	✓	✓	✓
Eingabe und Berücksichtigung arzneimittelbezogener Daten	✓	✓	✓
Pharmazeutische AMTS-Prüfung			
Indikation ohne AM	✓	✓	✓
AM ohne Indikation	✓	✓	✓
Kontraindikationen	Geschlecht, Alter (Priscus, FORTA), Körpergewicht, Diagnosen, Allergien, Beschwerden, Lebensumstände (Schwangerschaft, Stillzeit), Lebensgewohnheiten (Rauchen), Labordaten, Niereninsuffizienz, genetische Polymorphismen	Geschlecht, Alter (Priscus), Diagnosen, Allergien, Beschwerden, Lebensumstände (Schwangerschaft, Stillzeit), Labordaten, Niereninsuffizienz, genetische Polymorphismen	Alter (Priscus), Diagnosen, Allergien, Lebensumstände (Schwangerschaft, Stillzeit), Lebensgewohnheiten (Rauchen, Alkohol), Niereninsuffizienz, genetische Polymorphismen
Nebenwirkungsanalyse allgemein	Prüfung der Nebenwirkungen auf mögliche Zusammenhänge mit Diagnosen (Verordnungskaskaden), Symptomen (Könnte eine Beschwerde des Patienten eine Nebenwirkung eines Arzneimittels, ggf. verstärkt durch Interaktion, sein?) und abweichenden Laborwerten, nach den NW der Fachinformationen inkl. Häufigkeitsangabe	Prüfung der Nebenwirkungen auf mögliche Zusammenhänge mit Diagnosen (Verordnungskaskaden), Symptomen (Könnte eine Beschwerde des Patienten eine Nebenwirkung eines Arzneimittels sein?) und abweichenden Laborwerten, nach den NW der Fachinformationen inkl. Häufigkeitsangabe	Prüfung der Nebenwirkungen auf mögliche Zusammenhänge mit Diagnosen (Verordnungskaskaden), Symptomen (Könnte eine Beschwerde des Patienten eine Nebenwirkung eines Arzneimittels sein?), nach den NW der Fachinformationen inkl. Häufigkeitsangabe

Tab. 9.8 Vergleich aktueller Software-Tools mit Fokus auf die Medikationsanalyse bzw. erweiterte Medikationsberatung in der öffentlichen Apotheke[1] (Stand Frühjahr 2023; Fortsetzung)

Parameter	MediCheck	Medinspector®	Scholz online
Nebenwirkungsanalyse spezifische Probleme	QT-Risiko-Score, Informationen zu anticholinergen Nebenwirkungen, Sturzgefahr etc., Priorisierung der Check-Ergebnisse anhand der Patientenbeschwerden	ADR (Score bzw. kumulatives Risiko für ausgewählte Nebenwirkungen wie QT-Intervall-Verlängerung, Sturzgefahr, anticholinerge Last, etc.)	ADR (Score bzw. kumulatives Risiko für ausgewählte Nebenwirkungen wie QT-Intervall-Verlängerung, Sturzgefahr, anticholinerge Last, etc.)
(Pseudo-)Doppelmedikationen	✓	✓	✓
Interaktionen	Klassische (duale) WW, kritische Kombinationen, z. B. Triple Whammy, Klassifizierung mithilfe von Risikofarbe, Richtung der WW, Relevanz und Datenlage, Detailinformationen zu Wechselwirkung und Lösungsvorschlag (inkl. Alternativen), patientenindividuelle Interaktionsprüfung	Klassische (duale) WW, Dreierkombinationen: kritische Kombinationen, z. B. Triple Whammy und Kombinationen, bei denen sich die Bewertung der dualen WW verändert, Klassifizierung mithilfe eines Ampelsystems inkl. Angabe von Relevanz, Häufigkeit und Maßnahmen, Detailinformation zu Mechanismus und Lösungsvorschlag (inkl. Alternativen), MDDI-Calculator: Detektion von Plasmaspiegelveränderungen, die durch multiple Interaktionen entstehen, mit qualitativer und quantitativer Auswertung (Schätzwerte)	Klassische (duale) WW, Dreierkombinationen: kritische Kombinationen, z. B. Triple Whammy und Kombinationen, bei denen sich die Bewertung der dualen WW verändert, Klassifizierung mithilfe eines Ampelsystems inkl. Angabe von Relevanz, Häufigkeit und Maßnahmen, Detailinformation zu Mechanismus und Lösungsvorschlag (inkl. Alternativen), MDDI-Calculator: Detektion von Plasmaspiegelveränderungen, die durch multiple Interaktionen entstehen, mit qualitativer und quantitativer Auswertung (Schätzwerte)
Interaktionen mit Nahrungs- und Genussmitteln	✓	✓	✓
Analyse der Dosierung	Automatisierter Dosis-Check bzgl. der in der Fachinformation angegebenen Minimal- und Maximaldosierung für feste Arzneiformen	Manuell, unterstützt (Fachinformation), Automatisierung in Arbeit	Manuell, unterstützt (Dosierungsschemata, Fachinformation, Leitlinien)
Dosisanpassung bei Niereninsuffizienz	Berechnung der Nierenfunktion (Cockcroft-Gault, MDRD, CKD-EPI) und automatisierter Dosis-Check bei Niereninsuffizienz	Berechnung von Nierenfunktion (CKD-EPI), Dosisanpassungen mithilfe des MDDI-Calculators	Berechnung von Nierenfunktion (CKD-EPI, Cockcroft-Gault), Dosisanpassungen mithilfe des Dosierungsrechners bei Niereninsuffizienz und des MDDI-Calculators
Recherchemöglichkeiten, Einbindung externer Datensammlungen (Aufwahl)	Fach- und Gebrauchsinformationen, Priscus-/FORTA-Liste, Teilbarkeit, Leitlinien zu den Erkrankungen, Rote-/Blaue-Hand-Briefe, CredibleMeds, BAK-Unterlagen, Atemwegsliga, Hinweis auf weitere pDL	Fach- und Gebrauchsinformationen, Priscus-Liste, MMI-Datenbank (u. a. Teilbarkeit, Mörserbarkeit, IDENTA)	Fach- und Gebrauchsinformationen, Priscus-Liste, embryotox, Leitlinien zu den Erkrankungen

Tab. 9.8 Vergleich aktueller Software-Tools mit Fokus auf die Medikationsanalyse bzw. erweiterte Medikationsberatung in der öffentlichen Apotheke[1] (Stand Frühjahr 2023; Fortsetzung)

Parameter	MediCheck	Medinspector®	Scholz online
Besonderheiten der AMTS-Prüfung	AMTS-Risiko-Scores (Anzahl der Treffer mit Risikokategorien pro Arzneimittel sowie für die gesamte Medikation mit farbigem Ampelsystem), Greenlight Check: Risikobereiche ohne Befund, Redlight Check Übersicht über aktuelle Probleme und potenzielle Risiken, Pro Check: Lösungsvorschläge und Alternativen, Filter- und Sortiermöglichkeiten der Prüfergebnisse	Darstellung aller Prüfergebnisse auf einen Blick mithilfe von farbigen Kugeln, Vorher-Nachher-Vergleich: dynamische Simulation von Medikationsanpassungen zur Unterstützung bei Lösungsvorschlägen, Risikofokus auf einzelne oder mehrere Medikamente möglich, Kommentierung der Prüfungsergebnisse möglich, MDDI Calculator: Detektion von Plasmaspiegelveränderungen, die durch multiple Interaktionen entstehen, mit quali- und quantitativer Auswertung (Schätzwerte zu Plasmaspiegelerhöhungen, Empfehlungen zu Dosisanpassungen), Filter- und Sortiermöglichkeiten der Prüfergebnisse	Risikoanzeigen mit farbigen Kugeln nach Ampelsystem, ADR-Filter bei Nebenwirkungen, Sidebar (jederzeit Einsicht kritischer Patientendaten, Risikofaktoren und Beschwerden sowie Schnellzugriff auf diverse Bereiche), MDDI Calculator: Detektion von Plasmaspiegelveränderungen, die durch multiple Interaktionen entstehen, mit qualitativer und quantitativer Auswertung (Schätzwerte zu Plasmaspiegelerhöhungen, Empfehlungen zu Dosisanpassungen), Filter- und Sortiermöglichkeiten der Prüfergebnisse
Umfang der Analyse	Medikationsanalyse Typ 1, 2a, 2b, 3, pDL „Erweiterte Medikationsberatung bei Polymedikation", (Ergebnisse nach diesem Aspekt filterbar)	Medikationsanalyse Typ 1, 2a, 2b, 3, pDL „Erweiterte Medikationsberatung bei Polymedikation"	Medikationsanalyse Typ 1, 2a, 2b, 3, pDL „Erweiterte Medikationsberatung bei Polymedikation"
Dokumentation und Kommunikation			
Dokumentation ABP	Dokumentation aller ABP sowie individuelle, editierbare ABP-Auswahl für Kommunikation mit Arzt/Patient (Kommentar/Dokumentation inkl. PCNE-Codierung), Zusammenfassung der Analyse	Dokumentation aller detektierten ABP nach Kategorien im Programm, Kommentierung möglich	Dokumentation aller detektierten ABP nach Kategorien während des Prozesses inkl. eigener Zusammenfassung bzw. Beschreibung und Optimierungsvorschlag, individuell steuerbar und jederzeit modifizierbar über Risikoprotokoll-Check-in (Warenkorb-Prinzip), Patientenverwaltung mit Archivfunktion und Nachfassbogen, Notizfunktion in der Sidebar
Ergebnisprotokoll	Automatisch erzeugt und zielgruppenorientiert (Arzt, Patient, Apotheke) editierbar: Abbildung der Ausgangssituation, individuelle ABP-Auswahl, empfohlene Lösungsvorschläge, eigene Kommentare, Zusammenfassung der Analyse, PDF-Datei (speicherbar, druckbar, DSGVO-konform versendbar), ATHINA-Export-Funktion	Automatisch erzeugt und zielgruppenorientiert (Arzt, Patient) editierbar, PDF-Datei (speicherbar, druckbar DSGVO-konform versendbar)	Aus eingecheckten ABP automatisch erzeugt und zielgruppenorientiert (Arzt, Patient, Apotheke) editierbar: Abbildung der Ausgangssituation, individuelle ABP-Auswahl, Lösungsvorschläge, zusammenfassende Kommentare zu jedem Arzneimittel, PDF-Datei (speicherbar, druckbar, DSGVO-konform versendbar), ATHINA-Export-Funktion

Tab. 9.8 Vergleich aktueller Software-Tools mit Fokus auf die Medikationsanalyse bzw. erweiterte Medikationsberatung in der öffentlichen Apotheke[1] (Stand Frühjahr 2023; Fortsetzung)

Parameter	MediCheck	Medinspector®	Scholz online
Arztbrief	Als PDF-Datei erstellbar und DSGVO-konform versendbar	Als PDF-Datei erstellbar und DSGVO-konform versendbar	Als PDF-Datei erstellbar und DSGVO-konform versendbar
Medikationsplan	Erstellung und Einlesen des BMP	Erstellung und Einlesen des BMP	Erstellung und Einlesen des BMP
Kommunikation	Digitale, DSGVO-konforme Kommunikation und Weitergabe der PDF-Dateien von Ergebnisprotokoll, Arztbrief und BMP mit Arzt und Patient möglich, direkte, digitale Arzt-Rückmeldung möglich (Arzt benötigt keinen eigenen Zugang), Fall-Sharing (Fälle teilen inkl. Chat)	Digitale, DSGVO-konforme Kommunikation und Weitergabe der PDF-Dateien von Ergebnisprotokoll, Arztbrief und BMP mit Arzt und Patient möglich, integrierte Telepharmazie-Funktion	Digitale, DSGVO-konforme Kommunikation und Weitergabe der PDF-Dateien von Ergebnisprotokoll, Arztbrief und BMP mit Arzt und Patient möglich
Services, Zugang, Kosten			
Service, Support, Schulungen	Tutorials und Gebrauchsanweisung über die pharma4u-Homepage, monatliche Webseminare pDL-Akademie mit Falltrainings im MediCheck und Expertentipps zur Umsetzung in der Apotheke, individuelle Schulungen, Arbeitshilfen, Unterstützung des Marketings: Starterpaket für Neukunden mit Marketingmaterialien (z. B. Patienten- und Arzt-Flyer, Poster, Arbeitsmaterialien), telefonisches Kundensupport-Team	Umfassendes Befähigungskonzept: Expertenrat (individuelle, fachliche Unterstützung bei der Bearbeitung von Patientenfällen, fachlicher Support), Akademie (Einführungsschulung, weitere Schulungsangebote, Tutorials, Übungsfälle, etc.), AMTS-Community (Kundenportal, Erfahrungsaustausch, Anwendertreffen) Unterstützung des Marketings: Starterpaket für Neukunden mit Marketingmaterialien (z. B. Flyer, Poster, Pressevorlagen), regelmäßige Live-Präsentationen der Software, telefonisches Kundensupport-Team, Kontakt auch über Software	Tutorials (in Software), Gebrauchsanweisung (online mit Suchfunktion), Übungsfälle, regelmäßige, kostenlose Online-Schulungen zur Software, kostenlose, individuelle Teamschulungen für das Apothekenteam, kostenfreie Teilnahme an monatlichen Fallvorstellungen „Medikation unter der Lupe", fachliche Unterstützung bei Fragen zu Analyse, Unterstützung des Marketings: durch Bestellmöglichkeit von Marketingmaterialien, telefonischer Kundensupport und Kontakt über Software
Kontakt	www.pharma4u.de info@pharma4u.de Tel. 06196 202558 0	www.medinspector.de info@medinspector.de Tel. 040 716 244 97	www.scholzon.de service@wissenschaftliche-verlagsgesellschaft.de Tel. 0711 2582 347
Testmöglichkeit	4 Wochen, kostenfrei	Nach Rücksprache möglich	10 Tage, kostenfrei
Kosten	95,00 € pro Monat (zzgl. MwSt.)	300,00 € pro Monat (zzgl. MwSt.), Initialzahlung am Anfang	66,00 € pro Monat (zzgl. MwSt.)

[1] Die Tabelle wurde durch die Software-Hersteller ausgefüllt. Die Anpassungen zur Homogenisierung der Informationen wurden von der Autorin durchgeführt.
Da es sich bei AMTS-Softwares um schnelllebige Produkte handelt, sollte man sich über aktuelle Änderungen, Ergänzungen und Neuerungen stets auf der Homepage der verschiedenen Anbieter informieren.

Screens MediCheck

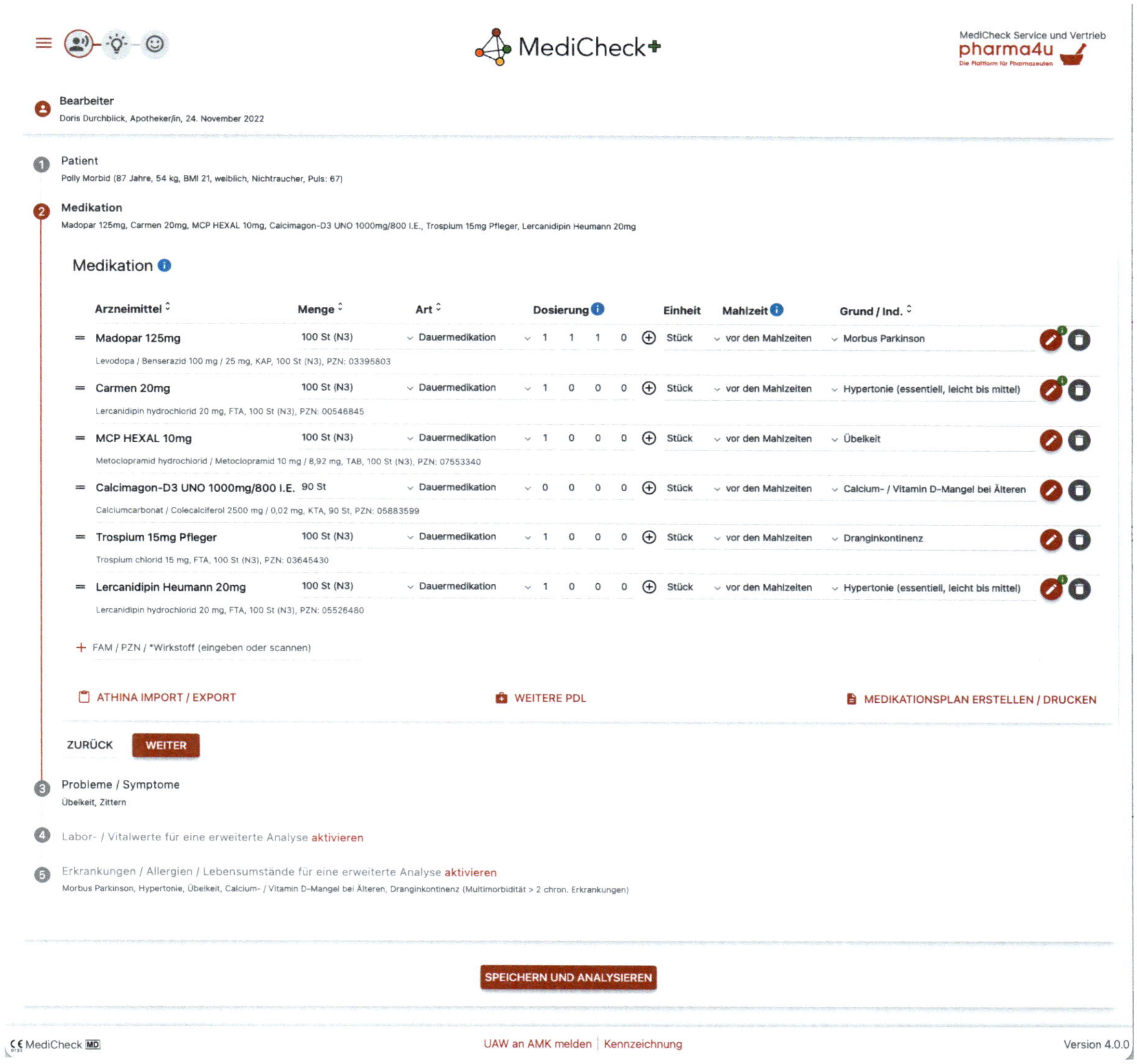

Abb. 9.3 „Easy in" Eingabemaske in fünf Schritten im MediCheck

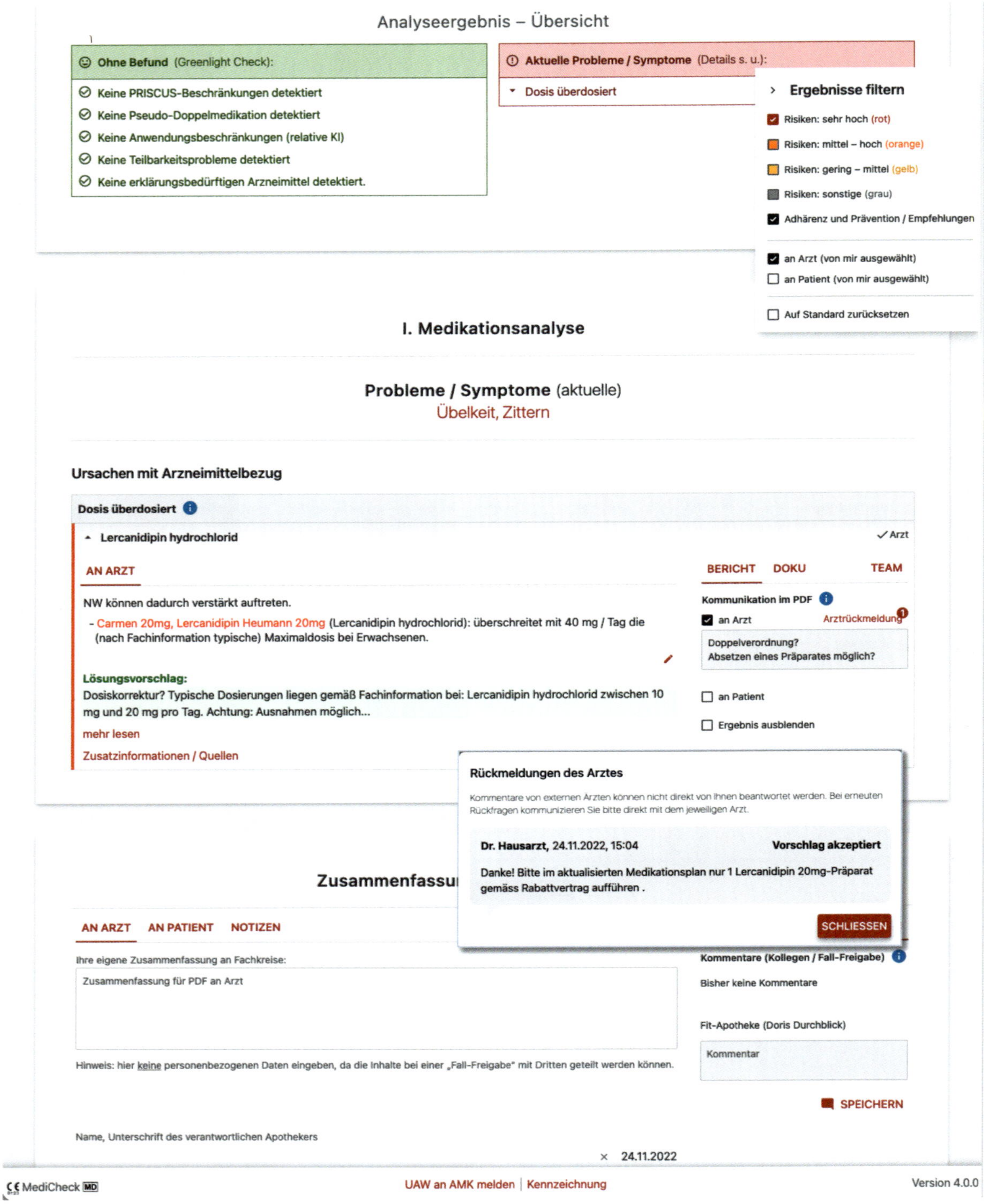

Abb. 9.4 „Easy out" Analyseergebnis inklusive digitaler Arztrückmeldung im MediCheck

Screens Medinspector®

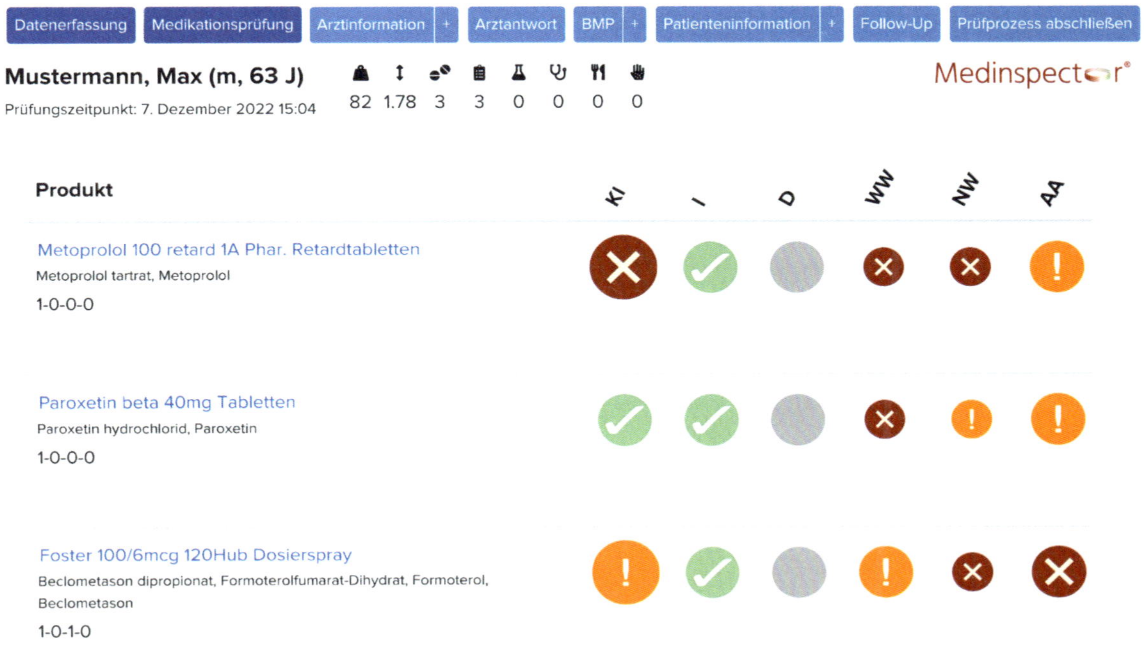

Abb. 9.5 Fortschrittsbalken und Darstellung der Prüfergebnisse im Medinspector®

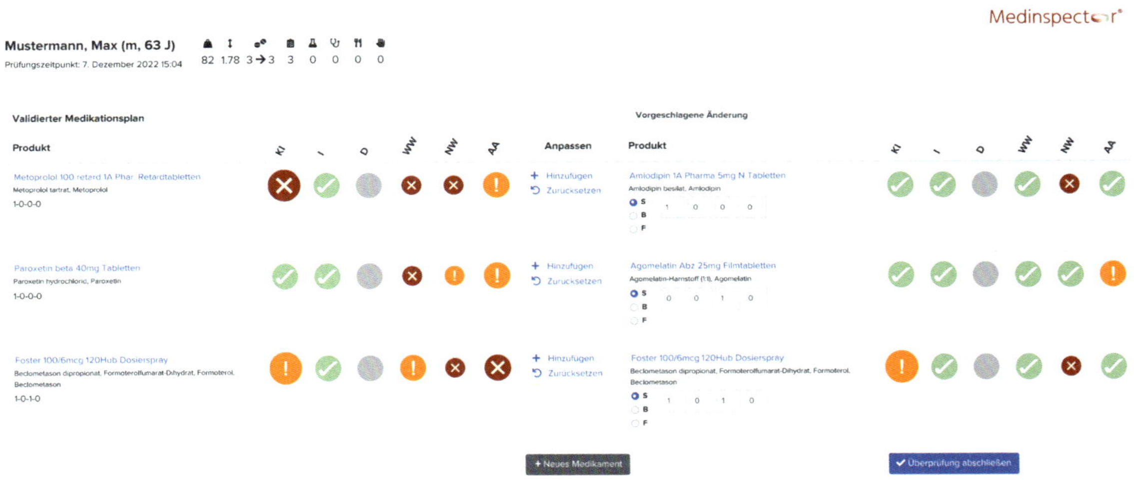

Abb. 9.6 Puzzleseite im Medinspector® mit Vorher-nachher-Vergleich der Medikation

9

Screens Scholz online

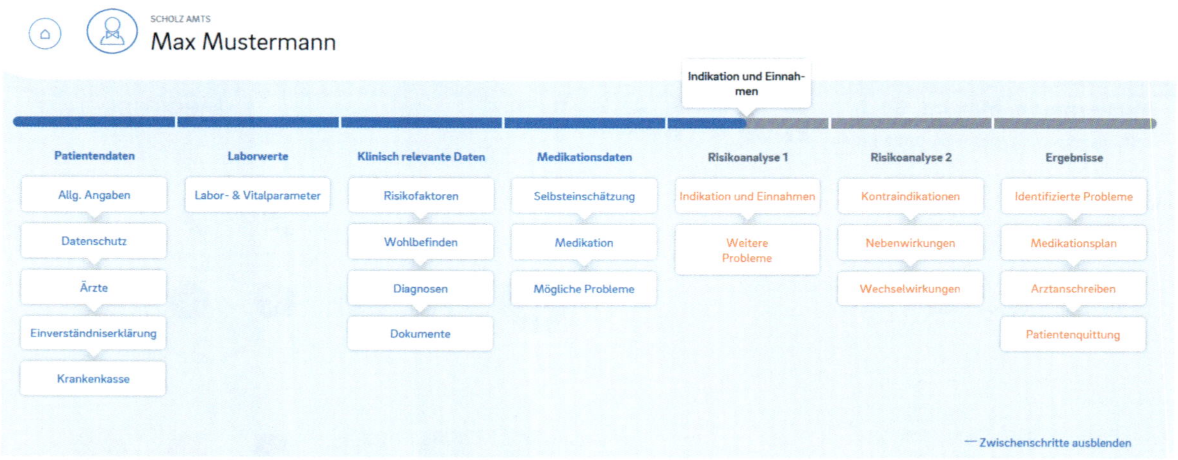

Abb. 9.7 Progressbar des geführten Prozesses in Scholz amts zur Unterstützung einer leitliniengerechten Medikationsanalyse in Scholz amts. Die farbliche Markierung bildet den Fortschritt und bereits bearbeitete Schritte ab. Einzelne Schritte können direkt angewählt oder chronologisch abgearbeitet werden.

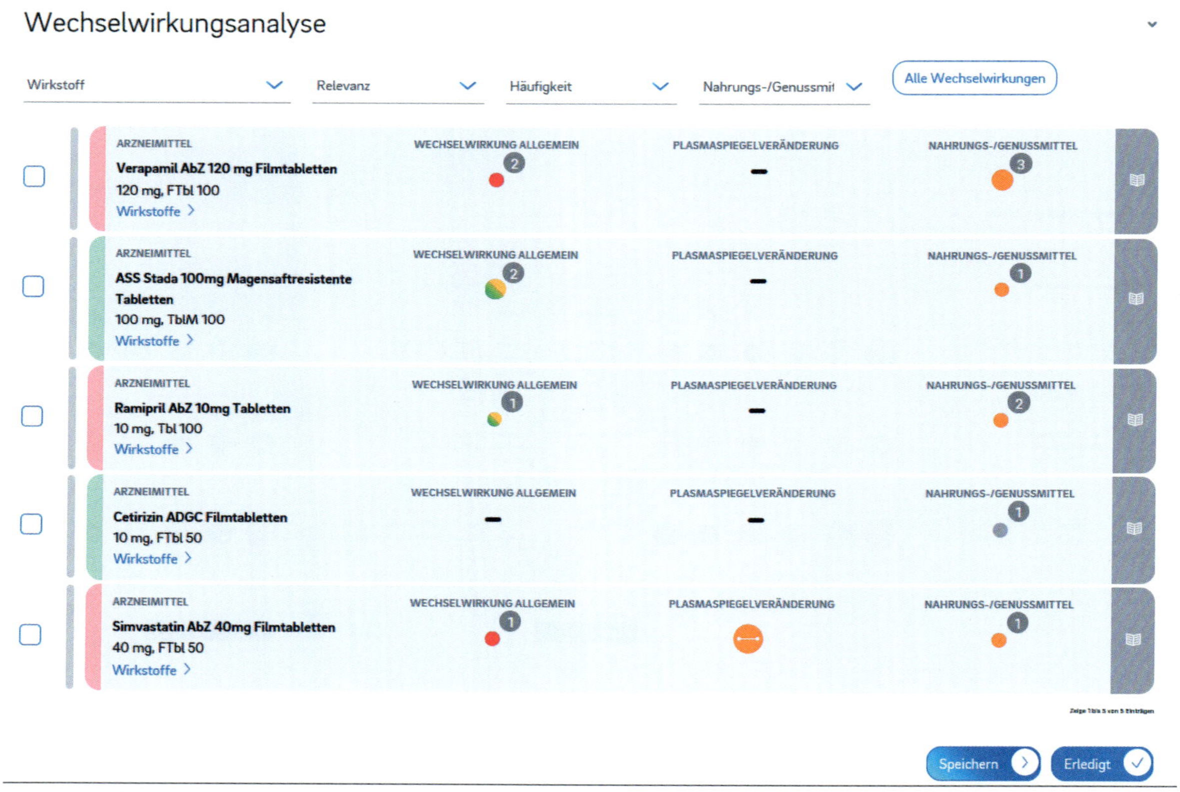

Abb. 9.8 Übersicht der Wechselwirkungsanalyse in Scholz amts. Die Spalte Plasmaspiegelveränderung (basierend auf dem MDDI-Tool von Scholz online) weist auf pharmakokinetische Brennpunkte der Medikation hin.

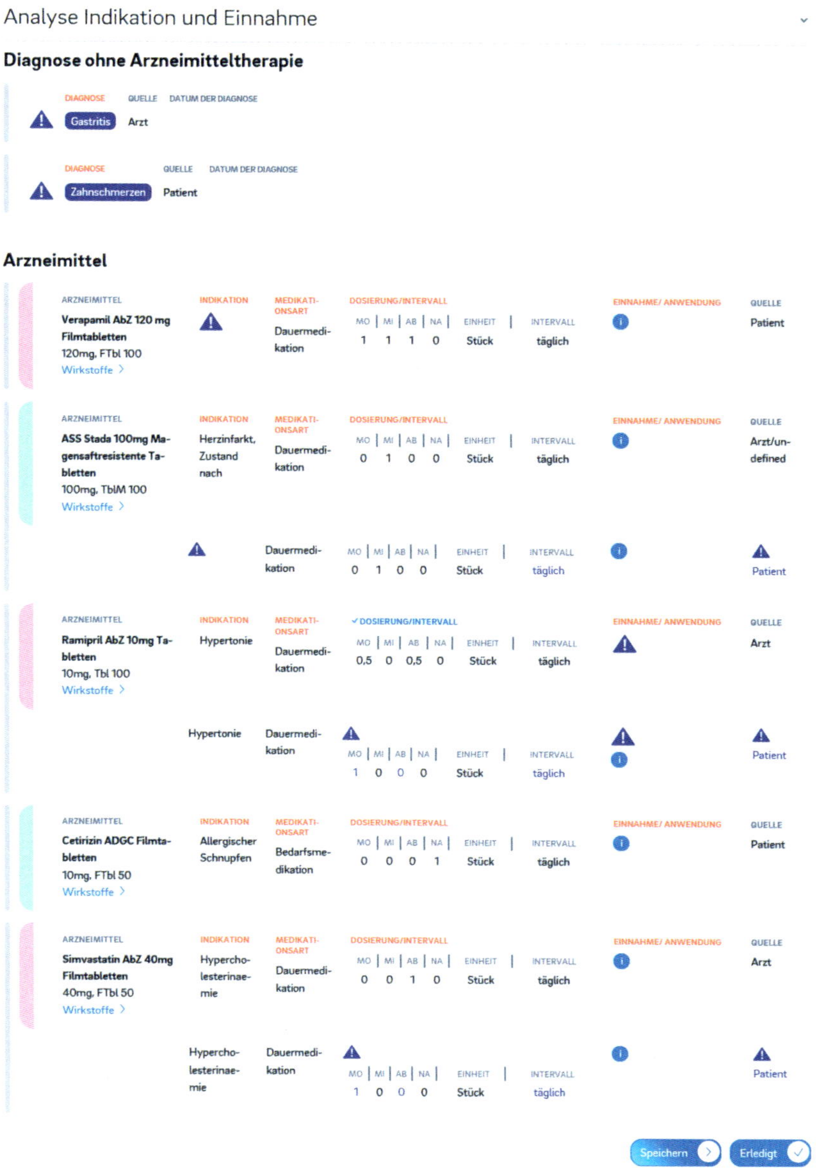

Abb. 9.9 Analyse der Einnahme und Anwendung unter Einbeziehung unterschiedlicher Quellen in Scholz amts. Markierung von Lücken oder Unstimmigkeiten durch lila Warndreieck

9.5.2 Nutzung der Software-Tools

In der Regel erfordert die Nutzung von Software-Tools ebenso wie die Durchführung der pDL in der Apotheke eine gute Vorbereitung. Wenn man das Software-Tool nicht sicher bedienen kann, führt das zu Frustration, Zeitverlust und schlimmstenfalls zu unvollständigen Ergebnissen oder Fehlern. Daher empfiehlt es sich unbedingt die Schulungsangebote der Softwarehersteller wahrzunehmen, das Handbuch stets im Zugriff zu haben und sich vor der ersten Analyse, z. B. anhand von Fallbeispielen aus der Literatur einzuarbeiten.

- **MERKE** Da es sich bei den im vorherigen Kapitel vorgestellten Software-Produkten um Medizinprodukte handelt, sind Schulungen und/oder das Lesen des Handbuchs offiziell eine Anwendungsvoraussetzung. AMTS-Softwares sind bisher nicht Gegenstand der Medizinprodukte-Betreiberverordnung (MPBetreibV) und müssen somit nach aktuellem Stand (12/2022) nicht im Medizinproduktebuch der Apotheke geführt werden.

Dateneingabe

Man sollte sich damit auseinandersetzen, welche Möglichkeiten ein Software-Tool bietet und welche Parameter eingegeben werden können bzw. müssen und wie die Eingabemaske aufgebaut ist. Muss der Anwender selbst darauf achten, dass kein relevanter Parameter vergessen wird, oder wird er zur Eingabe bestimmter Parameter aufgefordert? In geführten Prozessen werden die Parameter systematisch abgefragt, sodass die Gefahr reduziert wird wichtige Eingaben zu vergessen. Außerdem ist es wichtig zu wissen, ob es Schnittstellen zur Warenwirtschaft gibt und ob Medikationspläne nach bundeseinheitlicher Spezifikation eingelesen werden können.

Einzugebende und in der Analyse zu berücksichtigende Parameter

- Patientendaten (Name, Anschrift, Telefonnummer, Geschlecht, Geburtsdatum),
- klinische Daten:
  - Gewicht und Größe zur Berechnung des BMI (z. B. für eventuelle Dosisanpassungen notwendig),
  - Risikofaktoren:
    Alter,
    Allergien,
    Schwangerschaft/Stillzeit,
    Lebensstil: Alkoholkonsum, Raucherstatus,
    Nieren- oder Leberinsuffizienz,
  - Laborwerte und Vitalparameter,
  - Diagnosen,
  - aktuelle Beschwerden/akute Symptome,
- Arzneimitteldaten idealerweise unter Berücksichtigung verschiedener Quellen:
  - Fertigarzneimittel,
  - Zuordnung der Indikation,
  - Eingabe der Dosierung und Einnahmehinweise,
  - Adhärenz-Probleme oder Missbrauchs-Verdacht,
  - Lagerungs-/Aufbewahrungsprobleme,
  - Handhabungsprobleme (z. B. Schwierigkeiten bei Anwendung eines Devices, Schlucken von Tabletten oder Teilen einer Tablette),
  - erhöhter Erklärungsbedarf, z. B. bei neuen Arzneimitteln, bestimmten Devices oder komplizierten Anwendungsregimen.

Datenanalyse

Die Datenanalyse ist das Herzstück der AMTS-Software. Hier unterscheiden sich die zur Verfügung stehenden Softwares. Da eine Medikationsanalyse sehr komplex ist und die Bewertung der Relevanz der detektierten ABP immer vor dem individuellen Hintergrund des jeweiligen Patienten erfolgen muss, ist ein vollautomatisierter Prozess schwer umsetzbar. Das pharmazeutische Know-How und die individuelle Risikoabschätzung können nicht maschinell ersetzt werden.

Essenzielle Kenntnisse zum Analyseprozess der jeweiligen Software

- Welche Arten der Medikationsanalyse können mit der Software durchgeführt werden? Erlaubt die Software die im Rahmen der pDL „Erweiterte Medikationsberatung bei Polymedikation" geforderte pharmazeutische AMTS-Prüfung?
- Ist der Analyseprozess gesteuert, um zu vermeiden, dass wichtige Schritte vergessen werden, oder werden die Analyseschritte frei vom Anwender durchgeführt?
- Werden alle eingegebenen Parameter (Arzneimittel, Grunderkrankungen, Risikofaktoren, Laborwerte) automatisiert in der Analyse berücksichtigt, oder sind aktive Schritte erforderlich?
- Welche Analysemöglichkeiten bietet die Software bezüglich der einzelnen ABP? Bietet sie Funktionen, die besonders effektives und zeitsparendes Arbeiten ermöglichen? Weist die Software auf spezifische Brennpunkte der Medikation hin?
- Wie werden die Risiken in der Datenbank klassifiziert und dargestellt? Welche Risiken müssen bei der Analyse unbedingt berücksichtigt werden, welche sind unter bestimmten Voraussetzungen relevant?
- Wo findet man weiterführende Informationen innerhalb der Software?
- Bietet die Software eine Unterstützung bei der Erarbeitung von Lösungsvorschlägen für ABP?
- Bietet die Software einen Zugriff auf externe Datensammlungen und/oder Literatur, z. B. Priscus-Liste, Fachinformationen oder Leitlinien?
- Kann mit der Software ein Risikoprotokoll/-bericht erstellt werden? Erfolgt die Erstellung automatisch oder müssen ABP aktiv in das Risikoprotokoll übergeben werden?
- Dokumentiert die Software sowohl den Ausgangszustand als auch die erkannten ABP sowie die erarbeiten Lösungsvorschläge?
- Kann mit der Software ein Medikationsplan nach bundeseinheitlicher Spezifikation und ein Arztbrief erstellt werden?
- Ist eine DSGVO-konforme digitale Datenübermittlung (Arzt/Patient) möglich (ggf. mittels KIM)?

9.6 Weitere Recherche-Tools und Datensammlungen

Obwohl die Software-Tools in Kombination mit der ABDA-Datenbank schon eine sehr gute Unterstützung und viele gut recherchierte und aufbereitete Details zu Arzneimittelanwendung und Risiken bereitstellen, ist es in einigen Fällen notwendig, eine noch tiefer gehende Recherche zu betreiben. Daher ist es wichtig zu wissen, wo und wie man an weiterführende Informationen gelangen kann.

Einen Überblick zur Interpretation von Leitlinien, klinischen Studien und wissenschaftlicher Literatur finden Sie in dem Buch „Klinische Studien kritisch lesen", Iris Hinneburg, Wissenschaftliche Verlagsgesellschaft GmbH, 2015.

9.6.1 Fachinformationen

Dies ist die Produktinformation des Herstellers für medizinische Fachkreise. Sie enthält eine Zusammenfassung der Merkmale des Arzneimittels: Anwendungsgebiete, Dosierungen und Anwendungshinweise, Kontraindikationen und Anwendungsbeschränkungen, Interaktionen, Nebenwirkungen, Wirkmechanismus, klinische Studien, pharmakokinetische Daten sowie Angaben zur Zusammensetzung des Arzneimittels. Der Inhalt der Fachinformation ist in § 11a des AMG definiert und wird von den zuständigen Behörden (BfArM und PEI) genehmigt. Die Fachinformation stellt für die meisten Arzneimitteldatenbanken die Datengrundlage dar.

In den Fachinformationen sind oftmals aber nur die Risiken aufgeführt, ohne Lösungsansätze oder Alternativen zu nennen. Die Hersteller wählen oft allgemeine und vorsichtige Formulierungen, um alle Problematiken abzudecken. Daher ist es häufig nötig noch weiterführende Informationsmedien heranzuziehen, wenn man die tatsächliche klinische Relevanz eines ABP einschätzen möchte. Ein weiteres Problem ist, dass oft mehrere Fachinformationen zu einem Wirkstoff (z. B., wenn sich mehrere Generika im Markt befinden) mit verschiedenen Erscheinungsdaten und mit teils unterschiedlichen Inhalten im Umlauf sind. Um tatsächlich auf die neuesten Daten zuzugreifen wird am besten die aktuell freigegebene Version der Fachinformation über das DIMDI oder die EMA abgerufen. Dennoch ist die Fachinformation ein unumgängliches Informationsmedium. Aktuelle Fachinformationen sind hier zu finden:

- BfArM/DIMDI: www.pharmnet-bund.de/dynamic/de/arzneimittel-informationssystem/index.html,
- Internetportal der jeweiligen Arzneimittelhersteller (ggf. DocCheck-Passwort),
- Drittanbieter (auf Aktualität der Fachinformation achten!):
  - in ihrem Warenwirtschaftssystem,

9

Tab. 9.9 Auswahl von Evidenzklassen. Nach Oxford Center for Evidence-based Medicine (CEBMO, 3/2009)

Evidenzklasse	Studientyp
Ia	Systematische Übersichtsarbeit bzw. Metaanalyse von mehreren randomisiert-kontrollierten Studien (randomised clinical trial = RCT)
Ib	Einzelne RCT mit hoher Qualität
IIa	Systematische Übersichtsarbeit von Kohortenstudien (gute Qualität)
IIb	Einzelne Kohortenstudie (inklusive RCT mit geringer Qualität)
IIIa	Systematische Übersichtsarbeit von Fall-Kontroll-Studien (gute Qualität)
IIIb	Einzelne Fall-Kontroll-Studie
IV	Fallserien (inklusive Kohorten- und Fall-Kontroll-Studien von geringer Qualität)
V	Expertenmeinungen, Berichte von Expertenkomitees und/oder klinische Erfahrung anerkannter Autoritäten ohne kritische Bewertung, physiologisch/pharmakologische Überlegungen, Laborversuche

- in einigen Software-Tools zur Medikationsanalyse,
- Rote Liste® Service GmbH: www.fachinfo.de (DocCheck-Passwort).

Ein DocCheck-Passwort kann von pharmazeutischem und medizinischem Personal inklusive Studierenden kostenlos unter https://crm.doccheck.com/de/ beantragt werden.

9.6.2 Leitlinien zu den Erkrankungen

Ein sehr wichtiges Informationsmedium sind die Leitlinien zu den Erkrankungen, die auch für Ärzte als wichtige Informationsquelle und Orientierungshilfe dienen. Durch Leitlinien soll eine hohe Qualität in der medizinischen Versorgung gewährleistet werden. Sie sind wichtige Informationsgrundlagen, um mit dem Arzt auf Augenhöhe diskutieren zu können.

Leitlinien sind evidenz- und/oder konsensbasierte Übersichtsarbeiten, die den aktuellen wissenschaftlichen Erkenntnisstand und/oder praxisbasierte Expertenmeinungen systematisch darstellen. Dabei gibt es je nach zugrunde liegendem Material erhebliche Qualitätsunterschiede.

Die Leitlinien werden in Deutschland größtenteils von verschiedenen medizinischen Fachgesellschaften sowie dem Programm für Nationale Versorgungsleitlinien (NVL) entwickelt.

Die NVL ist eine Initiative der Bundesärztekammer, Kassenärztlicher Bundesvereinigung und Arbeitsgemeinschaft der Wissenschaftlichen Medizinischen Fachgesellschaften (AWMF) und wird durch das Ärztliche Zentrum für Qualität in der Medizin (ÄZQ) koordiniert. Hier werden nationale Versorgungsleitlinien zu häufigen Erkrankungen wie Asthma/COPD, Diabetes, Hypertonie, KHK, Herzinsuffizienz und Depression publiziert, die Webseite lautet **www.leitlinien.de/**.

Die AWMF hat ein Regelwerk zur Erstellung von Leitlinien definiert. Dem Regelwerk entsprechende Leitlinien finden sich im Register der AWMF unter **www.awmf.org/**.

Die Qualität der Leitlinie nach AWMF erkennt man an der Entwicklungsstufe:

- S1: Handlungsempfehlungen von Experten,
- S2k: konsensbasierte Leitlinien,
- S2e: evidenzbasierte Leitlinien,
- S3: evidenz- und konsensbasierte Leitlinien.

Die Qualität der Leitlinie sowie die Empfehlungsgrade innerhalb einer Leitlinie sind abhängig von der Evidenz. Dazu werden verschiedene Evidenzklassen definiert. Je höher die jeweilige Evidenzklasse, desto stärker auch der Empfehlungsgrad. Je nach Urheber der Leitlinie gibt es verschiedene Evidenzklassen, die von der Verfügbarkeit und Qualität klinischer Studien oder Expertenmeinungen durch Praxiserfahrung abhängig sind.

Für Empfehlungen wird in der Leitlinie beispielsweise der Evidenzgrad und der Empfehlungsgrad herangezogen. Nach AWMF-Regelwerk kann eine Empfehlung 5 Stufen einnehmen. Jeder Empfehlungsgrad kann mit einem Evidenzgrad von I (hoch) bis V (sehr schwach) belegt werden.

Weiterführende Informationen zum Regelwerk der AWMF sind auf der Homepage zu finden:

www.awmf.org; Pfad: → Leitlinien → AWMF-Regelwerk →Leitlinien-Entwicklung → LL-Entwicklung: Formulierung und Graduierung von Empfehlungen

Es gibt darüber hinaus internationale Leitlinien, die auch in Deutschland eine Rolle spielen. Auf internationaler Ebene wurde das GRADE-System (Grades of Recommendations, Assessments and Evaluation) zur Entwicklung der Leitlinien entwickelt. Dies soll für eine Vereinheitlichung und erhöhte Transparenz bei der

Tab. 9.10 Empfehlungsstärken und Evidenzgrade nach AWMF-Regelwerk

Empfehlung	Empfehlungsgrad	Symbol	Wording
Starke Positivempfehlung	A	↑↑	Soll
Schwache Positivempfehlung	B	↑	Sollte
Empfehlung offen	0	↔	Kann
Schwache Negativempfehlung	B	↓	Sollte nicht
Starke Negativempfehlung	A	↓↓	Soll nicht

Leitlinienentwicklung sorgen. Weiterführende Informationen hierzu sind der oben genannten Literatur zu entnehmen.

Nachteile von Leitlinien sind:

- Die Gültigkeit von Leitlinien beträgt im Allgemeinen 5 Jahre. Einige Leitlinien können häufig nicht schnell genug erneuert werden. Die Leitlinie ist dann entsprechend gekennzeichnet. Solange keine neue Leitlinie verfügbar ist, kann aber auch die abgelaufene Leitlinie herangezogen werden. Dabei sind neue wissenschaftliche Erkenntnisse aus aktuellen Publikationen zu berücksichtigen.
- Durch den Einfluss von Expertenmeinungen kann es Interessenkonflikte und somit Verzerrungen bei der Leitlinienentwicklung geben.

Wer tiefer einsteigen und die Qualität einer Leitlinie über die oben genannten Entwicklungsstufen hinaus bewerten möchte, kann auf das Deutsche Leitlinien-Bewertungs-Instrument (DELBI) zurückgreifen, das vom Ärztlichen Zentrum für Qualität in der Medizin (ÄZQ) entwickelt wurde.

9.6.3 Klinische Studien und Literaturrecherche in wissenschaftlichen Datenbanken

Auswahl von Datenbanken für die wissenschaftliche Literaturrecherche

Naturwissenschaftliche und medizinische Primär- und Sekundärliteratur

- Pubmed/MEDLINE – www.ncbi.nlm.nih.gov/pubmed,
- EMBASE (kostenpflichtig),
- Google Scholar – https://scholar.google.de.

Systematische Übersichtsarbeiten zu Therapie und Diagnostik

- Cochrane Library – www.cochrane.de.

Wer sich selbst einen Überblick über die aktuelle Datenlage verschaffen möchte, kann eine Suche in wissenschaftlichen Datenbanken durchführen. Dies ist allerdings zeitaufwendig und mühselig, denn aus der Fülle von Informationen gilt es dann sowohl die verschiedenen Ergebnisse zu extrahieren, die für die eigene Fragestellung relevant sind als auch die Güte der Information zu bewerten. Eine effektive Datenbankrecherche erfordert Übung in der Formulierung der Suchanfrage und Interpretation der Bewertungskriterien (Stichworte: Odds ratio, Number needed to treat, relatives Risiko, absolute und relative Risikoreduktion, Konfidenzintervalle, statistische Signifikanz; weiterführende Informationen: „Klinische Studien kritisch lesen", Iris Hinneburg, Wissenschaftliche Verlagsgesellschaft GmbH, 2015).

Oftmals reicht es für die Recherchezwecke der Apotheke auch aus, systematische Übersichtsarbeiten wie Reviews oder Metaanalysen zu suchen, um sich einen Überblick über die aktuelle Datenlage zu verschaffen. Hier besteht je nach Methodik und Autor natürlich das Problem von Verzerrungen. Aber auch eine solche Recherche ist für die meisten im Apothekenalltag zeitlich schwer umsetzbar. Ein weiteres Problem bei der Recherche von wissenschaftlicher Primär- und Sekundärliteratur ist, dass in vielen Fällen nur die bibliographischen Daten und die Abstracts frei verfügbar sind. Die Einsicht der kompletten Publikation ist oft kostenpflichtig.

Wo findet man aufbereitete Ergebnisse zu klinischen Studien?

- Eine Zusammenfassung der klinischen Studien, die im Rahmen der Zulassung durchgeführt wurden, ist in der Fachinformation des jeweiligen Arzneimittels zu finden.
- In den Leitlinien zu den Erkrankungen findet man ebenfalls zu bestimmten therapeutischen Aspekten eine Zusammenfassung der Studienlage.
- In der Fachpresse werden ebenfalls die Daten neuer großer und wegweisender Studien publiziert.
- Die AMTS-Softwares enthalten ausführliche Informationen zu Arzneimitteln und ihren Wechselwirkungen.

9.6.4 Arzneimittelinformationsstellen

Die Arzneimittelkommissionen der deutschen Ärzteschaft (AkdÄ) und der Apotheker (AMK) veröffentlichen regelmäßig und zeitnah Meldungen aus dem Bereich Pharmakovigilanz. Dazu gehören Risikomeldungen (z. B. Rote-Hand-Briefe, Chargenrückrufe etc.) oder Informationen zur Nutzenbewertung von Arzneimitteln. Die AkdÄ veröffentlicht in Drug-Safety-Mails neben Rote-Hand-Briefen auch regelmäßig Hinweise zu UAW.

Bei beiden Institutionen bietet sich die Möglichkeit, einen RSS-Feed zu aktivieren oder den Newsletter zu abonnieren. Die Meldungen der AMK werden wöchentlich in der Pharmazeutischen Zeitung und der Deutschen Apotheker Zeitung veröffentlicht:

- www.abda.de/fuer-apotheker/arzneimittelkommission/amk/,
- www.akdae.de/.

Sollte man in der Medikationsanalyse einen Hinweis auf das Auftreten von Nebenwirkungen haben, so ist es ratsam, diese Information auch an die AMK zu melden, denn nur so können Risikomeldungen gesammelt und das Risikoprofil eines Arzneimittels aktualisiert werden. Die Meldung kann über ein Online-Formular erfolgen:

- https://amk.abda.de/amk-berichtsboegen/uaw-berichtsbogen/.

Wichtig sind außerdem die Tabellen der Äquivalenzdosen, die von der AMK aufbereitet und zur Verfügung gestellt werden, wenn eine Wirkstoffsubstitution notwendig ist (◘ Tab. 9.11).

Außerdem gibt es seitens der Apothekerkammern Arzneimittelinformationsstellen, an die gezielte Anfragen bezüglich des Apothekenbetriebs gerichtet werden können. Informationen zu Kontaktierung und Ansprechpartnern der jeweiligen Arzneimittelinformationsstellen der Kammern sind auf den Homepages der Kammern zu finden. Die Arbeitsgemeinschaft der deutschen Arzneimittelinformationsstellen (AMINO) stellt eine Datenbank bereit, in der nach bereits aufbereiteten Themen per Stichwortsuche recherchiert werden kann.

Die Apothekerkammer Nordrhein bietet für ihre Mitglieder ein sog. pDL-Support Center, das bei vielfältigen Fragen zur pDL „Erweiterte Medikationsberatung bei Polymedikation" weiterhilft. Hier können Kammermitglieder sowohl bei organisatorischen Fragen (QMS, Patientenansprache, Arztkommunikation) als auch bei fachlichen Fragen und konkreten Patientenfällen Unterstützung erhalten. Welche Hilfestellungen andere Apothekerkammern bzgl. der pDL anbieten, kann bei der jeweiligen Kammer erfragt bzw. den aktuellen Kammerinformationen und Homepages entnommen werden.

9.6.5 Online-Tools bzw. Materialien

Es gibt zahlreiche Online-Tools und Informationsseiten zu Themen rund um die Arzneimitteltherapie. Eine kleine für die erweiterte Medikationsberatung nützliche Auswahl wird in ◘ Tab. 9.11 aufgelistet.

Tab. 9.11 Frei zugängliche Tools- und Datensammlungen zur Unterstützung der erweiterten Medikationsberatung

Inhalt	Tool, Internetseite
Schwangerschaft und Stillzeit, aufbereitete Literaturkenntnisse, Charité Berlin	**www.embryotox.de** Urheber: Pharmakovigilanz- und Beratungszentrum für Embryonaltoxikologie, Charité-Universitätsklinikum Berlin
Ungeeignete Arzneimittel im Alter (PIM)	**Priscus-Liste 2.0** (DE) bei Google leicht als PDF-Datei zum Download auffindbar Urheber: Mann NK et al. 2023, Potentially inadequate medications in the elderly: PRISCUS 2.0–first update of the PRISCUS list
	FORTA-Liste (Fit fOR The Aged, DE) www.umm.uni-heidelberg.de/klinische-pharmakologie/forschung/forta-projekt-deutsch/ Urheber: Institut für Experimentelle und Klinische Pharmakologie und Toxikologie, Klinische Pharmakologie, Zentrum für Gerontopharmakologie, Medizinische Fakultät Mannheim der Universität Heidelberg, Prof. Martin Wehling; Medizinische Klinik (Schwerpunkt Geriatrie), Universitätsklinikum Mannheim, PD Dr. Heinrich Burkhardt
	BEERS-Kriterien www.mmp-online.de/heftarchiv/2016/10/deutsche-ubersetzung-und-anpassung-an-den-deutschen-arzneimittelmarkt.html (Zugang notwendig) Urheber: Mark H. Beers, 1991 Aktuelle Adaption: 2015 durch die American Geriatrics Society (AGS), Übersetzt und angepasst für den deutschen Markt durch Katja Prax, Zahra Abbas, Kristina Friedland, Erlangen, und Martin Smollich
	START-STOPP-Kriterien (GB/IRL) Urheber: O'Mahony D, O'Sullivan D, Byrne S et al. STOPP/START criteria for potentially inappropriate prescribing in older people: version 2. Age and ageing, 44 (2): 213–218, 2014
Leitlinien	**www.amwf.org** (AWMF) **www.leitlinien.de** (NVL) Homepages von Fachgesellschaften
Fachinformationen	**www.pharmnet-bund.de** (BfARM) **www.fachinfo.de** (Rote Liste® Service GmbH) Homepages der Arzneimittelhersteller
QT-Intervall-Verlängerung	**www.crediblemeds.org** Einstufung des QT- und TdP-Risikos anhand von Literatur Urheber: CredibleMeds®, AZCERT, Inc; R. L. Woosley, USA
	www.mdcalc.com Tisdale-Score, QTc-Intervall Urheber: Joe Habboushe und Graham Walker, USA
Kreatinin-Clearance bzw. eGFR, Dosisanpassungen bei Niereninsuffizienz	**www.nierenrechner.de** Urheber: Selbsthilfeorganisation PKD Familiäre Zystennnieren e. V.
	www.dosing.de Urheber: Klinische Pharmakologie und Pharmakoepidemiologie, Heidelberg, Prof. W. E. Haefeli
	www.mdcalc.com Urheber: Joe Habboushe und Graham Walker, USA
Äquivalenzdosen	**www.abda.de/fuer-apotheker/arzneimittelkommission/hinweise-und-materialien-fuer-apotheken/pharmakovigilanz-1/** Urheber: Arzneimittelkommission der deutschen Apotheker (AMK)
Informationen zur Sondengängigkeit	**www.pharmatrix.de** (CAVE: nicht mehr aktualisiert) Urheber: Andreas Pfaff, Fachapotheker für Arzneimittelinformation und klinische Pharmazie

10 Dokumentation

Die Dokumentation der Medikationsanalyse dient der Qualitätssicherung und dem Leistungsnachweis. Des Weiteren ist der Austausch der Informationen innerhalb des Apothekenteams wichtig, um einen Lerneffekt für die Kollegen und zukünftige Fälle zu generieren. Die Dokumentation dient außerdem als Basis für die zukünftige Patientenversorgung und Durchführung weiterer pDL bei diesem Patienten. In anonymisierter Form können die Daten ggf. auch dazu dienen, den Nutzen der Medikationsberatung durch Studien zu belegen.

Laut Leistungsbeschreibung der pDL § 2 Abs. 6, Satz 1–2 gehört die Erstellung eines aktualisierten Medikationsplans zur Dokumentation. Dieser wird einerseits in der Apotheke gespeichert, andererseits erhält der Patient im Zweitgespräch eine Ausführung (aktuell als Ausdruck) und bei vorliegender Schweigepflichtentbindung auch der Arzt.

Die gesamte Dokumentation kann aktuell im Print oder digital erfolgen. Technische und datenschutzrechtliche Anforderungen an die digitale Dokumentation sind zu beachten. Aktuelle technische Anforderungen und Neuerungen bezüglich Speicherung des Medikationsplans auf der eGK oder anderen elektronischen Medien sind in den Fachmedien zu verfolgen.

Die in ▸ Kap. 9.5 vorgestellten Software-Tools bieten digitale Dokumentationsmöglichkeiten. Diese zu nutzen ist sicherlich die effektivste und zeitsparendste Variante. Des Weiteren können die Arbeitshilfen der Bundesapothekerkammer genutzt werden (siehe Kasten). Im Rahmen von ATHINA erfolgt die Dokumentation aktuell noch in einem speziell entwickelten Excel-Bogen, der teilweise mit den AMTS-Software-Tools verknüpft ist.

Checkliste 10

Dokumentation

Die Dokumentation der pDL **umfasst mindestens:**

- ☐ einen aktualisierten Medikationsplan (Apotheke, Arzt, Patient; § 2 Abschnitt 6 Satz 1–2).

Für die Apotheke

- ☐ Ausgangszustand (Medikation, Ergebnisse des Erstgesprächs, Datenerfassung),
- ☐ Ergebnisse der pharmazeutischen AMTS-Prüfung:
    - ☐ detektierte ABP,
    - ☐ erarbeitete Lösungsvorschläge,
- ☐ ggf. Ergebnis der Arztrücksprache und daraus resultierenden Maßnahmen,
- ☐ durch die Apotheke getroffene Maßnahmen und Empfehlungen für den Patienten,
- ☐ aktualisierter Medikationsplan.

Für den Arzt (bei vorliegender Schweigepflichtentbindung)

- ☐ Anschreiben,
- ☐ Ergebnisbericht,
- ☐ aktualisierter Medikationsplan.

Vom Patienten unterzeichnete Vereinbarung zwischen Apotheke und Patient inklusive

- ☐ Schweigepflichtenbindung (optional),
- ☐ Quittierung der pDL in der Vereinbarung (durch den Patienten oder einen Apothekenmitarbeiter, falls der Patient nicht zum Zweitgespräch erscheint und nicht erreichbar ist).

Arbeitshilfen

Die BAK stellt hierfür über die Homepage der ABDA kostenlose Arbeitshilfen zum Download bereit. Pfad (Stand Juni 2023): → Schnellzugriff → Pharmazeutische Dienstleistungen → Polymedikation → Materialien für die Durchführung:

- → Arbeitshilfe Datenerfassung,
- → Arbeitshilfe Arzneimittelbezogene Probleme,
- → Arbeitshilfe Ergebnisbericht/Rücksprache mit dem Arzt.

In Software-Tools werden ebenfalls Möglichkeiten zur Erstellung von Risikoprotokollen, welche die erfassten ABP inklusive Lösungsvorschlägen und Interventionen dokumentieren, bereitgestellt. Einige Software-Tools unterstützen auch das Erstellen von Arztbriefen.

10.1 Medikationsplan

Der Patient – und bei vorliegender Schweigepflichtentbindung auch der Arzt – erhält am Ende der pDL einen aktualisierten Medikationsplan nach bundeseinheitlicher Spezifikation. Dieser Medikationsplan muss mit Hilfe des 2D-Data-Matrix-Code auch in anderen Apotheken oder Arztpraxen eingelesen werden können. Er sollte vollständig, aktuell und patientengerecht sein. Hier sind alle Therapieoptimierungen inklusive der mit dem Arzt besprochenen Anpassungen zu berücksichtigen.

Der Medikationsplan wird dem Patienten im Abschlussgespräch vorgelegt und erklärt. Dosierungen, Anwendungs-/Einnahmehinweise und Anwendungs-/Einnahmegründe sind im Sinne der Erhöhung der Therapietreue und Sicherstellung der richtigen Einnahme bzw. Anwendung mit dem Patienten zu besprechen.

Wichtige Hinweise zur Medikationsplanerstellung

- Präzise, patientengerecht und unmissverständlich formulierte Einnahmehinweise, ggf. mit genauen Zeitangaben in Bezug auf die Nahrungsaufnahme.
- Fokussierung auf notwendige und wichtige Einnahmehinweise: Eine Einnahme unabhängig vom Essen, sollte nicht extra notiert werden.
- Abstimmung der Formulierungen für Einnahmehinweise und Einnahmegründe mit dem Patienten.
- Sortierung der Arzneimittel, z. B.:
  - nach Einnahmezeitpunkten von morgens nach abends vornehmen (dabei Einnahmezeitpunkte bezüglich Nahrung berücksichtigen),
  - nach Einnahmefrequenz.
- Einfügen von Zwischenüberschriften zur besseren Übersicht, z. B. kann so zwischen Dauer-, Bedarfs- und Selbstmedikation oder besonderer Anwendung unterschieden werden.
- Bedarfsmedikationen und besondere Anwendungen: Dosierungsspalten können verbunden und mit den Worten „Siehe Hinweis" auf die Spalte mit den Einnahmehinweisen verwiesen werden. Hier können Minimal- und Maximaldosierungen und der Bedarfsfall eingetragen oder die besondere Anwendung beschrieben werden.

10.2 Risikoprotokoll und Ergebnisbericht

10.2.1 Ergebnisdokumentation in der Apotheke

Für die Apotheke sollte eine ausführliche und detaillierte Dokumentation des Ausgangszustands, der detektierten ABP, der Lösungsvorschläge und getroffenen Maßnahmen erstellt werden. Dies dient der Qualitätssicherung, als Leistungsnachweis und als Basis für die zukünftige Beratung und Versorgung des Patienten. Des Weiteren kann auf diese Dokumentation bei der Bearbeitung zukünftiger, möglicherweise ähnlicher Fälle zurückgegriffen werden. Das Ergebnisprotokoll kann sowohl digital als auch in Printform in der Apotheke abgelegt werden.

Es ist hilfreich, im Warenwirtschaftssystem einzutragen, wann die erweiterte Medikationsberatung eines Patienten stattgefunden hat und – falls möglich – eine Erinnerung in 12 Monaten einzustellen, die auf die Möglichkeit einer erneuten Medikationsberatung hinweist.

Checkliste 11

Inhalte des Ergebnisprotokolls

- ☐ Patientendaten,
- ☐ der Ausgangszustand (Medikation inklusive Dosierung und Einnahme, Beschwerden des Patienten, ggf. weitere klinische Daten),
- ☐ detektierte arzneimittelbezogene Probleme (manifeste und potenzielle, die als klinisch relevant erachtet werden),
- ☐ Notwendigkeit von Maßnahmen,
- ☐ erarbeitete Lösungsvorschläge,
- ☐ Ergebnisse einer möglichen Arztrücksprache,
- ☐ vereinbarte und umgesetzte Maßnahmen,
- ☐ aktualisierter Medikationsplan,
- ☐ ggf. das Ergebnis des Follow-up-Gesprächs.

10.2.2 Zusammenfassung der Ergebnisse für die Patienten

Optional kann den Patienten ein leicht verständliches individuelles Risikoprotokoll inklusive Empfehlungen zu nichtmedikamentösen Zusatzmaßnamen und den mit ihnen vereinbarten Zielen ausgehändigt werden. Dies ist insbesondere dann notwendig, wenn keine Schweigepflichtentbindung erteilt wurde und entsprechend ggf. detektierte ABP nicht an den Arzt kommuniziert werden können. Hierbei ist besonders auf die Formulierungen zu achten. Diese müssen patientengerecht und unmissverständlich sein. Es muss daran gedacht werden, dass der Patient auf Basis dieser Informationen eigenständig Maßnahmen ergreift. Das bedeutet, dass auf keinen Fall das Absetzen eines Arzneimittels empfohlen werden darf oder für den Patienten kritische, möglicherweise angstauslösende Informationen zu ABP vermerkt werden dürfen. Außerdem muss man davon ausgehen, dass dieses Schreiben dem Arzt vorgelegt werden könnte. Daher sind in diesem Schreiben keine Formulierungen zu verwenden, die den Arzt diskreditieren oder in seiner Therapiehoheit angreifen könnten. In einem solchen Protokoll ist immer ein Arztbesuch zu empfehlen.

10.2.3 Ergebnisbericht für den Arzt

Bei vorliegender Schweigepflichtentbindung erhält der Arzt von der Apotheke folgende Dokumente:

- aktualisierter Medikationsplan,
- Anschreiben mit Ergebnisbericht und einem Hinweis, ob Handlungsbedarf seitens des Arztes besteht; ggf. auch ausführliches Ergebnisprotokoll mit Auflistung der detektierten ABP und getroffenen Maßnahmen bzw. empfohlenen Interventionen.

Die BAK stellt hierfür die „Arbeitshilfe Ergebnisbericht/Rücksprache mit dem Arzt“ zur Verfügung. In ▸Kap. 11 sind Formulierungshilfen für den Arztbrief und weitere Informationen zum Arztbericht zu finden.

10.3 Quittierung der Dienstleistung

Die Quittierung der Dienstleistung erfolgt nach dem Abschlussgespräch in der **„Vereinbarung über die Inanspruchnahme der erweiterten Medikationsberatung“** in der Regel durch den Patienten. Die Vereinbarung ist 4 Jahre lang aufzubewahren und auf Anfrage der Krankenkasse vorzuweisen.

Wenn ein Patient nicht zum Abschlussgespräch erscheint und mindestens ein telefonischer Kontaktierungsversuch fehlschlägt, kann die Apotheke die Leistungserbringung selbst quittieren. Dabei sollte ein kurzer Vermerk gemacht werden, ob ein Bericht an den Arzt verschickt wurde, sofern eine Entbindung von der Schweigepflicht vorliegt.

11 Kommunikation der Ergebnisse

Die Ergebnisse der pharmazeutischen AMTS-Prüfung inklusive der erarbeiteten Lösungsvorschläge werden nun an folgende Zielgruppen kommuniziert:

- Arzt (nur bei vorliegender unterzeichneter Schweigepflichtentbindung),
- Patient (oder Angehörige bei Vormundschaft bzw. Versorgungsvollmacht, gesetzliche Betreuer oder bei schriftlich erteilter Erlaubnis).

Welche Informationen welcher Zielgruppe mitzuteilen sind, ist in der Erarbeitung der Lösungsvorschläge für die gefundenen ABP festzulegen (▸ Kap. 9.4). Neben der Selektion der Informationen ist es empfehlenswert das Wording an die jeweilige Zielgruppe anzupassen.

11.1 Kommunikation mit dem Arzt

Die Ergebnisse der erweiterten Medikationsberatung dürfen nur dann an den Arzt kommuniziert werden, wenn eine schriftliche Schweigepflichtentbindung des Patienten für den jeweils beteiligten Arzt und Apotheker unterzeichnet wurde.

Der Arzt erhält folgende Dokumente als Information:

- Anschreiben mit Nennung der wesentlichen Informationen zu den Ergebnissen der Medikationsanalyse und wichtigen Erläuterungen,
- Ergebnisprotokoll bzw. Ergebnisbericht,
- aktualisierter Medikationsplan nach bundeseinheitlicher Spezifikation (BMP).

11.1.1 Kommunikationswege

Die Kommunikation mit dem Arzt kann auf verschiedenen Wegen erfolgen. Dringende Probleme, die einer kurzfristigen Intervention bedürfen, sind in jedem Fall telefonisch mit dem Arzt zu klären. Bei weniger dringenden Problemen oder langfristig umzusetzenden Interventionen kann auch ein schriftlicher Ergebnisbericht ausreichen. Dieser kann digital (zukünftig KIM = Kommunikation im Medizinwesen) oder auf klassischem Wege (per Telefax, Post oder Gang in die Arztpraxis) übermittelt werden. Bei digitaler Versendung eines Berichtes, Protokolls oder Medikationsplans sind die Vorgaben der DSGVO einzuhalten. Auch wenn keine ABP gefunden wurden und keine Interventionen notwendig sind, ist bei vorliegender Schweigepflichtentbindung ein schriftlicher Ergebnisbericht an den Arzt zu senden. Dies ist in der Leistungsbeschreibung hinterlegt.

■ **MERKE** Die bevorzugten Kommunikationswege sind im Vorfeld mit den Arztpraxen abzustimmen.

11.1.2 Anschreiben

Das Anschreiben dient der Darstellung der wesentlichen und wichtigsten Daten und Ergebnisse der Medikationsprüfung sowie der Kommunikation wichtiger Erläuterungen und Hinweise. Es sollte die Länge einer DIN-A4-Seite möglichst nicht überschreiten. Je kürzer und prägnanter, desto besser.

Tab. 11.1 Strukturierung des Ergebnisprotokolls. Nach BAK-Vorlage

Problem	Mögliche Maßnahme, Optimierungsvorschlag	Lösung durch Apotheke	Bitte um Prüfung

Checkliste 12
Inhalte des Arztanschreibens (Arztbrief)

- ☐ Name und Kontaktdaten der Apotheke,
- ☐ Patientendaten: Name, Vorname und Geburtsdatum (um Verwechslungen vorzubeugen),
- ☐ Datum des Anschreibens,
- ☐ Anrede,
- ☐ Erklärung der Durchführung einer erweiterten Medikationsberatung bei Polymedikation,
- ☐ Gesprächsdatum, an dem die Beratung erfolgt ist.
- ☐ Nennung der ABP mit Handlungsbedarf und einem Hinweis auf das mögliche Vorgehen und Vorschlag der möglichen Intervention durch den Arzt alternativ der Hinweis, dass die Dokumente rein informativ sind und kein Handlungsbedarf besteht:
  - ☐ Welches Problem besteht?
  - ☐ Wie dringend ist der Handlungsbedarf?
  - ☐ Welche Lösungsansätze gibt es (Dosisanpassung, Anpassung der Einnahmehinweise, Substitution, Monitoring etc.)?
- ☐ Verweis auf Anlagen:
  - ☐ alter und/oder aktualisierter Medikationsplan zum Aufzeigen von Diskrepanzen, Informationslücken,
  - ☐ Ergebnisbericht/Risikoprotokoll,
  - ☐ ggf. weiterführende Informationen, z. B. Literatur,
- ☐ weiteres Vorgehen: Bitte um Kenntnisnahme, Bitte um Rückruf, wir melden uns bei Ihnen,
- ☐ Name und Unterschrift des Apothekers.

11.1.3 Ergebnisbericht/Ergebnisprotokoll

Im Ergebnisbericht bzw. -protokoll sind die Ausgangsinformationen und jeweiligen ABP inklusive der betroffenen Arzneimittel sowie die erarbeiteten Lösungsvorschläge aufzulisten. Falls bereits eine telefonische Rücksprache stattgefunden hat, ist dies natürlich zu notieren zusammen mit den Ergebnissen. Des Weiteren ist zu vermerken, ob Handlungsbedarf seitens des Arztes besteht oder ob das Problem in Abstimmung mit dem Patienten gelöst wurde. Verwendete Abkürzungen sind zu erklären.

Die BAK stellt auf ihrer Homepage eine Vorlage für den Ergebnisbericht zur Verfügung (Arbeitshilfe „**Ergebnisbericht/Rücksprache mit dem Arzt**").

Software-Tools bieten eine digitale Dokumentation der ABP inklusive Erstellung eines Risikoprotokolls, in dem alle wichtigen Parameter und Informationen aufgeführt sind.

11.1.4 Formulierungen

Für eine erfolgreiche Zusammenarbeit zwischen Arzt und Apotheker bedarf es einer angemessenen Kommunikation. Auf Einhaltung der eigenen Verantwortlichkeiten und Vermeidung von Grenzüberschreitungen ist zu achten.

Dabei ist immer im Hinterkopf zu behalten, dass die Erstellung einer geeigneten und effektiven Arzneimitteltherapie für den Arzt oft keine leichte Aufgabe darstellt. Um Therapieziele zu erreichen, müssen bestimmte Arzneimittel eingesetzt werden, die unter Umständen auch gewisse Risiken für den Patienten mit sich bringen. Der Arzt führt bei jedem Arzneimittel eine Nutzen-Risiko-Abwägung durch. Da der Apotheker in der Regel die Umstände der Arzneimittelauswahl, die genauen Indikationen und die vollständige Anamnese des Patienten nicht kennt, sollte mit Kritik sehr vorsichtig und zurückhaltend umgegangen werden. Versuchen Sie sich in die Lage des Arztes zu versetzen.

Die Darstellung der detektierten ABP sollte aber präzise und konkret formuliert werden. Bei Vorschlägen zu Maßnahmen sind nach Möglichkeit mindestens zwei Möglichkeiten zu benennen.

Sollte die Substitution eines Arzneimittels empfohlen werden, sind auch hier möglichst zwei Alternativen zu benennen. Dabei sind folgende Aspekte zu berücksichtigen:

- Das empfohlene Alternativarzneimittel muss die gleichen Indikationen abdecken wie das ursprüngliche Arzneimittel bzw. zumindest die Indikation, für die es eingesetzt wird, falls diese bekannt ist.

- Das Alternativarzneimittel muss für den Patienten im Kontext seiner Grunderkrankungen und der Gesamtmedikation geeignet sein. Bezüglich des neuen Arzneimittels ist eine Risikoanalyse durchzuführen.
- Das Alternativarzneimittel sollte nach Möglichkeit lieferbar sein.

Der Apotheker macht in der Regel Vorschläge, die Therapie-Entscheidung obliegt den Ärzten. Sie entscheiden, ob die tatsächliche Notwendigkeit besteht, eine Maßnahme umzusetzen und wie die Umsetzung erfolgt.

Formulierungen und Wortwahl in der Arztkommunikation

Dazu ist bei den Formulierungen folgende generelle Wortwahl hilfreich:

- könnte, wäre, hätte,
- möglicherweise, gegebenenfalls, eventuell.

Wortwahl bei Schilderung der gefundenen ABP:

- Unklarheiten seitens des Patienten:
  - Der Patient wusste nicht wie/warum er [Arzneimittel XY] einnimmt/anwendet. Er wurde in der erweiterten Medikationsberatung von uns dazu beraten/aufgeklärt und der Medikationsplan wurde entsprechend ergänzt. Das Ergebnis sehen Sie auf dem aktualisierten Medikationsplan. Sollten Einwände Ihrerseits bestehen, bitten wir um Rückmeldung.
- Diskrepanzen Medikationsplan vs. Patientenangaben:
  - Beim Abgleich des Medikationsplans mit den Angaben des Patienten sind uns Unstimmigkeiten aufgefallen. Diese haben wir Ihnen tabellarisch aufgeführt. Wir bitten um eine Überprüfung und falls die Angaben des Medikationsplans nicht mehr aktuell sein sollten, um eine kurze Rückmeldung.
- Fehlerhafte Dosierung/Einnahme:
  - Im Rahmen der Medikationsüberprüfung wurde bei der Dosierung von [Arzneimittel XY] eine Dosierung festgestellt, die nicht der Normdosierung entspricht. Wir bitten um Rückmeldung, ob dies beabsichtigt ist. (Vorsicht, die Dosierungsprüfung ist nicht Bestandteil der pDL).
  - Die Einnahmezeitpunkte von [Arzneimittel XY] wurden gemeinsam mit dem Patienten optimiert und besprochen. Das Ergebnis sehen Sie auf dem aktualisierten Medikationsplan. Sollten Einwände Ihrerseits bestehen, bitten wir um Rückmeldung.
  - Der Patient wurde in der Anwendung von [Arzneimittel XY] geschult.
- Kontraindikation/Anwendungsbeschränkung:
  - [Arzneimittel XY] könnte für den Patienten aufgrund von [Grunderkrankung/Risikofaktor] im Hinblick auf [Risiko/Folge] problematisch sein. Der Patient könnte von einem Wechsel auf [Alternativen] oder von [Maßnahme XY] profitieren.
- Nebenwirkung:
  - Der Patient berichtete uns, dass er unter [Symptom Z] leide. [Symptom Z] könnte eine Nebenwirkung der [Arzneimittel ABC] mit folgender Häufigkeit sein [Häufigkeiten nennen, ggf. tabellarisch]. Ein Kausalzusammenhang kann in der Apotheke nicht geklärt werden. Daher bitten wir um weiterführende Prüfung.
- Wechselwirkung:
  - In der Medikationsanalyse wurde folgende Wechselwirkung [Wechselwirkung] gefunden, die für den Patienten möglicherweise relevant sein könnte. Um das Risiko des Patienten zu vermindern, könnte [Maßnahme XY] hilfreich sein.
- Vorschlag von Maßnahmen:
  - [Maßnahme X] erscheint sinnvoll/ratsam/hilfreich,
  - der Patient könnte von [Maßnahme X] profitieren,
  - [Maßnahme X] könnte im Hinblick auf [Parameter X/Beschwerde X] sinnvoll sein.
- Alternativvorschläge:
  - Eine mögliche Alternative wäre ...,
  - als Alternative kämen folgende Möglichkeiten in Betracht: ...
  - mögliche Alternativen könnten die [Arzneimittel XYZ] darstellen.
- Übergabe des weiteren Vorgehens an den Arzt:
  - Daher bitten wir um weiterführende Prüfung.
  - Wir bitten Sie um Ihre Einschätzung zu diesem Problem.
  - Soll der Patient zur weiteren Abklärung an Sie verwiesen werden?

Arbeitshilfen und Literatur

Die BAK stellt hierfür auf der Homepage der ABDA kostenlose Arbeitshilfen zum Download bereit. Pfad (Stand Juni 2023): → Schnellzugriff → Pharmazeutische Dienstleistungen → Polymedikation:

- → Materialien für die Durchführung → Arbeitshilfe Ergebnisbericht/Rücksprache mit dem Arzt,
- → Ergänzende Materialien → Arbeitshilfe Formulierungshilfen für die Kommunikation mit dem Arzt.

Weitere Hilfen zur Unterstützung der Zusammenarbeit und der Kommunikation zwischen Arzt und Apotheker:

- Arzt und Apotheker im Dialog von Marina Weißenborn, Hanna Seidling und Walter Emil Haefeli, Govi Verlag 2018,
- Arztinformation Wechselwirkungen – Standardisierte Kommunikationshilfen von Tanja Siebert, Deutscher Apotheker Verlag 2022.

11.2 Abschlussgespräch mit dem Patienten

Der Termin für das Abschlussgespräch wird am besten im Erstgespräch festgelegt. Terminverschiebungen können – falls erforderlich – auch telefonisch durchgeführt werden. Theoretisch kann das Abschlussgespräch auch telepharmazeutisch erfolgen.

Sollte der Patient nicht zum Abschlussgespräch erscheinen, muss mindestens ein telefonischer Kontaktierungsversuch seitens der Apotheke erfolgen. Ist dieser nicht erfolgreich, kann eine Quittierung der Dienstleistung durch die Apotheke erfolgen. Dabei ist ein kurzer Vermerk zu machen, ob bei vorliegender Schweigepflichtentbindung ein Bericht an den Arzt verschickt wurde.

Als Einstieg in das Gespräch ist ein positiver Einleitungssatz zu wählen. Des Weiteren kann man das Fazit der Medikationsanalyse mitteilen.

11.2.1 Der aktualisierte Medikationsplan als Gesprächsgrundlage

Die Erstellung eines aktuellen Medikationsplans nach der bundeseinheitlichen Spezifikation ist Bestandteil der erweiterten Medikationsberatung. Der Medikationsplan kann in diesem Gespräch als Basis dienen. Sollten vom Arzt auf die Empfehlungen hin Änderungen in der Therapie vorgenommen worden sein, sind die neuen Arzneimittel oder auch der Grund für einen Wegfall von Arzneimitteln verständlich zu erläutern.

■ **MERKE** Anhand des aktualisierten Medikationsplans sind den Patienten zu jedem Arzneimittel in leicht verständlicher Sprache folgende Aspekte zu erläutern:

- Dosierung,
- Einnahmehinweise,
- Grund der Einnahme, ggf. Erklärung der Wirkung und der therapeutischen Ziele.

Mit Hilfe des aktualisierten Medikationsplans sind den Patienten zu jedem Arzneimittel die Dosierungen, die Einnahmehinweise und die Gründe für die Einnahme ausführlich und verständlich zu erläutern. Ziel ist es dabei, das Verständnis der Patienten für die Arzneimitteltherapie zu erhöhen. Dazu gehört es, das Bewusstsein für die richtigen Einnahmezeitpunkte sowie die Notwendigkeit der regelmäßigen Arzneimitteleinnahme zu schärfen. Dies erhöht die Therapietreue, sichert den Therapieerfolg und erhöht die Lebensqualität. Um einen für den Patienten optimalen Plan zu erstellen kann man im Gespräch (auch schon im Erstgespräch)

Checkliste 13
Inhalte des Abschlussgesprächs

- ☐ Besprechung der Ergebnisse der Medikationsanalyse,
- ☐ Erläuterung der erforderlichen Maßnahmen/Empfehlungen und Abstimmung der Umsetzung dieser Maßnahmen mit dem Patienten,
- ☐ Besprechung des aktualisierten Medikationsplans:
  - ☐ Dosierungen aller Präparate,
  - ☐ Einnahmehinweise zu allen Präparaten,
  - ☐ Grund der Einnahme ggf. mit Erklärung der Wirkungsweise und Zielsetzung zur Förderung der Adhärenz.
- ☐ Schulung der richtigen Anwendung bestimmter Arzneimittel, z. B. Insulinpens, Inhalatoren → pDL „Erweiterte Einweisung in die korrekte Arzneimittelanwendung und Üben der Inhalationstechnik",
- ☐ Klärung von Fragen des Patienten,
- ☐ Anbieten eines Follow-up-Gesprächs.

Tab. 11.2 Mögliche Einstiegssätze für das Abschlussgespräch

Fazit	Formulierung
Keine Probleme gefunden	„Wir können Ihnen mitteilen, dass Ihre Arzneimittel alle gut aufeinander abgestimmt sind. Ich erläutere Ihnen nun nochmal alle Arzneimittel inklusive der richtigen Dosierung und Anwendung sowie des Anwendungsgrundes, damit Sie noch besser verstehen, warum Sie die Arzneimittel einnehmen und sich in Zukunft noch sicherer im Umgang mit den Arzneimitteln fühlen."
Geringe Anpassungen notwendig, z. B. Änderung von Anwendungshinweisen und -zeitpunkten	„Auf Basis der Medikationsanalyse konnten ein paar geringe Änderungen/Anpassungen der Einnahme-/Anwendungshinweise vorgenommen werden, damit Sie Ihre Arzneimittel in Zukunft noch besser vertragen und diese optimal wirken können. Diese Anpassungen werde ich Ihnen anhand des aktualisierten Medikationsplans, den Sie von uns bekommen, erklären."
Wesentliche Anpassungen notwendig, z. B. Dosisanpassungen, Arzneimittelsubstitution, Deprescribing	„Auf Basis der Medikationsanalyse wurden Auffälligkeiten gefunden. Diese konnten wir in Rücksprache mit Ihrem behandelnden Arzt lösen, sodass wir die Verträglichkeit und Wirkung Ihrer Arzneimitteltherapie durch einfache Maßnahmen verbessern können. Ich werde Ihnen gleich genau erläutern, welche Anpassungen notwendig sind und wie das weitere Vorgehen aussieht." „Durch die Medikationsanalyse konnten wir mögliche Gründe für Ihre [Beschwerde XY] finden. Diese haben wir Ihrem Arzt mitgeteilt. Um die Hypothese zu prüfen und herauszufinden, wodurch Ihre Beschwerden tatsächlich kommen, ist es notwendig, dass Sie Ihren Arzt aufsuchen. Dieser wird mit Ihnen gemeinsam versuchen die Ursache Ihrer Beschwerden zu finden. Dies werde ich Ihnen nun im Rahmen der Besprechung Ihres aktualisierten Medikationsplans erläutern."

fragen, welche Formulierungen er bezüglich der Einnahmegründe bevorzugt (Fachsprache vs. Laiensprache).

Bei Änderungen in der Therapie ist stets hervorzuheben, welche Vorteile der Patient durch diese Anpassungen hat. Diese Vorteile sind so zu formulieren, dass sie für den Patienten greifbar und vorstellbar sind, z. B.:

- bessere Verträglichkeit,
- bessere Wirkung,
- Linderung der Beschwerden,
- Erhöhung der Sicherheit.

Dabei ist es wichtig, dass Zeit- und Mengenangaben konkretisiert werden:

- statt „viel Flüssigkeit" → „mit einem ganzen Glas Leitungswasser",
- statt „ausreichenden Abstand zu XY halten" → „Abstand von 2 Stunden zu XY".

Formulierungsbeispiele sind Tab. 11.3 zu entnehmen.

11.2.2 Besprechung der vom Patienten geschilderten Probleme und Erwartungen

Wenn es für den Patienten ein subjektiv empfundenes Hauptproblem mit der Medikation gab, das er zu Anfang der erweiterten Medikationsberatung mitgeteilt hat, ist auf dieses noch einmal gesondert einzugehen:

- Wir haben geprüft, ob … Dabei hat sich Folgendes ergeben: …
- Um das Problem zu lösen,
  - raten wir Ihnen …
  - wurde mit Ihrem Arzt Folgendes besprochen …
  - sind folgende Maßnahmen hilfreich: …
  - wurde folgendes Vorgehen gemeinsam mit Ihrem Arzt besprochen: …
  - ist folgendes Vorgehen sinnvoll: …
  - sind folgende Maßnahmen sinnvoll: …

Falls das Problem nicht eindeutig gelöst werden kann, ist dies dem Patienten ehrlich mitzuteilen. Es ist aber stets positiv zu formulieren und darauf zu achten, dass Lösungsstrategien angeboten werden können wie weitere Abklärung durch die behandelnden Ärzte oder einen Facharzt, zusätzliche nichtmedikamentöse Maßnahmen, Monitoring-Maßnahmen.

11.2.3 Patientenprotokoll bzw. ein Empfehlungsschreiben und Informationsmaterial für den Patienten

Zusätzlich zum Medikationsplan kann auch ein leicht verständliches Protokoll mit selektierten ABP oder eine Liste mit Empfehlungen für den Patienten erstellt werden. Hierbei ist besonders auf die Formulierungen zu achten, sodass diese für den Patienten verständlich sind

▫ **Tab. 11.3** Formulierungsbeispiele bei Therapieänderungen aufgrund häufiger ABP

Optimiertes ABP	Formulierung
Adhärenz-Probleme → Verlegung von Einnahmezeitpunkten	Da Sie erwähnt haben, dass Sie die abendliche Einnahme der Tabletten manchmal vergessen, haben wir die Einnahmezeitpunkte für XY auf XY verlegt. Das beeinträchtigt die Wirkung nicht und Sie müssen nicht mehr so oft am Tag an die Einnahme der Tabletten denken.
Handhabungsschwierigkeiten Teilbarkeit → Wegfall der Teilung von Tabletten	„Um Ihnen den Umgang mit Ihren Arzneimitteln zu erleichtern, wurde bei Tablette XY eine alternative Stärke gewählt. Dadurch ist es nicht mehr notwendig die Tablette zu teilen." „Um Ihnen den Umgang mit Ihren Arzneimitteln zu erleichtern, wurde geprüft, ob die Einnahme von zwei Zeitpunkten pro Tag auf eine Einnahme pro Tag reduziert werden kann. Dies ist ohne Beeinträchtigung der Wirkung möglich, somit brauchen Sie die Tablette XY jetzt nicht mehr teilen."
Falscher Einnahmezeitpunkt → Verlegung von Einnahmezeitpunkten	„Damit die Tablette XY besser wirkt, ist es optimal, wenn Sie diese in Zukunft [vor dem Essen] einnehmen" „Nehmen Sie [Arzneimittel XY] [nach dem Essen] ein, dann ist es für Sie besser verträglich"
Fehlerhafte Anwendung bzw. Einnahme → Optimierung des Einnahmehinweises	„Damit die Tablette XY besser wirkt, ist es optimal, wenn Sie diese in Zukunft [nicht mit Milch oder Kaffee] einnehmen. [Zu diesen Nahrungsmitteln sollten Sie einen Abstand von ca. XY einhalten.]" „Nehmen Sie [Arzneimittel XY] [mit einem Glas Wasser und legen Sie sich nach der Einnahme für eine halbe Stunde nicht hin], dann ist es für Sie besser verträglich." **Wichtig: Konkretisieren Sie Zeit- und Mengenangaben mit einem Beispiel!**
Über- oder Unterdosierung, Wechselwirkung, Anwendungsbeschränkung, Nebenwirkung → Dosisänderung	„In Rücksprache mit Ihrem Arzt wurde die Dosis für [Arzneimittel XY] geändert. ■ Dadurch ist das Arzneimittel besser verträglich. Die Wirkung wird ist dadurch nicht beeinträchtigt. ■ Dadurch erhoffen wir uns eine Besserung von [Beschwerde XY], sodass es Ihnen bald besser geht. Die Wirkung wird dadurch nicht beeinträchtigt. ■ Die Dosis ist für ältere Patienten gut geeignet und wird in der Regel sehr gut vertragen. ■ Das ist eine Maßnahme die Therapie der [Grunderkrankung XY] zu optimieren."
Handhabungsprobleme, ungeeignete Darreichungsform, Wechselwirkung, Kontraindikation, Nebenwirkung → Substitution	„In Rücksprache mit Ihrem Arzt wurde Arzneimittel XY gegen Arzneimittel Z ausgetauscht. ■ Dieses ist besser verträglich und passt besser zu Ihren weiteren Arzneimitteln. ■ Dieses können Sie viel besser [aus dem Blister entnehmen/teilen/schlucken]. ■ Dies ist ein Versuch Ihre [Beschwerden XY] zu lindern. ■ Dieses ist für ältere Patienten gut geeignet und wird in der Regel sehr gut vertragen."
Therapieerfolg nicht optimal, mangelnde Therapietreue, Nebenwirkungen, Wechselwirkungen → Änderung des Lebensstils bzw. der Ernährung	„Es ist empfehlenswert, wenn Sie [XYZ] in Ihrem Alltag umsetzen, ■ um die Wirksamkeit der Arzneimittel zu unterstützen. ■ damit Sie sich besser fühlen. ■ damit es Ihnen langfristig gut geht."

und den Arzt nicht diskreditieren oder in seiner Therapiehoheit angreifen.

Falls im Rahmen der Medikationsanalyse Ziele für den Patienten definiert oder Maßnahmen entwickelt wurden, die der Patient in Eigenregie umsetzen kann, z. B. Messung von Blutdruck oder Blutzucker, Gewichtsreduktion, Anpassungen der Ernährung oder andere nichtmedikamentöse Maßnahmen, ist es hilfreich dem Patienten diese Empfehlungen schriftlich in einem patientengerechten Protokoll mitzugeben.

Um bestimmte Zielsetzungen zu unterstützen können dem Patienten Materialien zur Dokumentation von Blutdruck- oder Blutzuckermessungen, Schmerzen etc. mitgegeben werden. Auch Patientenratgeber zu den vorliegenden Grunderkrankungen oder Ernährungsratgeber bieten sich an.

11.2.4 Beendigung des Gesprächs

Bevor das Gespräch beendet wird, sollte man sich vergewissern, dass der Patient alles verstanden hat und keine Fragen seinerseits mehr bestehen.

- **„Haben Sie aktuell noch Fragen?"**

Am Ende des Gesprächs ist es empfehlenswert, den Patienten auf die Möglichkeit eines Follow-up-Gesprächs hinzuweisen. Dadurch bekundet man das ehrliche Interesse am Gesundheitszustand des Patienten und kann die Bindung des Patienten an die Apotheke fördern. Des Weiteren dient dies zur Dokumentation des tatsächlichen Nutzens der erweiterten Medikationsberatung – zunächst apothekenintern, aber möglicherweise können anonymisierte Daten auch in Zukunft für Studien genutzt werden.

Außerdem kann überlegt werden, ob eine weitere pDL für den Patienten sinnvoll ist und wann diese durchgeführt werden kann. Ggf. kann schon ein Termin mit dem Patienten vereinbart werden. Die Schulung „**Erweiterte Einweisung in die korrekte Arzneimittelanwendung mit Üben der Inhalationstechnik**" oder die „**Standardisierte Risikoerfassung hoher Blutdruck**" kann auch direkt durchgeführt werden. Bei einer Änderung der antihypertensiven Therapie nach der erfolgten erweiterten Medikationsberatung durch den Arzt, eröffnet sich sogar die Möglichkeit nach 2 Wochen noch einmal eine „**Standardisierte Risikoerfassung hoher Blutdruck**" durchzuführen.

Nach der Quittierung der Leistungserbringung kann das Gespräch beendet werden. Eine beispielhafte Formulierung für die Beendigung des Gespräches könnte so aussehen:

> „Nun haben Sie sehr viele Informationen bekommen, die Ihre Sicherheit im Umgang mit den Arzneimitteln erhöhen. Wenn Sie ihre Arzneimittel auf die besprochene Art und Weise regelmäßig einnehmen/anwenden, stellen Sie den langfristigen Erfolg ihrer Therapie und eine gute Verträglichkeit Ihrer Therapie sicher. Ich hoffe, dass wir Ihnen mit dieser Analyse helfen konnten. Sehen Sie sich die Informationen zu Hause nochmal in Ruhe an und kommen Sie bei Fragen und Unklarheiten gerne auf uns zu."

Bei Gesprächen, die schwer zu beenden sind, da der Patient sehr redselig ist, ist es ratsam, einen unausweichlichen Grund zu nennen, warum das Gespräch nun zu beenden ist. Dabei kann man darauf hinweisen, dass der Patient bei Unklarheiten jederzeit nochmal in die Apotheke kommen kann. Ein Grund könnte beispielsweise sein, dass man einen weiteren Termin hat (telefonisch oder im Büro).

Bei Patienten, die am Ende des Gespräches unzufrieden sind, weil z. B. ihr Hauptproblem nicht gelöst werden konnte, ist Verständnis aufzubringen.

> „Ich verstehe Sie sehr gut. Wir haben die Analyse mit allen uns zur Verfügung stehenden Möglichkeiten und entsprechend unserer Qualitätsstandards bestmöglich durchgeführt. Leider lässt sich mit unseren Mitteln keine Ursache für (das Problem XY) finden. Somit müssen wir Sie bitten, sich an Ihren Arzt zu wenden, um die Ursachen zu ermitteln und Lösungen zu erarbeiten."

Bei Patienten, die keine Schweigepflichtentbindung erteilt haben, ist bei Beendigung des Gespräches ebenfalls an den Arzt zu verweisen. Ein patientengerechtes Protokoll ist so zu gestalten, dass dieser es auch dem Arzt vorlegen könnte. Außerdem ist zu vermerken, dass eine Rücksprache mit dem Arzt durch die Apotheke ausdrücklich nicht gewünscht wurde.

Teil D
Fallbeispiele

Die Fallbeispiele werden nach dem Prozess der erweiterten Medikationsberatung bei Polymedikation bearbeitet und dienen der Übung. Sie wurden so gewählt, dass sie verschiedene arzneimittelbezogene Probleme beinhalten. Aufgezeigt werden Analyse- und Optimierungsmöglichkeiten der Arzneimitteltherapie für verschiedene ABP. Es wird außerdem deutlich, dass die Überprüfung und Optimierung der richtigen Anwendung- und Einnahmezeitpunkte wichtige Bestandteile der Medikationsanalyse sind.

Die Ergebnisse der Medikationsanalyse zeigen einen möglichen Lösungsvorschlag. Abhängig davon, wie Ärzte sich nach der Rücksprache entscheiden und welche Ideen Sie selbst für die Beratung und Optimierung der Selbstmedikation haben, sind selbstverständlich auch andere Ergebnisse möglich.

Durch die hier vorgestellten Beispiele soll nicht der Eindruck oder die Erwartungshaltung entstehen, dass die Bearbeitung einer Medikationsanalyse in der Praxis immer derartig komplex ist. Viele Fälle in der Praxis weisen (zum Glück) nicht ein so hohes Maß an arzneimittelbezogenen Problemen auf. Bei vielen Patienten findet man keine gravierenden Einnahme- bzw. Anwendungsprobleme, Neben- oder Wechselwirkungen. Es ist bei diesen Patienten völlig ausreichend, die Dosierungen, die richtigen Einnahmehinweise und -zeitpunkte sowie die Gründe und Notwendigkeit der Anwendung zu erläutern. Dies fördert die richtige Arzneimittelanwendung, die Adhärenz und den Therapieerfolg und leistet einen wichtigen Beitrag zur Erhöhung der Arzneimitteltherapiesicherheit.

Die Fallbeispiele zeigen beispielhaft Screenshots aus „Scholz online“ (Modul: „Scholz amts“). Dieses Programm wurde gewählt, da es als Produkt des Deutschen Apotheker Verlags zur Erstellung dieser Arbeitshilfe zur Verfügung stand. Eine Auswahl von Produkten weiterer Anbieter für AMTS-Softwares, die sich zur Durchführung von Medikationsanalysen und der pDL „Erweiterte Medikationsberatung bei Polymedikation“ in der Apotheke eignen, finden Sie in ▸Kap. 9.5. Die Nutzung einer AMTS-Software zur Durchführung der pDL „Erweiterte Medikationsberatung bei Polymedikation“ ist empfehlenswert. Testzugänge sind für die meisten Softwares in der Regel kostenfrei verfügbar.

12 Fall 1 – Magnus Mistral

Frau Mistral kommt in die Apotheke, um für ihren Vater „Vertigoheel®" zu kaufen, nachdem sie davon im Radio gehört hat. Ihrem Vater (82 Jahre) sei immer wieder schwindelig und obwohl er schon diese Herztropfen auf Empfehlung der Nachbarin nehme, werde es nicht besser. Außerdem habe sie vom neuen „Pillen-Check" in der Apotheke gelesen und nun frage sie sich, ob das nicht auch etwas für Ihren Vater sei. Dazu reicht sie Ihnen den Medikationsplan ihres Vaters (o Abb. 12.1) und einen Zettel, auf dem handschriftlich die Herztropfen „Diacard®" mit der Dosierung „5 Tropfen morgens" und „5 Tropfen abends" notiert sind.

Auf Nachfrage, ob Frau Mistral noch genauere Informationen zu den Einnahmegründen geben kann, erklärt sie, dass ihr Vater unter Hypertonie, Vorhofflimmern, einer gutartigen Prostatavergrößerung sowie einer Schilddrüsenunterfunktion leide.

12.1 Schritt 1: Initiierung der erweiterten Medikationsberatung und Vorbereitung des Erstgesprächs

12.1.1 Kommt der Patient für eine erweiterte Medikationsberatung in Frage?

- Er nimmt mehr als 5 ärztlich verordnete und systemisch wirksame Arzneimittel dauerhaft ein.
- Er hatte laut eigener Aussage im letzten Jahr keine erweiterte Medikationsberatung.
- Der Patient befindet sich in der ambulanten, häuslichen Versorgung.

Nach grober Prüfung der Medikation und der Tatsache, ob eine erweiterte Medikationsberatung für Herrn Mistral in Frage kommt, wird Frau Mistral über das weitere Vorgehen informiert (siehe Kasten).

Die erweiterte Medikationsberatung kann in der Apotheke stattfinden oder im häuslichen Umfeld von Herrn Mistral. Eine Analyse im häuslichen Umfeld sollte nur bei Notwendigkeit, z. B. bei Bettlägerigkeit des Patienten, angeboten werden. Die körperliche Verfassung von Herrn Mistral und seine Fähigkeit in die Apotheke zu kommen, ist daher im Vorfeld mit seiner Tochter zu klären.

12.1.2 Einschreibung des Patienten

Frau Mistral wird mit entsprechender Erklärung ein Ausdruck der Kurzversion der „Vereinbarung zur Inanspruchnahme einer pharmazeutischen Dienstleistung" zwischen Apotheke und Patient zur Unterzeichnung durch ihren Vater mitgegeben. Sie wird mündlich über den Inhalt sowie die darin enthaltene Schweigepflichtentbindung gegenüber den Ärzten aufgeklärt. Außerdem wird sie über die Möglichkeit informiert, ihren Vater bei den Gesprächen zu begleiten (▸ Kap. 3.3.1).

Wirkstoff	Handelsname	Stärke	Form	/	/	/	/	Einheit	Hinweis	Grund
Dauermedikation										
Metoprolol	Metohexal succ 47,5mg Dose Retardtabletten	47,50 mg	RTbl	0,5	0	0,5	0	Stück		Herz
Levothyroxin-Natrium	L Thyroxin Henning 75 Tabletten	75 mcg	Tbl	1	0	0	0	Stück	30 Min. vor dem Essen	Schilddrüse
Tamsulosin	Tamsulosin Zentiva 0,4mg Retardkapseln	0,40 mg	RKps	0	0	1	0	Stück		Prostata
Rivaroxaban	Xarelto 20mg fd Filmtabletten	20 mg	FTbl	1	0	0	0	Stück		Herz
Ramipril	RamiLich 5mg Tabletten	5 mg	Tbl	1	0	0	0	Stück		Herz
Amlodipin	Amlodipin Besil Dexcel 5mg Tabletten	5 mg	Tbl	1	0	0	0	Stück	Bei Blutdruck > 145 mmHg 1 Tablette zusätzlich	Herz
Amitriptylin	Amitriptylin neurax 75 Filmtabletten	75 mg	FTbl	0	0	0	1	Stück		Schlaf

Für Vollständigkeit und Aktualität des Medikationsplans wird keine Gewähr übernommen
de-DE Version 2.6

o Abb. 12.1 Beispielhafter Medikationsplan

Da Magnus Mistral bereits ein eingetragener Kunde in der Apotheke ist, liegt die Erlaubnis vor, dass Daten gespeichert werden dürfen. Somit darf die Dokumentation der bisher erfassten Daten als Grundlage zur Informationsbeschaffung genutzt werden. Zur Erfassung der weiteren Daten ist die Vereinbarung über die Inanspruchnahme der Dienstleistung „Erweiterte Medikationsberatung bei Polymedikation" von Herrn Mistral zu unterzeichnen.

Erste Schritte und Vorbereitung des Erstgesprächs

1. Information der Angehörigen bzw. des Patienten über Vorgehen und Inhalt der pDL.
2. Unterzeichnung der Vereinbarung durch den Patienten, idealerweise inklusive Schweigepflichtentbindung für alle an der Medikation bzw. Medikationsanalyse beteiligten Ärzte und Apotheker.
3. Terminvergabe für das Erstgespräch mit Herrn Mistral (ggf. Terminkärtchen aushändigen).
4. Aufklärung über Materialien, die zum Erstgespräch mitzubringen sind, inklusive der Anweisung für das Packen der sogenannten Brown Bag. Dazu erhält sie:
   - Flyer bzw. Merkzettel mit den entsprechenden Inhalten,
   - eine Tüte bzw. Tasche (symbolisch), in welche die Präparate für den Brown-Bag-Review gepackt werden können.
5. Erfassung der bereits bekannten Informationen in der Apotheke zur Vorbereitung von Fragen, die im Erstgespräch zu klären sind:
   - persönliches Gespräch mit dem Patienten/Angehörigen,
   - ggf. vorhandenem Medikationsplan,
   - Kundenhistorie.

12.1.3 Vorbereitung des Erstgesprächs und des Brown-Bag-Review

Frau Mistral wird eine schriftliche Information zum Thema erweiterte Medikationsberatung ausgehändigt. Sie erhält zusätzlich ein Merkblatt, was zum Erstgespräch mitzubringen ist. Symbolisch für den Brown-Bag-Review erhält sie eine Tüte mit dem Hinweis, dass dort alle Präparate, d. h. Dauer-, Bedarfs-, Selbst- und Akutmedikationen sowie Phytopharmaka, Mineralstoff- und Vitaminpräparate für die Medikationsanalyse in der Apotheke eingepackt werden sollen. Nur zu kühlende Arzneimittel und BTMs sollen nicht eingepackt werden. Es kann ein Hinweis gegeben werden, dass deren Packungsbeilage mitgebracht werden kann oder der vollständige Name des Präparats inklusive Stärke zu notieren sind.

12.1.4 Terminvergabe

Frau Mistral erhält für ihren Vater eine Terminkarte mit dem Termin für das Erstgespräch.

Aufgabe

Welche Informationen benötigen Sie von Herrn Mistral für das Erstgespräch? Überlegen Sie, welche Fragen Sie ihm stellen möchten.

12.2 Schritt 2: Das Erstgespräch zur Vervollständigung der Datenerhebung/Datenerfassung

Im Erstgespräch durchlaufen Sie mit Herrn Mistral den Prozess der Datenaufnahme und binden ihn bei einigen Fragen aktiv mit ein:

Aktuelle Blutdruckwerte, Arztbriefe oder Laborwerte stehen nicht zur Verfügung.

Da er nicht so oft den Blutdruck messe, nehme er das Amlodipin entgegen der Anweisung auf dem Medikationsplan regelmäßig morgens ein.

Auf der Skala zum Thema Wohlbefinden schätzt er sich eher schlecht ein, wobei ihn vor allem der Schwindel in letzter Zeit verstärkt plage (**o** Abb. 12.2).

Auf Nachfrage erklärt Herr Mistral, dass der Schwindel seit 2 Jahren bestehe. Er habe aber mit seinem Arzt noch nicht darüber gesprochen, obwohl der Schwindel ihn schon sehr belaste. Er gehe aber generell nur zum Arzt, wenn es unbedingt sein muss. Zur näheren Charakterisierung seiner Beschwerden gibt er an, dass der Schwindel auch auftrete, wenn er zu schnell aufstehe. Darüber hinaus trete das Schwindelgefühl aber auch zu anderen Zeitpunkten ohne erkennbare Ursache auf. In der Vergangenheit musste er häufiger auf die Toilette, was sich manchmal aufgrund des Schwindels zusätzlich schwierig gestaltete. Dies habe er aber dadurch in den Griff bekommen, dass er weniger trinke.

Auf die Frage, seit wann er die einzelnen Arzneimittel einnehme, gibt er an, dass er die meisten Mittel schon lange Zeit nehme. Das Prostatamittel habe ihm vor ca. 3 Jahren der Urologe verschrieben. Das Schlafmittel nehme er seit einem guten Jahr, nachdem er es vor etlichen Jahren schon einmal genommen und gut vertragen habe. Die Verordnung der Arzneimittel erfolge – abgesehen vom Tamsulosin – in der Regel durch den Hausarzt.

Im Erstgespräch berichtet Herr Mistral, dass er die morgendlichen Tabletten zusammen mit der Schild-

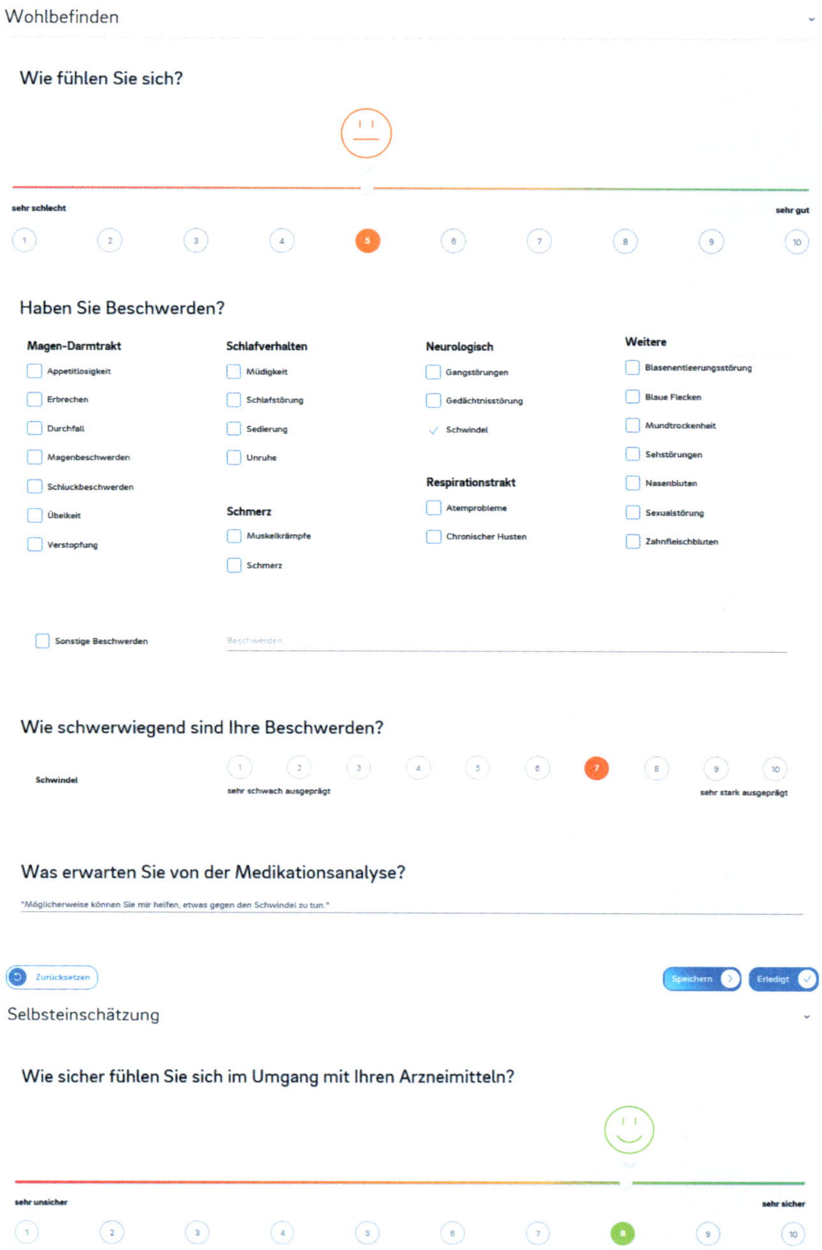

Abb. 12.2 Skalen zur Evaluation der Ausgangssituation und aktiven Einbindung des Patienten in die Datenaufnahme am Beispiel von Scholz amts

drüsentablette einnehme und sich dann nochmal hinlege. Abends nehme er die Tabletten vor dem Zubettgehen ein, wenn er daran denke. Im Allgemeinen fühle er sich aber sehr sicher im Umgang mit den Arzneimitteln.

Er erwarte von der Medikationsanalyse eigentlich nichts Besonderes. Schön wäre es, wenn sich der Schwindel bessern würde.

12.3 Schritt 3: Die pharmazeutische AMTS-Prüfung

Das Hauptproblem, das Herrn Mistral belastet, ist der seit 2 Jahren bestehende Schwindel. Dennoch war er deshalb noch nicht beim Arzt. Der Fokus der Medikationsanalyse sollte auf Reduktion bzw. Vermeidung der Schwindelsymptomatik liegen. Erstens ist Schwindel eine nicht zu unterschätzende Gefahr für ältere Patienten aufgrund der dadurch erhöhten Sturzgefahr. Zweitens werden durch den Schwindel die Lebensqualität und das Wohlbefinden von Herrn Mistral beeinträchtigt.

> **Aufgabe**
> Definieren Sie die Ziele der Medikationsanalyse von Herrn Mistral unter Berücksichtigung der von ihm geäußerten Erwartungen an die Medikationsberatung.

12.3.1 Anzustrebende Therapieziele (Beispiele)

Prioritär für den Patienten

Erhöhung des Wohlbefindens und der Lebensqualität (Arzt und Apotheke)

- Verbesserung der Schwindelsymptomatik,
- Symptomfreiheit Grunderkrankungen vor allem hinsichtlich des benignen Prostatasyndroms (BPS) → erfolgreiche Therapie der Grunderkrankungen,
- Vereinfachungen bei der Arzneimitteleinnahme: Reduktion der Tablettenanzahl/Einnahmezeitpunkte und exakte Erklärung der richtigen Einnahme/Anwendung.

Aus fachlicher Sicht

Erfolgreiche Therapie der Grunderkrankungen (Arzt)

Dies liegt in der Verantwortung des Arztes. Überlegungen hierzu sind aber hilfreich zur Beurteilung des Nutzen-Risiko-Profils von Arzneimitteln, Erarbeitung von Lösungsvorschlägen bei Auffälligkeiten in der pharmazeutischen AMTS-Prüfung, zur Unterstützung der Kommunikation mit dem Arzt sowie zur Förderung der Adhärenz der Patienten. Angestrebte Therapieziele sind beispielsweise:

- Blutdruck: Bei über 80-Jährigen wird ein Blutdruck von 130–139 mmHg systolisch und 70–79 mmHg diastolisch angestrebt, wenn die Therapie gut vertragen wird. Ansonsten sind auch höhere Werte tolerierbar (Management der arteriellen Hypertonie, ESC/ESH Pocket Guidelines 2018).
- Die Schilddrüsenwerte sollten im Normbereich liegen, um Symptome einer Hypothyreose, z. B. Müdigkeit, Bradykardie, Gewichtszunahme, Obstipation, zu vermeiden (Erhöhter TSH-Wert in der Hausarztpraxis, S2k-Leitlinie).
- Reduktion/Freiheit von Symptomen des benignen Prostatasyndroms wie Reduktion der Miktionsfrequenz, Vermeidung von nächtlichem Wasserlassen, übermäßigem Harndrang und Harninkontinenz; Verhinderung der Progression der Erkrankung (Gravas et al. 2019, Miernik et al. 2020).
- Beschwerdefreiheit hinsichtlich des Vorhofflimmerns wie Verhinderung von Symptomen des Vorhofflimmerns z. B. Palpitationen, Atemnot, Müdigkeit, Brustschmerz, geringe Belastungstoleranz, Schwindel, oder Synkopen (Diagnose und Behandlung von Vorhofflimmern, ESC Pocket Guidelines 2020).
- Erholsamer Schlaf, Vermeidung von Schlafstörungen, Identifikation der Ursache der Schlafstörungen, die in anderen nicht ausreichend therapierten Grunderkrankungen liegen kann (s. o.; Riemann et al; Nicht erholsamer Schlaf/Schlafstörungen – Schlafbezogene Atemstörungen, S3-Leitlinie).

Reduktion von Risiken (Arzt und Apotheke)

- Verhinderung von Komplikationen der Grunderkrankungen (Arzt), z. B.
  - Schlaganfall, Herzinfarkt,
  - Restharnbildung, Harnverhalt, Inkontinenz,
  - Hospitalisierungen, Pflegebedürftigkeit,
- Vermeidung von Stürzen und Risiken durch unzureichende Verkehrstüchtigkeit (Arzt, Apotheke).

Förderung der Adhärenz (Arzt und Apotheke)

- Erklärung der Einnahmegründe,
- besseres Verständnis für die Arzneimitteltherapie.

Die Medikation ist auf alle ABP im Sinne der erweiterten Medikationsberatung zu prüfen. Oft ergeben sich durch die schrittweise und systematische Analyse der Medikation bereits Hinweise auf die Lösung des Hauptproblems, das in diesem Fall die Schwindelsymptomatik darstellt.

Im Rahmen der strukturierten Prüfung der Medikation auf arzneimittelbezogene Probleme, wird zuerst auf die ABP bezüglich der Anwendung und Einnahme der Arzneimittel geprüft. Nach eigenen Angaben fühlt sich Herr Mistral sicher im Umgang mit den Arzneimitteln. Dennoch fallen in der systematischen AMTS-Prüfung ABP bezüglich der Einnahme und Anwendung auf.

> **Aufgabe**
> Welche ABP im Bereich Anwendung und Einnahme der Arzneimittel sind festzustellen?

12.3.2 Hilfsmittel für die pharmazeutische AMTS-Prüfung

Zur Prüfung von Dosierungsintervallen, Einnahmehinweisen und Anwendungsvorschriften können AMTS-Softwares (▸ Kap. 9.5), Arzneimitteldatenbanken sowie Fachinformation des entsprechenden Fertigarzneimittels (Abschnitt 4.2 der Fachinformation: Dosierung und Art der Anwendung) genutzt werden (▸ Kap. 9.4).

Zur Detektion von Kontraindikationen und Anwendungsbeschränkungen sowie Wechselwirkungen und Erkennung von potenziellen Nebenwirkungen eignet sich eine AMTS-Software, die in der Regel über verschiedene Filtrierungs- und Analysemöglichkeiten verfügt und dadurch eine zeitsparende und zielgerichtete Analyse ermöglicht. Es können aber auch Arzneimitteldatenbanken und/oder Listen z. B. für die Detektion von PIM oder anticholinerge Arzneimittel zur Prüfung herangezogen werden.

12.3.3 ABP als Ergebnis der pharmazeutischen AMTS-Prüfung

Folgende ABP im Bereich Anwendung und Einnahme der Arzneimittel können aus dem Gespräch mit Herrn Mistral abgeleitet werden (o Abb. 12.3):

- Mangelnde Therapietreue bezüglich der abends eingenommenen Arzneimittel (vor Intervention: Metoprolol, Tamsulosin, Amitriptylin). Er gibt an, dass er abends die Tabletten einnehme, wenn er daran denke. Das weist darauf hin, dass er die abendlichen Arzneimittel nicht immer zuverlässig einnimmt, was er auf Nachfrage auch bestätigt.
- Ggf. falsche Einnahmezeitpunkte, da alle Arzneimittel morgens vor dem Frühstück eingenommen werden.

Es ist zu prüfen, ob die Einnahmezeitpunkte der Arzneimittel „morgens mit der Schilddrüsentablette vor dem Essen" und „abends vor dem Zubettgehen" für alle eingenommenen Arzneimittel korrekt sind. Dabei ist außerdem zu beachten, ob die zeitgleiche Einnahme mit der Schilddrüsentablette morgens möglich ist.

- Rivaroxaban ist ab einer Dosis von 15 mg zum Essen einzunehmen. Rivaroxaban besitzt eine durch die Löslichkeit bedingte, dosisabhängige Verschlechterung der Resorption. Dies betrifft nur Dosierungen über 15 mg. Geringere Dosierungen (2,5 mg bis 10 mg) haben generell eine hohe Bioverfügbarkeit (80 bis 100 %) und können unabhängig von den Mahlzeiten eingenommen werden. Bei höheren Dosierungen sinkt die Bioverfügbarkeit, kann aber durch gleichzeitige Nahrungsaufnahme auf fast 100 % erhöht werden.
- Die Absorptionsrate und das Ausmaß der Absorption von Tamsulosin hängen von der Nahrungsaufnahme ab. Der Einnahmehinweis (laut Fachinformation) „nach einer Hauptmahlzeit" ist ungenau und wird nicht näher spezifiziert. Um gleichmäßige Plasmaspiegel zu erreichen, sollte die Einnahme immer zum gleichen Zeitpunkt nach einer Mahlzeit stattfinden, z. B. 30 Minuten nach dem Essen.
- Eine gleichzeitige Einnahme der morgens eingenommenen Arzneimittel mit der Schilddrüsentablette ist grundsätzlich möglich. Hier ist aber generell noch einmal auf Nahrungsmittelinteraktionen, z. B. mit Mineralwasser und Milchprodukten, hinzuweisen.

Folgende ABP bezüglich der Einnahme fallen bei Überprüfung der Dosierung und Einnahmezeitpunkte auf:

- Ungeeignetes Dosierungsintervall, Adhärenz-Problem bei Metoprolol:
  - Das Teilen der Metoprolol-Retardtablette ist aufgrund der Freisetzungskinetik unnötig. Laut Fachinformation setzen die Pellets nach Auflösung der Retardtablette den Wirkstoff über einen Zeitraum von mehr als 20 Stunden kontinuierlich frei.
  - Des Weiteren gibt er an, dass er abends manchmal die Einnahme seiner Arzneimittel vergisst.
- Adhärenz-Problem bei Tamsulosin:
  - Tamsulosin wird in der Regel und laut Empfehlung in der Fachinformation morgens eingenommen. Eine abendliche Einnahme kann empfohlen werden, um Nebenwirkungen wie Schwindel tagsüber zu reduzieren. Da Herr Mistral aber trotz der abendlichen Einnahme von Tamsulosin unter Schwindel leidet und darüber hinaus die abendliche Tabletteneinnahme häufiger vergisst, könnte der Einnahmezeitpunkt von Tamsulosin versuchsweise unter Beobachtung der Schwindelsymptomatik auf morgens verlegt werden. So können Plasmaspiegelschwankungen aufgrund vergessener Einnahmen verhindert werden.
- Diskrepanz in der Einnahmevorschrift von Amlodipin auf dem Medikationsplan und der Einnahme von Amlodipin durch den Patienten:
  - Der Arzt empfiehlt laut Medikationsplan die Einnahme einer Tablette von Amlodipin bei zu hohem Blutdruck > 145 mmHg. Der Patient nimmt aktuell – von der Vorschrift des Medikationsplans abweichend – regelmäßig eine Tablette täglich am Morgen. Eine Abweichung von dieser (für den Patienten individuell festgelegten Einnahmevorschrift) könnte zu einer zu starken Blutdrucksenkung und somit auch zu Schwindel führen (→ Durchführung der pDL „Standardisierte Risikoerfassung hoher Blutdruck").
  - Die Aktualität dieses Hinweises ist durch Rücksprache mit dem Arzt zu verifizieren.
  - Da der Patient keine regelmäßigen Blutdruckmessungen durchführt, kann die Anpassung der Medikation bzw. des Einnahmeschemas sinnvoll sein, sodass die Einnahme nicht von den Blutdruckwerten abhängig gemacht wird.

Abb. 12.3 Auszug aus der Kontraindikationsprüfung von Scholz amts

  - Sollte die Anweisung beibehalten werden, ist der sichere Umgang des Patienten mit einem Blutdruckmessgerät im häuslichen Umfeld die Voraussetzung. Sollte bereits ein Blutdruckmessgerät vorhanden sein, ist dieses mit dem Patienten zusammen zu prüfen und die Handhabung zu schulen. Alternativ kann ein neues Blutdruckmessgerät empfohlen und die Handhabung geschult werden.
- Amlodipin kann Wechselwirkungen auslösen, die aber in der Regel als klinisch **nicht** relevant einzustufen sind:
  - Pharmakodynamische Interaktion: Amlodipin und Metoprolol: Gefahr der Herzinsuffizienz (Problem für gefäßselektive Calciumkanalblocker vom Dihydropyridin-Typ nicht relevant, sondern eher für Calciumkanalblocker wie Verapamil oder Diltiazem, aufgrund der kardiodepressiven Wirkung).
  - Pharmakokinetische Interaktion: Amlodipin ist als schwacher CYP3A4-Inhibitor klassifiziert. Tamsulosin und Rivaroxaban sind Substrate von CYP3A4. Eine geringfügige Erhöhung des Plasmaspiegels ist möglich. Dies ist in der Regel nicht klinisch relevant, sofern keine weiteren pharmakokinetischen Interaktionen bei den betroffenen Substanzen zu erwarten sind.
- Amitriptylin ist für diesen Patienten nicht geeignet:
  - Der Einsatz als Schlafmittel erfolgt nur im Off-Label-Use und laut Leitlinie in Dosierungen bis max. 100 mg (Nicht erholsamer Schlaf/Schlafstörungen – Schlafbezogene Atemstörungen, S3-Leitlinie). Es muss Rücksprache gehalten werde, ob möglicherweise noch eine andere Indikation vorliegt, um festzustellen, ob das Arzneimittel tatsächlich indiziert und in der vorliegenden Dosierung für diesen Patienten geeignet ist.
  - Nach Priscus-Liste 2.0 ist das Arzneimittel für ältere Patienten ungeeignet aufgrund von anticholinergen und sedierenden Eigenschaften, Risiko der QT-Intervallverlängerung und einer Erhöhung der Sturzgefahr.
  - Amitriptylin ist kontraindiziert bei BPS mit Restharnbildung.
  - Alternativen: In der Priscus-Liste werden als Alternative zu trizyklischen Antidepressiva folgende Substanzen empfohlen:
    SSRI (Sertralin < 100 mg/Tag, Citalopram oder Escitalopram),
    SNRI (Duloxetin, Venlafaxin, Milnacipran),
    Mirtazapin,
    Trazodon.
  - Laut S3-Leitlinie Nicht erholsamer Schlaf/Schlafstörungen – Schlafbezogene Atemstörungen werden auch Mirtazapin (3,75 mg bis 7,5 mg) und Trazodon (25 mg bis 100 mg) im Off-Label-Use bei Schlafstörungen eingesetzt.
  - SSRI oder SNRI sind hier nicht empfehlenswert aufgrund einer Verstärkung der Blutungsgefahr in Kombination mit Rivaroxaban und einer Inhibition von CYP2D6 (Paroxetin, Fluoxetin > Sertralin), das im Metabolismus von Metoprolol und Tamsulosin eine Rolle spielt. Außerdem verfügen diese Substanzen nicht über die in diesem Fall benötigte sedierende Wirkkomponente.
  - Amitriptylin sollte ausschleichend abgesetzt werden. Der Patient ist darauf hinzuweisen, das Arzneimittel nicht eigenmächtig und abrupt abzusetzen.

12.3.4 ABP: Schwindel als Beschwerde

Um festzustellen, ob ein vom Patienten beschriebenes Symptom eine unerwünschte Wirkung eines Arzneimittels der Gesamtmedikation sein kann, ist es empfehlenswert, dies mit Hilfe einer geeigneten Software zu überprüfen. So wird ein schneller Überblick erreicht, welches Arzneimittel die Symptome auslösen könnte (Abb. 12.4). Die Zuordnung des Symptoms Schwindel zu einem Arzneimittel ist nicht eindeutig, da Schwindel als Nebenwirkung sehr vieler Arzneimittel beschrieben wurde und außerdem ein Symptom verschiedener Erkrankungen sein kann. In einem solchen Fall ist detektivischer Spürsinn gefragt. Die Symptome und deren Ursachen sind nach Wahrscheinlichkeit einzugrenzen. Eine sichere Kausalität kann in der Apotheke in der Regel nicht nachgewiesen werden.

Ein Blick in die Leitlinien zum Thema Schwindel kann hilfreich sein:

1. Vestibuläre Funktionsstörungen (S2k-Leitlinie),
2. Schwindel, akut in der Hausarztpraxis (S3-Leitlinie).

In der DEGAM-Leitlinie erfährt man, dass auch in den Arztpraxen bei 50–70 % der Fälle, in denen Schwindel auftritt, dieser keiner eindeutigen Diagnose zugeordnet

Welche Aspekte könnten in diesem Fall eine Ursache des Schwindels sein?

- Multifaktorieller Schwindel im Alter.
- Grunderkrankungen sind nicht optimal behandelt (Schwindel als Symptom der Grunderkrankungen wie Hypertonie, Vorhofflimmern oder Hypothyreose):
  - Ein nicht optimal eingestellter Blutdruck könnte das Resultat von z. B. einer zu starken Blutdrucksenkung oder auch Blutdruckschwankungen sein. Dies kann zu Symptomen wie Schwindel führen.
  - Der Schwindel kann auch ein Symptom des Vorhofflimmerns sein.
  - Des Weiteren könnte der Schwindel ein Symptom einer nicht optimalen Einstellung der Schilddrüsenwerte sein.
- Einnahmefehler:
  - Die regelmäßige Amlodipin-Einnahme am Morgen entspricht nicht der Anweisung auf dem Medikationsplan. Eine regelmäßige Einnahme könnte bei diesem Patienten zu einer zu starken Blutdrucksenkung führen.
  - Die unregelmäßige Einnahme der abendlichen Medikation könnte zu Schwankungen der Plasmaspiegel und Wirkungen führen.
- Nebenwirkung von Arzneimitteln:
  - Schwindel: Bei fast allen von Herrn Mistral angewendeten Arzneimittel ist Schwindel eine häufige Nebenwirkung; bei Amitriptylin eine sehr häufige Nebenwirkung.
  - Orthostatische Hypotonie: Tamsulosin und Amitriptylin können zu einer orthostatischen Dysregulation führen.
  - QT-Verlängerung: Amitriptylin kann das QT-Intervall verlängern und lebensbedrohliche Herzrhythmusstörungen vom Typ Torsade de pointes auslösen. Schwindel und Synkopen können Symptome von Torsade-de-pointes-Arrhythmien sein.
- Wechselwirkungen: Hypotonie durch Kombination von blutdrucksenkenden Arzneimitteln:
  - Die gleichzeitige Gabe von Antihypertonika mit unterschiedlichen Wirkmechanismen führt zu einer gegenseitigen Verstärkung der blutdrucksenkenden Wirkung. Dieser Effekt ist aber in der Regel erwünscht und wird therapeutisch genutzt.
  - Amitriptylin kann die antihypertensive Wirkung der Antihypertonika zusätzlich verstärken.
- Eine unzureichende Flüssigkeitszufuhr (durch Angst vor belastendem Wasserlassen) kann ebenfalls zu Schwindel führen.

werden kann. Wichtig für die Patienten kann die Information sein, dass Schwindel oftmals von selbst verschwinden kann. Dies betrifft vor allem jüngere Patienten, aber auch bei über 60-jährigen Patienten waren Schwindelsymptome bei 65 % der Patienten nach einem Jahr verschwunden. Dies trifft bei Herrn Mistral jedoch nicht zu.

12.3.5 Selbstmedikation

Die homöopathischen Präparate bringen keine wesentlichen Risiken für den Patienten mit sich. Allerdings hat Diacard® bisher scheinbar keinen eindeutig positiven therapeutischen Effekt gezeigt, erhöht aber die Komplexität des Einnahmeregimes.

Vertigoheel® kann bei Schwindel eingesetzt werden, allerdings ist es für einen Patienten, der schon Adhärenz-Probleme aufweist, nicht ideal, da es ebenfalls die Komplexität der Einnahme erhöht. Da in der Medikationsanalyse Anhaltspunkte und Ansätze zur Reduktion der Schwindelsymptomatik gefunden wurden, ist es empfehlenswert, zunächst die Umsetzung und das Ergebnis dieser Maßnahmen abzuwarten.

12.4 Schritt 4: Lösungswege, Maßnahmen, Kommunikation mit den Ärzten

12.4.1 Lösungsvorschläge

Die Ableitung der Lösungsvorschläge erfolgt in der Regel im Zuge der Detektion der ABP. Verschiedene Lösungsmöglichkeiten wurde daher bereits in ▸ Kap. 12.3 diskutiert. Die detektierten ABP und passenden Lösungsvorschläge inklusive Vorgehen werden hier nochmal zusammengefasst (◘ Tab. 12.1). Das allgemeine Vorgehen und die Hilfsmittel zur Erarbeitung von Lösungsvorschlägen werden in ▸ Kap. 9.4 beschrieben.

Als Information für den Arzt kann ein individuell auf die Bedürfnisse des jeweiligen Arztes zugeschnittenes Risikoprotokoll dienen. Dieses kann, bei vorliegender Schweigepflichtentbindung zusammen mit einem kurzen Anschreiben, in dem auf die wesentlichen Punkte hingewiesen wird, an den Arzt weitergegeben werden (siehe Kasten). Ergänzt werden sollte dies, sofern möglich und vom Arzt bzw. Patienten gewünscht, durch ein persönliches Gespräch mit dem Arzt.

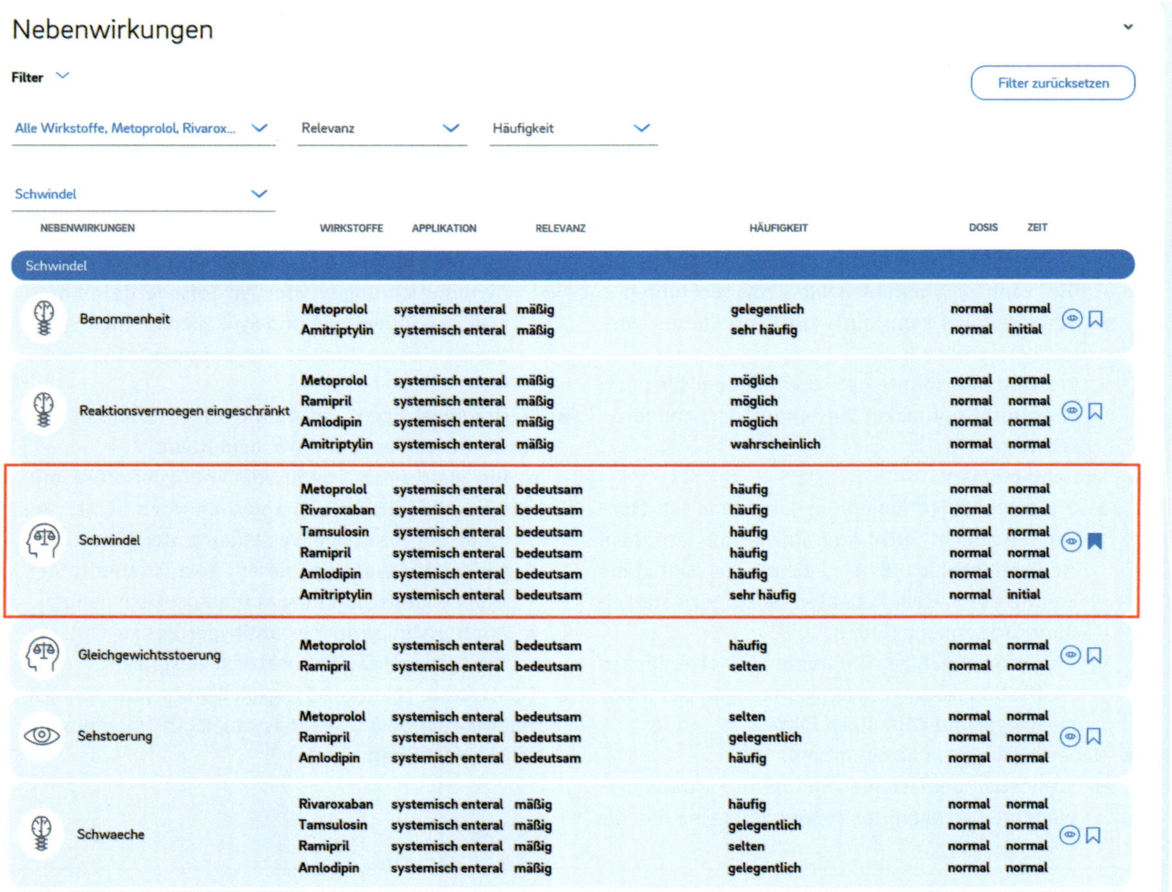

Abb. 12.4 Auszug aus der symptombezogenen Nebenwirkungsanalyse mit Scholz amts. Zusätzlich werden vernetzte Nebenwirkungen angezeigt, wodurch der Anwender eine umfassende Übersicht über mögliche Ursachen des Schwindels gewinnt.

Tab. 12.1 Arzneimittelbezogene Probleme inklusive der erarbeiteten Lösungsvorschläge

Arzneimittel, Indikation, ABP	Lösungsvorschlag, Begründung	Arztrücksprache
Metoprolol (Hypertonie, Vorhofflimmern): ungeeignetes Dosierungsintervall, Adhärenz-Problem	Die Aufteilung auf zwei Dosen ist nicht notwendig: Metoprolol nicht teilen, sondern morgens eine ganze Tablette einnehmen.	Nein
Tamsulosin (BPS): Einnahmezeitpunkt, Adhärenz-Problem	Versuchsweise Einnahme morgens nach dem Frühstück (immer zum gleichen Zeitpunkt), um die Adhärenz zu erhöhen und so Schwankungen des Plasmaspiegels durch vergessene Einnahmen zu vermeiden. Beobachtung des Patienten hinsichtlich einer möglichen Verschlechterung der Schwindelsymptomatik tagsüber durch Verlegung des Einnahmezeitpunktes.	Ja
Rivaroxaban (Vorhofflimmern): Einnahmezeitpunkt	Ab 15 mg zeigt Rivaroxaban eine dosisabhängige Verschlechterung der Resorption. Durch gleichzeitige Nahrungsaufnahme kann diese erhöht werden. Empfehlung der Einnahme zum Essen.	Nein

Tab. 12.1 Arzneimittelbezogene Probleme inklusive der erarbeiteten Lösungsvorschläge (Fortsetzung)

Arzneimittel, Indikation, ABP	Lösungsvorschlag, Begründung	Arzt-rücksprache
Amlodipin (Hypertonie): Überdosierung	Nachfrage bei dem behandelnden Arzt, ob und wie Amlodipin zukünftig eingenommen werden soll. Ggf. Substitution. Wenn Einnahmevorschrift beibehalten wird: Schulung zur eigenständigen richtigen Blutdruckmessung. pDL-Hinweis: Bei diesem Patienten kann zusammen mit der pDL „Erweiterte Medikationsberatung bei Polymedikation" eine „Standardisierte Risikoerfassung hoher Blutdruck" durchgeführt werden. Sollte die Medikation umgestellt werden, kann 14 Tage nach Beginn der Einnahme des neuen Antihypertensivums eine erneute „Standardisierte Risikoerfassung hoher Blutdruck" durchgeführt werden.	Ja
Amitriptylin (Schlafstörung): Einnahmegrund fraglich, ungeeignetes Arzneimittel aufgrund des Alters (PIM)	Zunächst kann das ausschleichende Absetzen von Amitriptylin mit dem Arzt diskutiert werden. Der Patient ist darauf hinzuweisen das Arzneimittel nicht eigenmächtig und abrupt abzusetzen. Sollte Herr Mistral weiterhin ein Schlafmittel benötigen, könnte dem Arzt z. B. Mirtazapin (3,75 mg– 7,5 mg) als Alternative im Off-Label-Use bei Schlafstörungen vorgeschlagen werden.	Ja
Beschwerde Schwindel	Weiterführende Diagnostik und Ausschluss anderer Erkrankungen als Ursache des Schwindels. Anpassung der Medikation bei Wirkstoffen, die als wahrscheinlich bewertet werden, Ursache des Schwindels zu sein: ■ ausschleichendes Absetzen von Amitriptylin, ggf. Ersatz durch Mirtazapin (s. o.), ■ Überprüfung der Amlodipin-Einnahme bzw. Dosierung (Notwendigkeit, korrekte Einnahmevorschrift; s. o.). Sollte Amitriptylin, wie empfohlen, ausschleichend abgesetzt bzw. durch eine geeignete Substanz ersetzt werden, könnte sich eine Besserung der Schwindelsymptomatik einstellen.	Ja

	Nichtmedikamentöse Maßnahmen und Beratung durch die Apotheke:
	■ engmaschige Blutdruckkontrolle; Blutdrucktagebuch; Überprüfung des Blutdruckgeräts von Herrn Mistral und Schulung der Handhabung des Geräts, ggf. Empfehlung eines passenden Geräts,
	■ den Patienten motivieren, seine Trinkmenge zu monitoren als Grundlage für die Anpassung der Trinkmenge (S2e-Leitlinie, Therapie des benignen Prostatasyndroms, Deutsche Gesellschaft für Urologie, 2014, abgelaufen):
	  ■ kleine Mengen über den Tag verteilt trinken,
	  ■ große Flüssigkeitsmengen in den Abendstunden vermeiden,
	  ■ Getränke mit diuretischen Effekten vermeiden (Kaffee, Alkohol),
	  ■ moderate Erhöhung der Trinkmenge auf maximal 1500 ml in 24 Stunden,
	■ Empfehlung, sich bei Schwindelattacken hinzusetzen, um das Risiko für einen Sturz zu reduzieren,
	■ ggf. Hinweis auf ein Risiko bei der Teilnahme am Straßenverkehr durch den Schwindel.
		Nein

Selbstmedikation	Diacard® absetzen, Vertigoheel® zunächst nicht beginnen. Diese Präparate schaden dem Patienten nicht, sind aber auch nicht zwingend erforderlich. Sie erhöhen aber die Komplexität der Einnahme und könnten damit die Adhärenz negativ beeinflussen. Da bisher für Diacard® keine eindeutig positive Wirkung zu verzeichnen war, wird die weitere Einnahme nicht empfohlen.	Nein

Falls der Arzt nach der Rückmeldung unmittelbar Änderungen an der Therapie vornimmt, sind diese bei der Erstellung des Medikationsplans zu berücksichtigen, bevor dieser Herrn Mistral im Abschlussgespräch vorgelegt wird.

Musteranschreiben

31.01.2023

Sehr geehrter Herr Dr. ...

wir haben bei Herrn Magnus Mistral, geb. 04.04.1946, am 20.01.2023 die pharmazeutische Dienstleistung „Erweiterte Medikationsberatung bei Polymedikation" durchgeführt. Wir hoffen, Sie damit in Ihren Therapieentscheidungen unterstützen zu können.

Da Herr Mistral unter Schwindel leidet und in der tatsächlichen Einnahme seiner Arzneimittel von seinem aktuellen Medikationsplan Ihrer Praxis abweicht, bitten wir um Kenntnisnahme des beiliegenden Ergebnisberichts und um Rückmeldung zur Klärung von Unklarheiten bzgl. der Amlodipin- und Amitriptylin-Einnahme.

Mit freundlichen Grüßen

... Apotheker(in)
Muster-Apotheke,
Musterstr. 1,
12345 Musterstadt,
E-Mail: ..., Tel.: ...

12.4.2 Ergebnis der Arztrücksprache

Nach Rücksprache entscheidet der Arzt sich für das Ausschleichen der Amitriptylin-Therapie. Im Rahmen der antihypertensiven Therapie setzt er das Amlodipin ab und ersetzt außerdem den ACE-Hemmer Ramipril durch Candesartan. Diese Umstellung führte zwar weiter als die von der Apotheke empfohlenen Punkte, es wurden aber in der Konsequenz die von der Apotheke vorgeschlagenen Maßnahmen umgesetzt.

Durch die zusätzliche Umstellung des Wirkstoffs Ramipril auf Candesartan kann die Apotheke dem Patienten die pDL „Standardisierte Risikoerfassung hoher Blutdruck" 14 Tage nach Einlösen der Neuverordnung noch einmal anbieten.

Nach Durchführung der Maßnahmen muss neu evaluiert werden, ob sich die Schwindelsymptomatik bessert.

12.5 Schritt 5: Abschlussgespräch

Herr Mistral wurde nochmals beim Arzt vorstellig und die besprochenen Maßnahmen wurden wie oben angegeben umgesetzt (Ausschleichen von Amitriptylin, Absetzen von Amlodipin, Umstellung von Ramipril auf Candesartan). Auf dieser Basis erfolgt das Abschlussgespräch mit dem Patienten. Die Änderungen der Therapie und die neuen Arzneimittel werden für Herrn Mistral verständlich erläutert. Zusätzlich werden zu jedem Arzneimittel die Dosierungen, die Einnahmehinweise und die Gründe für die Einnahme ausführlich und verständlich erklärt, um die Akzeptanz von Herrn Mistral für die Arzneimitteltherapie zu erhöhen. Dazu gehört auch, das Bewusstsein für die richtigen Einnahmezeitpunkte sowie die Notwendigkeit der regelmäßigen Arzneimitteleinnahme zu schärfen. Dies erhöht die Therapietreue, sichert den Therapieerfolg und erhöht die Lebensqualität. Die Formulierung der Einnahmegründe im Medikationsplan ist mit dem Patienten abzustimmen. Die geänderten Einnahmezeitpunkte können wie folgt kommuniziert werden:

> „Da Sie erwähnt haben, dass Sie die abendliche Einnahme der Tabletten manchmal vergessen, haben wir in Abstimmung mit Ihrem Arzt die Einnahmezeitpunkte soweit möglich auf morgens verlegt. Außerdem wird das Amitriptylin langsam unter Kontrolle des Arztes abgesetzt. Somit ist in Zukunft keine abendliche Einnahme von Arzneimitteln mehr erforderlich. Außerdem muss keine Tablette mehr geteilt werden. Unter Umständen kann eine morgendliche Tamsulosin-Einnahme tagsüber zu Schwindel führen, bitte achten Sie nach der Umstellung darauf, ob die Schwindelsymptome tagsüber zunehmen."
>
> „Wichtig ist aber, dass die Xarelto®-Tablette zum Essen eingenommen wird, damit sie optimal wirken kann. Sie wissen ja, dass diese Tablette Sie vor Schlaganfällen und anderen schlimmen Ereignissen schützt. Daher ist hierbei besondere Sorgfalt notwendig."
>
> „Auch das Tamsulosin ist ca. 30 Minuten nach dem Frühstück einzunehmen. So ist es besser verträglich."
>
> „Es ist außerdem hilfreich, wenn Sie nach der morgendlichen Tabletteneinnahme zunächst sitzenbleiben oder sich bewegen, sich aber nicht direkt wieder hinlegen Das kann man sich bildlich so vorstellen, dass die Tabletten dann nicht bis in den Magen gelangen, sondern möglicherweise auf dem Weg dahin z. B. in der Speiseröhre hängen bleiben. Daher wäre es gut, wenn Sie sich für ca. eine halbe Stunde nach der Tabletteneinnahme am Morgen nicht hinlegen."

Des Weiteren wird Herr Mistral über die relevanten ABP, insbesondere über die Lösungsstrategie für sein Problem mit dem Schwindel informiert. Dies hat für ihn die höchste Priorität. Er wird über die Information und Rücksprache mit dem Arzt in Kenntnis gesetzt und über Vorschläge zu nichtmedikamentösen Maßnahmen informiert:

Wirkstoff	Handelsname	Stärke	Form	morgens	mittags	abends	zur Nacht	Einheit	Hinweis	Grund
Dauermedikation										
Levothyroxin-Natrium	L Thyroxin Henning 75 Tabletten	75mcg	Tbl	1	0	0	0	Stück	30 Min. vor dem Essen	Schilddruesenunterfunktion
Metoprolol	Metohexal succ 47,5mg Dose Retardtabletten	47.50mg	RTbl	1	0	0	0	Stück	unabhängig von den Mahlzeiten	Vorhofflimmern
Candesartan	Candesartan Puren 16mg Tabletten	16mg	Tbl	1	0	0	0	Stück		Bluthochdruck
Rivaroxaban	Xarelto 20mg fd Filmtabletten	20mg	FTbl	1	0	0	0	Stück	zum Essen	Vorhofflimmern
Tamsulosin	Tamsulosin Zentiva 0,4mg Retardkapseln	0.40mg	RKps	1	0	0	0	Stück	nach dem Essen	Prostatavergroesserung
Amitriptylin	Amitriptylin neurax 75 Filmtabletten	75mg	FTbl	0	0	0	1	Stück	langsam Ausschleichen nach Anweisung des Arztes	Schlafstörung

Für Vollständigkeit und Aktualität des Medikationsplans wird keine Gewähr übernommen.
de-DE Version 2.6

Abb. 12.5 Aktualisierter Medikationsplan nach Intervention und Arztbesuch von Herrn Mistral (erstellt mit Scholz amts)

„Ihr Arzt hat Ihnen ein neues Blutdruckmittel verschrieben. Dafür fallen zwei andere Blutdruckmittel weg. Das neue Arzneimittel müssen sie nicht in Abhängigkeit Ihrer Blutdruckwerte dosieren. Somit bleibt Ihnen die tägliche Messung erspart und möglicherweise bessert sich dadurch die Schwindelsymptomatik. Für einen stabilen Kreislauf und gute Blutdruckwerte ist es aber wichtig, dass sie alle blutdrucksenkenden Arzneimittel regelmäßig und entsprechend der Vorschrift auf dem Medikationsplan einnehmen."
„Des Weiteren wird das Schlafmittel Amitriptylin abgesetzt. Dieses hat eventuell zu Ihrer Schwindelsymptomatik beigetragen. Allerdings ist es sehr wichtig, dass sie das Mittel nicht abrupt absetzen, sondern so verfahren, wie es mit ihrem Arzt besprochen wurde. Sie dürfen dieses Arzneimittel auf keinen Fall selbst absetzen, denn das kann zu unangenehmen Absetzsymptomen führen."

Nichtmedikamentöse Empfehlungen für Herrn Mistral:

„Eine ausreichende Flüssigkeitszufuhr ist für einen stabilen Kreislauf sehr wichtig und kann auch helfen eine bestehende Schwindelsymptomatik zu lindern. Aufgrund Ihrer Prostatavergrößerung sollte die tägliche Trinkmenge langsam gesteigert und auf kleine Portionen aufgeteilt werden. Eine Gesamtmenge von 1,5 Litern sollte nicht überschritten werden, um häufiges Wasserlassen zu vermeiden."
„Eine regelmäßige Blutdruckmessung kann helfen, blutdruckbedingte Schwindelsymptome zu identifizieren. Daher empfehlen wir Ihnen regelmäßig Ihren Blutdruck zu messen. Dazu können die Blutdruckwerte in ein Blutdrucktagebuch eingetragen werden. Auch die Schwindelsymptomatik könnte hier vermerkt werden, so dass ihr Arzt mögliche Zusammenhänge schnell überblicken kann."
„Generell sind bei Herz-Kreislauf-Erkrankungen eine gesunde Ernährung und Lebensweise empfehlenswert. Auf Rauchen sollte verzichtet werden, Alkohol ist auf ein Minimum zu reduzieren. Vollkornprodukte, Gemüse, Obst und Fisch sind als Nahrungsmittel zu bevorzugen. Ganz wichtig ist auch eine regelmäßige, moderate Bewegung wie tägliche Spaziergänge von 30–60 Minuten."

MERKE Nichtmedikamentöse Empfehlungen sind in der Regel auch in den Leitlinien zu einer Erkrankung zu finden.

12.6 Schritt 6: Dokumentation

Die Dokumentation erfolgt idealerweise, nachdem die akuten und dringenden Probleme mit dem Arzt besprochen wurden. Herrn Mistral wird ein patientenindividuelles Risikoprotokoll inklusive der nichtmedikamentösen Maßnahmen ausgehändigt sowie ein aktualisierter bundeseinheitlicher Medikationsplan mitgegeben. Der Medikationsplan wird nach dem Arztbesuch von Herrn Mistral noch einmal aktualisiert (Abb. 12.5).

Am Schluss quittiert Herr M. den Erhalt der Dienstleistung in der Vereinbarung über die Inanspruchnahme der erweiterten Medikationsberatung. Diese wird abgeheftet und 4 Jahre lang aufbewahrt.

Der Arzt erhält von der Apotheke ebenfalls ein Risikoprotokoll, in dem die detektierten ABP und die Lösungsvorschläge sowie bereits erfolgte Maßnahmen dokumentiert sind. Des Weiteren erhält er unter Berücksichtigung der besprochenen Maßnahmen einen aktuellen und vollständigen Medikationsplan des Patienten.

Alle detektierten ABP, die erarbeiteten Lösungsvorschläge und die tatsächlich getroffenen Maßnahmen werden in der Apotheke dokumentiert. Dies kann sowohl digital als auch in Printform erfolgen. Im Warenwirtschaftssystem wird vermerkt, wann die erweiterte Medikationsberatung stattgefunden hat. Es kann eine Erinnerung eingestellt werden, die auf die Möglichkeit einer erneuten erweiterten Medikationsberatung in 12 Monaten bei Herrn Mistral hinweist.

13 Fall 2 – Hildegard Herbstlaub

Frau Herbstlaub (geb. 16.07.1951), eine Stammkundin der Apotheke, möchte eine Packung Dulcolax® Dragees gegen ihre Verstopfung kaufen. Im Gespräch und auf Nachfrage, ob sie noch andere Beschwerden habe, entgegnet sie, dass sie außerdem unter leichter Mundtrockenheit und Schlafstörungen leide.

13.1 Schritt 1: Initiierung der erweiterten Medikationsberatung und Vorbereitung des Erstgesprächs

13.1.1 Kommunikation

Die PTA empfiehlt ihr aufgrund der geschilderten Symptome eine „Erweiterte Medikationsberatung bei Polymedikation“:

> „Wir haben die Möglichkeit zu überprüfen, ob Ihre Beschwerden möglicherweise durch Ihre Arzneimittel verursacht werden. Dazu bieten wir in der Apotheke eine umfangreiche Prüfung Ihrer Arzneimittel an. Dies zahlt Ihre Krankenkasse, wenn Sie mindestens 5 Arzneimittel dauerhaft einnehmen. Dabei wird außerdem geprüft, ob Ihre Arzneimittel zusammenpassen und Sie werden noch einmal intensiv zur richtigen Anwendung beraten. Das kann dazu beitragen, dass Sie Ihre Arzneimittel besser vertragen und die Wirksamkeit verbessert wird. Des Weiteren spricht der Apotheker mit Ihnen noch einmal ausführlich über die Einnahmegründe der einzelnen Arzneimittel, damit Sie wissen, wofür Sie diese überhaupt nehmen. Sollen wir für die Überprüfung der Arzneimittel einen Termin vereinbaren?“

Um zu ermitteln, ob Frau Herbstlaub für eine erweiterte Medikationsberatung bei Polymedikation in Frage kommt, wird geprüft, ob sie anspruchsberechtigt ist:

- Durch einen Blick in die Kundenkartei wird festgestellt, dass sie mehr als 5 ärztlich verordnete und systemisch wirksame Arzneimittel dauerhaft anwendet.
- Es erfolgte bei ihr nach eigener Aussage im letzten Jahr keine erweiterte Medikationsberatung.
- Die Patientin befindet sich in der ambulanten, häuslichen Versorgung.

Frau Herbstlaub ist begeistert und stimmt sofort zu. Die Kurzversion der Vereinbarung zwischen Apotheke und Patientin wird von beiden Parteien unterzeichnet.

13.1.2 Vorbereitung des Erstgesprächs und des Brown-Bag-Reviews

Frau Herbstlaub wird über das weitere Vorgehen informiert und ein Termin für das Erstgespräch wird festgelegt. Sie wird über die zum Erstgespräch mitzubringenden Materialien informiert und erhält einen Merkzettel mit den wichtigsten Informationen. Außerdem erhält sie symbolisch eine Papiertüte der Apotheke als sogenannte Brown Bag mit dem Hinweis:

> „Alle Mittel, die aktuell dauerhaft und regelmäßig angewendet werden, aber auch diejenigen, die nur im Bedarfsfall angewendet werden, packen Sie in diese Tüte. Außerdem alles, was der Arzt verschrieben hat, und das, was selbst gekauft wurde oder möglicherweise von Freunden oder Bekannten empfohlen wurde. Dabei ist es egal, ob es aus der Apotheke, dem Drogeriemarkt oder von Freunden stammt. Arzneimittel, die im Kühlschrank aufbewahrt werden müssen, bringen Sie bitte nicht mit, sondern bringen nur den Beipackzettel mit oder notieren den Namen des Arzneimittels.“

Am Ende des Gesprächs erhält Frau Herbstlaub eine schriftliche Notiz mit dem vereinbarten Termin.

13.2 Schritt 2: Das Erstgespräch zur Vervollständigung der Datenerhebung/ Datenerfassung

Frau Herbstlaub erscheint zum verabredeten Termin mit ihrer Brown Bag, dem Medikationsplan und einem Zettel, auf dem einige Laborwerte vermerkt sind. Sie besprechen mit Frau Herbstlaub den Medikationsplan und fragen nach der aktuellen Dosierung und der Einnahme, auch in Bezug auf die Mahlzeiten sowie den Einnahmegründen.

Laborwerte (Stand vor 4 Monaten):

- Blutdruck 135/75 mmHg,
- Puls 70 Schläge pro Minute,
- Gesamtcholesterin 248 mg/dl bzw. 6,41 mmol/l,
- LDL-Cholesterin 120 mg/dl bzw. 3,10 mmol/l,
- HDL-Cholesterin 45 mg/dl bzw. 1,16 mmol/l,
- Triglyceride 175 mg/dl bzw. 1,98 mmol/dl,
- Kalium 3,2 mmol/l,
- Natrium 140 mmol/l,
- Calcium 2,05 mmol/l,
- HbA_{1c} 8,1 % bzw. 65 mmol/mol.

Umrechnungen zu internationalen Standards:

- **Cholesterin**: 1 mmol/l = 38,67 mg/dl (Diagnostik und Therapie der Dyslipidämien, ESC/EAS Pocket Guidelines 2019),
- **Triglyceride**: 1 mmol/l = 88,24 mg/dl (Diagnostik und Therapie der Dyslipidämien, ESC/EAS Pocket Guidelines 2019
- **HbA_{1c}**: HbA_{1c} (mmol/mol) = (HbA_{1c} (%) – 2,15) × 10,929 (Heinemann et al 2020).

Frau Herbstlaub ist leicht übergewichtig (1,62 cm, 69 kg, BMI = 26,29 kg/m²) und nach eigenen Angaben Nichtraucherin. Alkohol trinkt sie selten in geringer Menge. Eine Beeinträchtigung der Nierenfunktion ist laut Frau Herbstlaub bisher nicht bekannt. Die Nierenfunktion sei vor Beginn der Metformin-Therapie geprüft worden. Die Ergebnisse dieser Untersuchung liegen aber nicht vor.

Sie erklärt, dass sie die meisten Arzneimittel schon länger und regelmäßig einnehme. Verschrieben werde der Großteil der Arzneimittel vom Hausarzt; Aripiprazol von ihrem Facharzt für Psychiatrie. Mit Aripiprazol sei endlich ein Arzneimittel gefunden worden, das sie gut vertrage und ihr gut helfe, nachdem Lithium und Valproat nicht vertragen wurden. Neu ist das Metfor-

Tab. 13.1 Medikationsplan und Angaben aus dem Erstgespräch

Arzneimittel	Einnahme laut Medikationsplan	Einnahmegrund laut Medikationsplan	Brown Bag	Dosierung laut Patientin	Einnahmegrund laut Patientin
Aripiprazol 20 mg Tbl	0-0-1-0	Bipolare Störung	✓	0-0-1-0	Psychische Probleme
Lisinopril 10 mg Tbl	1-0-0-0	Hypertonie	✓	1-0-0-0	Blutdruck
Indapamid 1,5 mg Rtbl	1-0-0-0	Hypertonie	✓	1-0-0-0	Blutdruck
Solifenacin 5 mg FTbl	1-0-0-0	Harninkontinenz	✓	1-0-0-0	Inkontinenz
Pantoprazol 20 mg TbIM	0-1-0-0	Magenschutz	✓	0-1-0-0	Sodbrennen, nimmt sie aktuell nicht, aber bei Bedarf über mehrere Wochen
Metformin 500 mg Tbl	1-0-1-0	Diabetes mellitus Typ 2	✓	1-0-1-0	Zucker
Atorvastatin 10 mg FTbl	0-0-1-0	Hypercholesterinämie	✓	1-0-0-0	Erhöhtes Cholesterin
Zopiclon 7,5 mg FTbl	0-0-0-1, bei Bedarf	Schlafstörungen	X	0-0-0-1	Schlafstörungen, wird aktuell nicht eingenommen

FTbl = Filmtabletten, Tbl = Tabletten, TblM = magensaftresistente Tabletten, Rtbl = Retardtabletten min, welches sie seit ca. 4 Wochen einnehme. Zopiclon nehme sie aktuell nicht, da die letzte Packung leer war und sie sich noch kein neues Rezept besorgt habe. Das werde sie aber aufgrund der Schlafstörungen nachholen. Bis dahin nehme sie als Alternative Hoggar® Night Schlaftabletten.

Alle Arzneimittel nimmt sie vor dem Essen, da sie mal gelesen habe, dass es wichtig sei, Arzneimittel vor dem Essen zu nehmen.

Beim Brown-Review finden Sie einige Arzneimittel, die nicht auf dem Medikationsplan stehen. Darunter sowohl verschreibungspflichtige Präparate sowie Selbstmedikationen.

- Auf Nachfrage gibt Frau Herbstlaub an, dass sie in letzter Zeit öfter verwirrt sei und einige Dinge vergesse. Deshalb nehme sie Tebonin® konzent® seit zwei Monaten ein.
- Des Weiteren erklärt sie, dass sie seit längerem abends oft nicht einschlafen könne. Dabei spüre sie eine innere Unruhe. Um besser einschlafen zu können, nehme sie recht regelmäßig eine Hoggar® Night Tablette vor dem Schlafen. Das Zopiclon, das auf dem Medikationsplan steht, wolle sie sich beim nächsten Arztbesuch wieder verordnen lassen.
- Das Itraconazol nehme sie seit einer Woche aufgrund einer Nagelpilzinfektion am großen Fußzehennagel. Ihr Mann bekam das Mittel gegen Nagelpilz. Da er es nicht genommen hat, nehme sie es nun ein.

Auf Nachfrage erklärt Frau Herbstlaub, dass sie seit zwei Jahren Pantoprazol einnehme, da sie in der Vergangenheit immer wieder Probleme mit dem Magen hatte. Aktuell habe sie auch Magen-Darm-Probleme, die sich aber anders anfühlen als in der Vergangenheit. Dieses Mal handelt es sich eher um Völlegefühl und Blähungen. Das habe vor ca. 3–4 Wochen angefangen.

Sie gibt an, unter den Beschwerden (Schlafstörungen, Verwirrtheit, Verstopfung, Mundtrockenheit, Nagelpilzinfektion, Magen-Darm-Problemen) zu leiden, allerdings wurde sie deshalb noch nicht beim Arzt vorstellig, da sie erst versuchen wollte, die Beschwerden selbst zu therapieren. Bei der Einnahme der auf dem Medikationsplan angegebenen Medikationen fühle sie sich sicher.

- Bei der Überprüfung der Laborwerte fällt auf, dass der Kaliumwert sehr niedrig war. Die Lipidwerte und der HbA_{1c}-Wert waren erhöht. Da die Bestimmung der Laborparameter schon 4 Monate zurückliegt, ist nachzufragen, ob bereits Maßnahmen ergriffen wurden. Eine akute Gefahr könnte der niedrige Kaliumwert darstellen, denn bei Hypokaliämie in Kombination mit weiteren bei Frau Herbstlaub vorliegenden Risikofaktoren, wie Alter über 65 Jahre und weibliches Geschlecht, kann bei gleichzeitiger Gabe von QT-Zeit verlängernden Arzneimitteln das Risiko für Arrhythmien vom Typ Torsade de pointes erhöht sein (QT-Intervall-verlängernde Arzneimittel, ▶ Kap. 13.3). Frau Herbstlaub gibt an, dass der niedrige Kaliumwert durch die vorübergehende

Tab. 13.2 Zusätzliche Arzneimittel aus dem Brown-Bag-Review

Arzneimittel	Dosierung, Einnahme laut Patientin	Indikation laut Patientin	Ursprung des Arzneimittels laut Patientin
Tebonin® konzent® 240 mg FTbl	1 Tablette morgens	Gedächtnis- und Konzentrationsstörungen	Selbstmedikation aus der Apotheke
Hoggar® Night Schlaftabletten	1 Tablette zur Nacht, regelmäßig	innere Unruhe, Schlafstörungen	Selbstmedikation aus der Apotheke
Dulcolax® TbIM	Bis zu 2 Tabletten vor dem Zubettgehen	Verstopfung	Selbstmedikation aus der Apotheke
Itraconazol 100 mg HKps	2 Tabletten morgens seit einer Woche	Nagelpilz am Nagel des großen Zehs	Arzneimittel war noch „übrig" von einer Verordnung für ihren Mann zur Therapie einer Nagelpilzinfektion
Atorvastatin 20 mg FTbl	1 Tablette abends	Erhöhtes Cholesterin	Ärztliche Verordnung
Ibuprofen 400 mg Tbl	Bei Bedarf bis zu 3 × täglich an ca. 2–3 Tagen im Monat	Rückenschmerzen	Selbstmedikation aus der Apotheke

FTbl = Filmtabletten, HKps = Hartkapseln, Tbl = Tabletten, TbIM = Magensaftresistente Tabletten

Einnahme eines Kaliumpräparats bereits korrigiert wurde.

- Die Lipidwerte (Gesamtcholesterin, LDL, Triglyceride) waren erhöht. Frau Herbstlaub erklärt, dass der Arzt daraufhin die Dosis des Cholesterinsenkers erhöht hat. Sie nimmt aktuell Atorvastatin 20 mg. Obwohl beide Stärken in der Brown Bag vorhanden sind, könnte man im ersten Moment denken, es handle sich um eine Doppelmedikation. Der Medikationsplan wurde noch nicht aktualisiert. Die Restpackung mit 10 mg Atorvastatin kann in der Apotheke entsorgt werden, um Verwechslungen zu vermeiden.
- Aufgrund des erhöhten Blutzuckers hat der Arzt ihr Metformin verordnet.

Des Weiteren leide sie immer wieder an Rückenschmerzen. Daher nimmt sie bei Bedarf an ca. 2–3 Tagen im Monat bis zu 3 Tabletten Ibuprofen ein.

MERKE Die Auswertung der Laborwerte und Vitalparameter sind kein zwingender Bestandteil der erweiterten Medikationsberatung bei Polymedikation.

Wenn allerdings Informationen zu Laborwerten und Vitalparametern vorliegen, sind diese auf Auffälligkeiten zu prüfen und in die pharmazeutische AMTS-Prüfung mit einzubeziehen, wenn sie für die Bearbeitung des Falls relevant sind. Dabei ist unbedingt das Datum der Bestimmung der Laborwerte zu berücksichtigen. Weiter ist abzufragen, ob vom Arzt bereits Maßnahmen eingeleitet wurden, wenn Werte außerhalb der Norm liegen.

Bei der Auswertung sind die Parameter in Abhängigkeit der Grenzen des jeweiligen Labors und vor dem Hintergrund der vorliegenden Grunderkrankungen sowie des Alters der Patienten zu beurteilen (Leitlinien!).

13.3 Schritt 3: Die pharmazeutische AMTS-Prüfung

Aufgabe

Definieren Sie die Ziele der Medikationsberatung für Frau Herbstlaub unter Berücksichtigung der von Frau Herbstlaub geäußerten Erwartungen an die Medikationsberatung.

13.3.1 Anzustrebende Therapieziele (Beispiele)

Prioritär für die Patientin

Erhöhung des Wohlbefindens und der Lebensqualität (Arzt und Apotheke)

- Reduktion der aktuellen Beschwerden bzw. Beschwerdefreiheit:
  - Mundtrockenheit, Obstipation, Verwirrtheit,
  - Magen-Darm-Probleme (Blähungen, Völlegefühl),
  - Therapie des Nagelpilzes bzw. Sicherung der Diagnose,
  - Schlafstörungen,
  - Rückenschmerzen.

Aus fachlicher Sicht

Erfolgreiche Therapie der Grunderkrankungen (Arzt)

Dies liegt in der Verantwortung des Arztes. Überlegungen hierzu sind aber hilfreich zur Beurteilung des Nutzen-Risiko-Profils von Arzneimitteln, Erarbeitung von Lösungsvorschlägen bei Auffälligkeiten in der pharmazeutischen AMTS-Prüfung, zur Unterstützung der Kommunikation mit dem Arzt sowie zur Förderung der Adhärenz der Patienten. Angestrebte Therapieziele sind z. B.:

- Kardiovaskulär:
  - Hypertonie: Ziele bei Ü65 sind Werte von 130–139/70–79 mmHg, wenn Therapie gut vertragen wird, ansonsten höhere Werte tolerierbar (Management der arteriellen Hypertonie, ESC/ESH Pocket Guidelines 2018).
  - Ödeme: Reduktion der Ödeme (Management der arteriellen Hypertonie, ESC/ESH Pocket Guidelines 2018)
- Bipolare Störungen: Verhinderung des Wiederauftretens, Reduktion und Verkürzung von Krankheitsepisoden, Abschwächung der Krankheitsepisoden und interepisodischen Symptome (Diagnostik und Therapie Bipolarer Störungen, S3-Leitlinie).
- Harninkontinenz: Verbesserung der Symptomatik der bestehenden Inkontinenz wie Inkontinenzvorfälle reduzieren, Blasenkapazität vergrößern, Kontrolle über Urinabgang verbessern (Harninkontinenz der Frau, S2k-Leitiline; Harninkontinenz bei geriatrischen Patienten, Diagnostik und Therapie, S2e-Leitlinie).
- Diabetes mellitus Typ 2: Gute Blutzuckerwerte (HbA_{1c} 7–8 %), Verhinderung/Reduktion von Spätfolgen (Nationale VersorgungsLeitlinie Typ-2-Diabetes, S3-Leitlinie).
- Hypercholesterinämie mit hohem kardiovaskulärem Risiko: LDL-C-Senkung ≥ 50 % vom Ausgangswert und LDL-C-Zielwert < 1,8 mmol/l (< 70 mg/dl; Diagnostik und Therapie der Dyslipidämien, ESC/EAS Pocket Guidelines 2019). Die stark herabgesetzten LDL-Zielwerte dieser Leitlinie sind umstritten. Die Ziele sind vom Arzt unter Berücksichtigung relativer

und absoluter Risikoreduktion für den jeweiligen Patienten festzulegen (AVP 2023 und AMB 2019).

Reduktion von Risiken (Arzt und Apotheke)

- Verhinderung von Komplikationen der Grunderkrankungen (Arzt), z. B.:
  - Schlaganfall, Herzinfarkt (Management der arteriellen Hypertonie, ESC/ESH Pocket Guidelines 2018; Diagnostik und Therapie der Dyslipidämien, ESC/EAS Pocket Guidelines 2019),
  - Spätfolgen des Diabetes mellitus Typ 2 wie Mikro- bzw. Makroangiopathie, Retinopathie, Polyneuropathie (Nationale VersorgungsLeitline Typ-2-Diabetes (S3-Leitlinie).

Optimierung der Arzneimitteleinnahme (Apotheke)

- Reduktion Tablettenzahl/Einnahmezeitpunkte,
- Erläuterung der richtigen Einnahme/Anwendung.

Erhöhung der Adhärenz (Apotheke)

- Besseres Verständnis für die Arzneimitteltherapie,
- Reduktion der Einnahmezeitpunkte,
- Erläuterung der Einnahmegründe.

> **Aufgabe**
> Welche ABP sind in der pharmazeutischen AMTS-Prüfung festzustellen?

13.3.2 Folgende ABP wurden detektiert

Symptome/Beschwerden

Magen-Darm-Beschwerden

Derartige Beschwerden können vielfältige organische, aber auch medikamentöse Ursachen haben. Nahezu jedes Arzneimittel kann Magen-Darm-Beschwerden auslösen. Auch eine Unverträglichkeit von Hilfsstoffen kann zu Magen-Darm-Beschwerden führen. Die Art der Beschwerden und zeitliche Zusammenhänge (Seit wann? Wann? Wie oft?) sind genau zu hinterfragen (Fragenkatalog ▸Kap. 9.2.7). Auffällig ist hier der angegebene Zeitraum von ca. 3–4 Wochen. Das Ergebnis der Datenbankrecherche zeigt, dass Metformin sehr häufig zu vorübergehenden Magen-Darm-Beschwerden führt, insbesondere zu Therapiebeginn oder bei schneller Dosiserhöhung (○ Abb. 13.1).

Verstopfung, Verwirrtheit, Mundtrockenheit

- Mit pharmazeutischem Fachwissen und unterstützt durch die AMTS-Software wird vermutet, dass es sich bei diesen Beschwerden um arzneimittelinduzierte anticholinerge Symptome handeln könnte.
- Natürlich kommen dafür auch andere Arzneimittel als Ursachen in Betracht wie der Tabelle in ○ Abb. 13.2 zu entnehmen ist. Diuretika können z. B. aufgrund der gesteigerten Flüssigkeitsausscheidung auch zu Mundtrockenheit und Obstipation führen, wobei der diuretische Effekt aufgrund der geringen Dosierung durch Indapamid nur schwach ausgeprägt ist.

Schlafstörungen, Unruhe

- Die Schlafstörungen könnten theoretisch durch eine anticholinerg bedingte Unruhe verursacht werden. In diesem Fall könnten sich die Schlafstörungen nach Reduktion der anticholinergen Medikation bessern.
- Der Wirkstoff Aripiprazol, den Frau Herbstlaub abends einnimmt, ist weniger sedierend als andere Antipsychotika und kann zu Schlaflosigkeit (häufig, laut Fachinformation) führen. Auch Akathisie (Sitzunruhe) ist eine häufige Nebenwirkung von Aripiprazol und kann zu Schlafstörungen führen. Ob Aripiprazol die Ursache für die Schlafstörungen sein kann, ist ärztlich abzuklären, vor allem wenn diese nach Reduktion der anticholinergen Medikation weiterhin bestehen. Zunächst könnte eine Verlegung des Einnahmezeitpunkts auf morgens in Erwägung gezogen werden, da Aripiprazol eher anregende Eigenschaften hat und dessen maximale Plasmaspiegel 3–5 Stunden nach der Einnahme erreicht werden (Merke: Es gibt auch Patienten, bei denen Aripiprazol zu Sedierung führt). Auch eine Dosisreduktion wäre denkbar, da sie mit 20 mg im hohen Dosierungsbereich liegt. Ein alternatives Antipsychotikum mit sedierenden Eigenschaften, das zur Phasenprophylaxe und Therapie manischer Episoden von bipolaren Störungen eingesetzt wird, wäre z. B. Quetiapin. Allerdings ist die Gewichtszunahme bei atypischen Antipsychotika wie Quetiapin ein therapielimitierender Faktor. Aripiprazol ist mit dieser Nebenwirkung weniger behaftet, was es vor dem Hintergrund des Diabetes Typ 2 vorteilhaft erscheinen lässt.
- Die Analyse von Nebenwirkungen mit Scholz amts (Funktion „Symptomatische Nebenwirkungen“) zeigt, dass Schlafstörungen neben Aripiprazol häufig durch Atorvastatin sowie gelegentlich durch Lisinopril und Pantoprazol verursacht werden können. Auch Doxylamin kann zu Schlaflosigkeit und Albträumen führen.

Die Angabe von Pantoprazol auf dem Medikationsplan

Diese Angabe ist unnötig bzw. falsch kategorisiert, da es aktuell nicht eingenommen wird und keine eindeutige Indikation bekannt ist. Der Datenbankrecherche und der Fachinformation ist zu entnehmen, dass Protonenpumpeninhibitoren (PPI) vor allem bei langfristiger und/oder hochdosierter Einnahme das Risiko für Hypomagnesiämien und damit verbundenen Hypocalc-

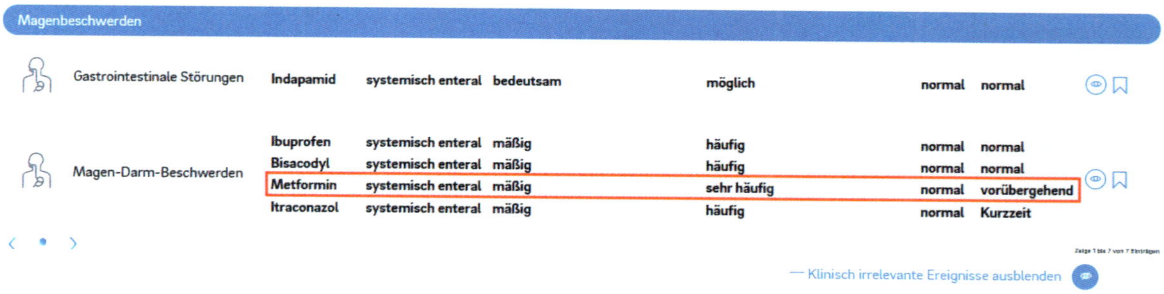

Gastrointestinale Störungen	Indapamid	systemisch enteral	bedeutsam	möglich	normal	normal
Magen-Darm-Beschwerden	Ibuprofen	systemisch enteral	mäßig	häufig	normal	normal
	Bisacodyl	systemisch enteral	mäßig	häufig	normal	normal
	Metformin	systemisch enteral	mäßig	sehr häufig	normal	vorübergehend
	Itraconazol	systemisch enteral	mäßig	häufig	normal	Kurzzeit

o Abb. 13.1 Ausschnitt aus der Analyse der Nebenwirkungen in Scholz amts (Funktion „Symptomatische Nebenwirkungen" nach Ausblendung nicht relevanter Begriffe)

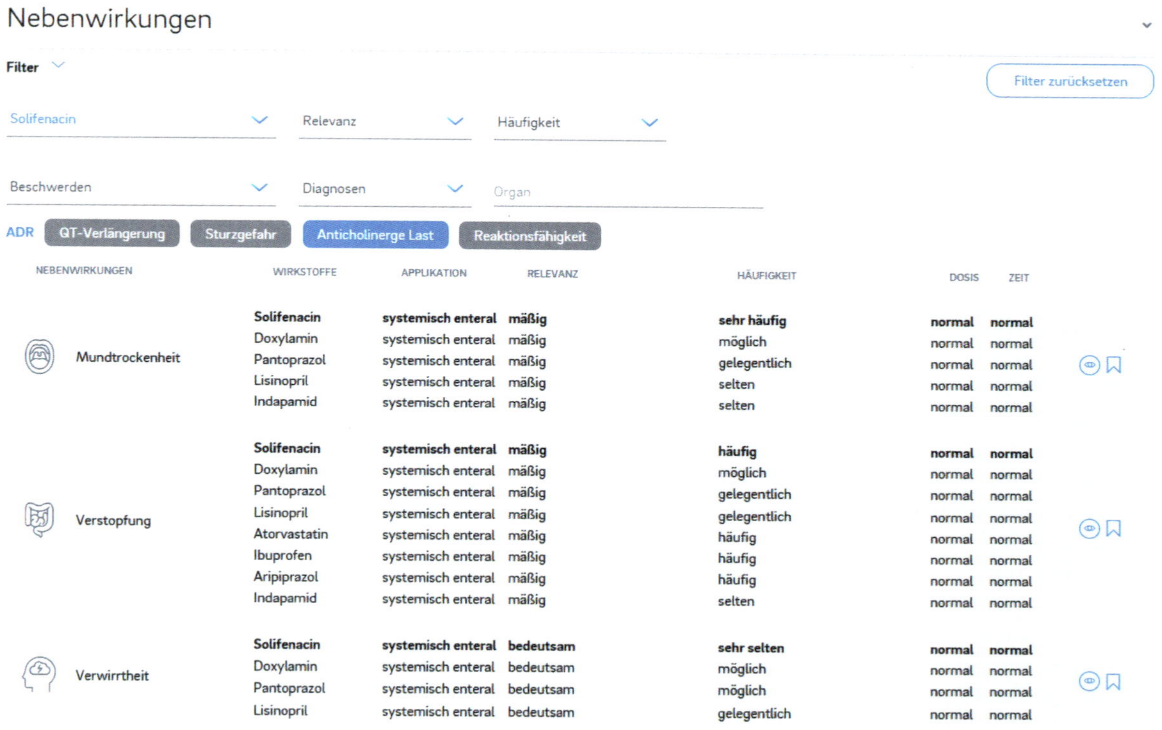

NEBENWIRKUNGEN	WIRKSTOFFE	APPLIKATION	RELEVANZ	HÄUFIGKEIT	DOSIS	ZEIT
Mundtrockenheit	Solifenacin	systemisch enteral	mäßig	sehr häufig	normal	normal
	Doxylamin	systemisch enteral	mäßig	möglich	normal	normal
	Pantoprazol	systemisch enteral	mäßig	gelegentlich	normal	normal
	Lisinopril	systemisch enteral	mäßig	selten	normal	normal
	Indapamid	systemisch enteral	mäßig	selten	normal	normal
Verstopfung	Solifenacin	systemisch enteral	mäßig	häufig	normal	normal
	Doxylamin	systemisch enteral	mäßig	möglich	normal	normal
	Pantoprazol	systemisch enteral	mäßig	gelegentlich	normal	normal
	Lisinopril	systemisch enteral	mäßig	gelegentlich	normal	normal
	Atorvastatin	systemisch enteral	mäßig	häufig	normal	normal
	Ibuprofen	systemisch enteral	mäßig	häufig	normal	normal
	Aripiprazol	systemisch enteral	mäßig	häufig	normal	normal
	Indapamid	systemisch enteral	mäßig	selten	normal	normal
Verwirrtheit	Solifenacin	systemisch enteral	bedeutsam	sehr selten	normal	normal
	Doxylamin	systemisch enteral	bedeutsam	möglich	normal	normal
	Pantoprazol	systemisch enteral	bedeutsam	möglich	normal	normal
	Lisinopril	systemisch enteral	bedeutsam	gelegentlich	normal	normal

o Abb. 13.2 Analyse der Nebenwirkungen mit Scholz amts (ADR: anticholinerge Last nach Ausblendung nicht relevanter Begriffe)

ämien und Hypokaliämien sowie Knochenfrakturen erhöhen kann. Diese Effekte sind im Hinblick auf das Alter und Geschlecht sowie der bereits aufgetretenen Elektrolytstörungen kritisch zu sehen. In Kombination mit Metformin steigt langfristig außerdem das Risiko für einen Vitamin-B_{12}-Mangel. Laut Priscus-Liste 2.0 wird eine Therapie mit PPI für mehr als 8 Wochen aufgrund des Risikos für Frakturen und Clostridium-difficile-Infektionen als potenziell inadäquate Medikation im Alter eingestuft (s. u.). Des Weiteren deuten aktuelle Studien darauf hin, dass die Einnahme von PPI bei Typ-2-Diabetikern das kardiovaskuläre Risiko sowie die Mortalität erhöhen kann (Geng et al. 2022).

Ungeeignete Arzneimittel im Alter

Eine Prüfung auf Kontraindikationen und Anwendungsbeschränkungen ist kein zwingender Bestandteil der pharmazeutischen AMTS-Prüfung im Rahmen der pDL. Allerdings ist eine Analyse der Kontraindikationen bezüglich des Alters und Identifizierung potenziell inadäquater Arzneimittel im Alter für die Sicherheit der Patientin, die Bewertung der ABP sowie die Erarbeitung von Lösungsvorschlägen hilfreich (o Abb. 13.3).

- Solifenacin, Doxylamin und Aripiprazol stehen unter anderem aufgrund ihrer anticholinergen Eigenschaften auf der Priscus-Liste 2.0.
  - Bei Aripiprazol wird außerdem auf extrapyramidale Störungen (EPS), Sedierung, Hypotonie und

13

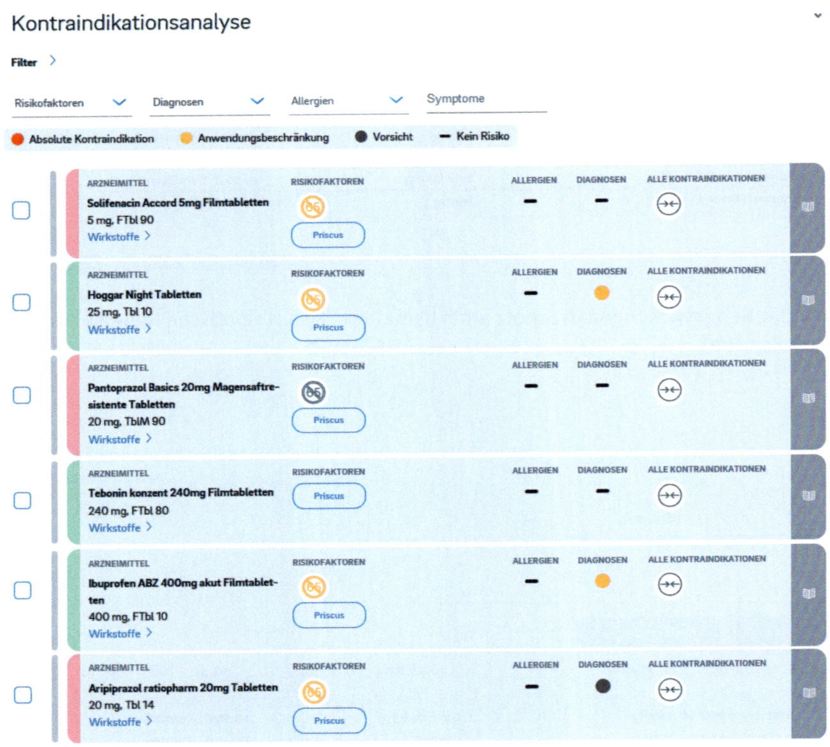

o Abb. 13.3 Beispielhafter Ausschnitt aus der Kontraindikationsanalyse mittels Scholz amts inklusive Hinweis auf die Priscus-Liste

erhöhte Mortalität bei Patienten mit Demenz verwiesen. Aripiprazol kann das QT-Intervall verlängern und unter bestimmten Voraussetzungen zu lebensbedrohlichen Arrhythmien vom Typ Torsade de pointes führen. Generell ist das Risiko für EPS und QT-Intervall-Verlängerung im Vergleich zu anderen Antipsychotika als eher gering einzuordnen. Auch in der Fachinformation von Aripiprazol findet sich der Hinweis auf eine vorsichtige Dosierung bei Patienten ab 65 Jahre. Ggf. könnte eine Dosisreduktion auf Basis der klinischen Symptomatik sinnvoll sein.

  - Doxylamin ist stark anticholinerg und kann laut Priscus-Liste 2.0 außerdem zu EKG-Veränderungen, Schwindel und Toleranzentwicklung führen.
  - Solifenacin ist stark anticholinerg (ZNS-gängig) und kann zu einer QT-Intervall-Verlängerung führen, was bei Frau Herbstlaub aufgrund der Elektrolytstörungen in der Vergangenheit kritisch zu sehen ist.
- Auch PPI stehen in Abhängigkeit der Therapiedauer auf der Priscus-Liste 2.0 (s. o.).
- Zopiclon befindet sich aufgrund des Sturz- und Frakturrisikos, psychiatrische Reaktionen, Verschlechterung der Kognition und verlängerter Reaktionszeit auf der Priscus-Liste 2.0.
- Obwohl nicht eindeutig nachgewiesen ist, dass Ginkgo ein erhöhtes Risiko für ältere Patienten darstellt, wird Ginkgo wegen potenziell mangelnder Effektivität und dem potenziellen Risiko für orthostatische Hypotonie und Stürze in der neuen Priscus-Liste aufgeführt. Des Weiteren sollte das erhöhte Blutungsrisiko v. a. in Kombination mit weiteren gerinnungshemmenden Arzneimitteln bedacht werden. Ginkgo-Präparate sollten im Alter nicht unkritisch eingesetzt werden. Bei Unsicherheit bzgl. des kognitiven Status sind Patienten an den Arzt zu verweisen.

Pharmakokinetische Wechselwirkungen mit klinischer Relevanz

Die Plasmaspiegel von Aripiprazol, Solifenacin, Atorvastatin und Zopiclon werden in klinisch relevantem Ausmaß erhöht. Sichtbar wird dies auf einen Blick in der Übersicht der detektierten Wechselwirkungen mit Hilfe von Scholz amts (o Abb. 13.4) anhand der Symbole in Spalte 3 „Plasmaspiegelerhöhung“.

Der starke CYP3A4-Inhibitor Itraconazol ist der Auslöser für die Erhöhungen der Plasmaspiegel der genannten Wirkstoffe. Da Itraconazol in diesem Fall nicht ärztlich verordnet wurde, sondern die Patientin hier eine Selbstmedikation mit dem Präparat des Ehemanns durchführt, ist die Einnahme dieses Arzneimittels zu hinterfragen. Bis zu einer gesicherten Diagnosestellung ist Itraconazol abzusetzen. Damit wären die pharmakokinetischen Probleme gelöst. Dennoch sollte man die klinischen Folgen der Wechselwirkungen betrachten, da Frau Herbstlaub Itraconazol bereits eingenommen hat und die dadurch hervorgerufenen Plasmaspiegelerhöhungen klinische Symptome nach sich ziehen könnten. In den folgenden Abschnitten sind außerdem Überlegungen möglicher Maßnahmen aufgeführt, falls die Einnahme von Itraconazol nach gesicherter Diagnosestellung durch den Arzt doch als notwendig erachtet wird.

- Aripiprazol und Solifenacin sind anticholinerg wirksam (Solifenacin >> Aripiprazol) und können insbesondere bei Vorliegen von Risikofaktoren (z. B. relevant in diesem Fall sind das Alter > 65 Jahre, das weibliche Geschlecht und ggf. die Hypokaliämie bzw. das Hypokaliämie-Risiko) eine QT-Intervall-Verlängerung und lebensbedrohliche Arrhythmien vom Typ Torsade de pointes verursachen. Ein erhöhter Plasmaspiegel kann diese Nebenwirkungen verstärken.
- Aripiprazol ist ein Substrat von CYP2D6 und CYP3A4. Itraconazol ist ein starker CYP3A4-Inhibitor. Bei gleichzeitiger Gabe eines starken CYP3A4-Inhibitors muss die Dosierung laut Fachinformation von Abilify® Tabletten (Zugriff 01/2023) vorsichtig angepasst werden (Dosisreduktion bis zu 50 %) oder über eine Substitution nachgedacht werden. Der MDDI-Calculator (multi drug-drug interactions) von Scholz amts empfiehlt bei diesem Szenario eine Dosissenkung um 38 %. Auf Basis der zur Verfügung stehenden Stärken, wäre es möglich, die Aripiprazol-Dosis auf 15 mg (–25 %) oder 10 mg (–50 %) zu senken. Eine Dosissenkung ist stets vorsichtig und unter Monitoring des Plasmaspiegels und/oder der klinischen Symptomatik durchzuführen. Bei Beendigung der Therapie mit dem CYP-Inhibitor ist daran zu denken, die Dosis ebenso vorsichtig wieder zu erhöhen.
- Solifenacin ist ebenfalls ein Substrat von CYP3A4. Aufgrund der starken CYP3A4-Inhibition durch Itraconazol wird der Blutplasmaspiegel von Solifenacin erhöht. Bei Kombination mit starken CYP3A4-Inhibitoren wird laut Fachinformation eine Maximaldosierung von 5 mg/Tag empfohlen, das der Hälfte der maximalen Tagesdosis von 10 mg entspricht. Dies deckt sich mit der Empfehlung des MDDI-Calculators von Scholz amts, der eine Dosissenkung um bis zu 58 % empfiehlt (Abb. 13.5). Zwar werden in diesem Fall die 5 mg nicht überschritten, allerdings lässt sich aufgrund der von Frau Herbstlaub beschriebenen Symptome (Obstipation, Mundtrockenheit, Verwirrtheit) vermuten, dass sie unter anticholinergen Nebenwirkungen leidet. Solifenacin verursacht sowohl periphere als auch zentrale anticholinerge Effekte (s. o.), daher könnte die Patientin von einem Wechsel des Wirkstoffs profitieren. Als mögliche Alternative kommt Trospiumchlorid in Frage. Dies kann die Blut-Hirn-Schranke nicht überwinden, so dass es nicht zu zentralen anticholinergen Effekten (z. B. Delir, Verwirrtheit) führt. Des Weiteren ist es kein Substrat von CYP3A4 und somit weniger anfällig für pharmakokinetische Interaktionen. Periphere anticholinerge Effekte können unter Trospiumchlorid allerdings weiterhin auftreten. Daher sollte die Patienten auch nach einer Therapieumstellung auf Nebenwirkungen überwacht werden. Laut Fachinformation war das Risiko einer QT-Intervall-Verlängerung durch Trospiumchlorid nicht höher als unter Placebo. Mirabegron wäre bei einer gut eingestellten und stabilen Hypertonie ebenfalls als Alternative denkbar und könnte dem Arzt vorgeschlagen werden. (Harninkontinenz der Frau, S2k-Leitline;

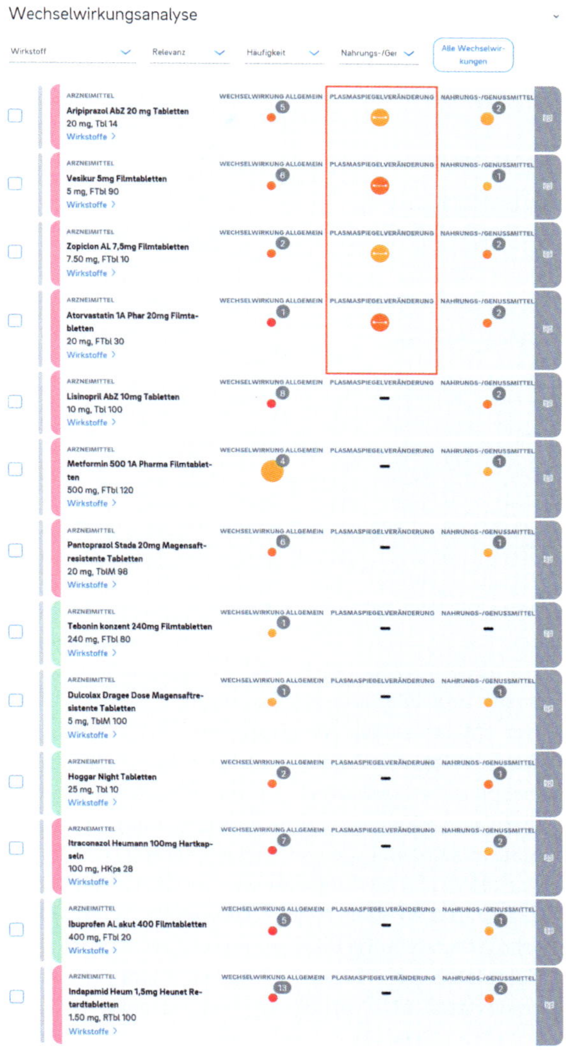

Abb. 13.4 Übersicht der Analyse der Wechselwirkungen am Beispiel von Scholz amts. Im Fokus pharmakokinetischer Interaktionen sind Aripiprazol, Solifenacin, Atorvastatin und Zopiclon erkennbar (sogenannte Victim-Drugs). Itraconazol kann als Inhibitor des Metabolismus dieser Wirkstoffe identifiziert werden.

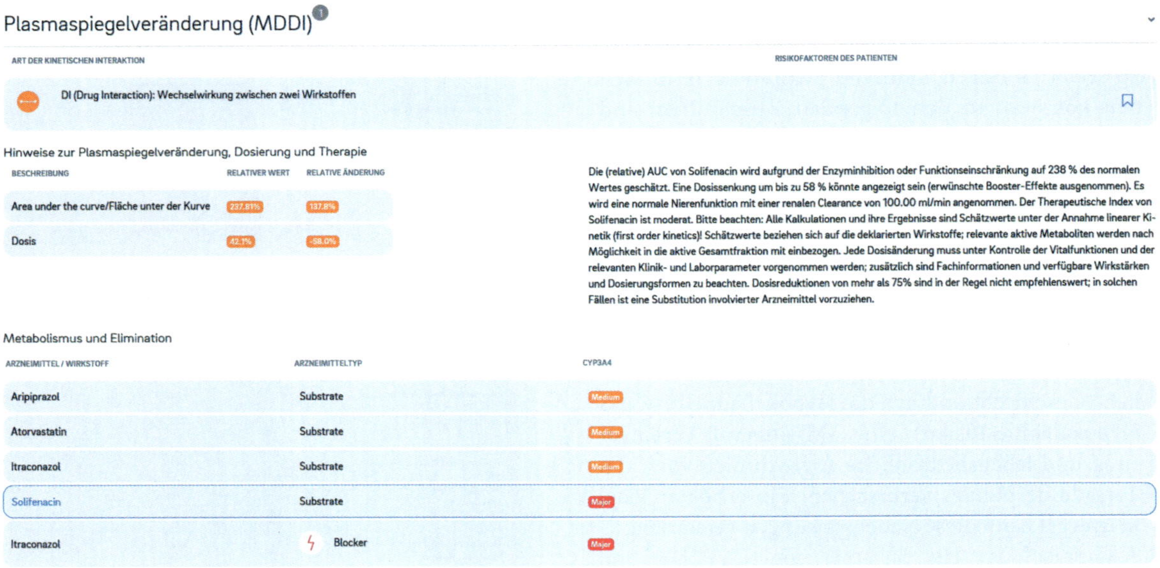

Abb. 13.5 MDDI-Protokoll am Beispiel von Solifenacin (Scholz amts)

Harninkontinenz bei geriatrischen Patienten, Diagnostik und Therapie, S2e-Leitlinie).

- Der Atorvastatin-Metabolismus wird ebenfalls durch Itraconazol gehemmt. Es sind erhöhte Plasmaspiegel zu erwarten, die das Risiko für Myopathien und Rhabdomyolyse erhöhen. Laut Fachinformation wird bei gleichzeitiger Therapie mit einem starken CYP3A4-Inhibitor eine Dosissenkung empfohlen und ab einer Tagesdosis von 40 mg eine klinische Überwachung der Patienten. Durch den MDDI-Calculator von Scholz amts wird auf Basis der geschätzten AUC-Erhöhung eine Dosissenkung von 64 % in Gegenwart von Itraconazol empfohlen. Wenn eine Itraconazol-Therapie tatsächlich erforderlich ist, könnte eine vorübergehende Senkung der Atorvastatin-Tagesdosis auf 10 mg (–50 %) mit dem Arzt abgestimmt werden.
- Auch die Zopiclon-Dosis ist in Gegenwart starker CYP3A4-Inhibitoren zu senken. Der MDDI-Calculator berechnet auf Basis der geschätzten AUC eine Dosissenkung von –58 %, was in der Praxis eine Halbierung der Dosis bedeuten würde. Die gleichzeitige Gabe starker CYP3A4-Inhibitoren sollte aber laut Fachinformation bei älteren Patienten generell vermeiden werden, da Zopiclon sowieso laut Priscus-Liste 2.0 als PIM eingestuft wird (s. o.). Da Frau Herbstlaub dies aktuell nicht einnimmt, besteht die Gefahr einer akuten Plasmaspiegelerhöhung nicht.

Potenziell relevante und gefährliche pharmakodynamische Wechselwirkungen

- Die Dreierkombination eines NSAR (hier Ibuprofen), ACE-Hemmers (hier Lisinopril) oder AT_1-Rezeptorantagonisten (Sartane) und eines Diuretikums wird als Triple Whammy bezeichnet und erhöht das Risiko für ein akutes Nierenversagen (Abb. 13.6). Durch die diuretikumbedingte Reduktion des Plasmavolumens werden die Nierendurchblutung und der glomeruläre Filtrationsdruck reduziert und gleichzeitig die Kompensationsmechanismen zur Aufrechterhaltung der Nierendurchblutung und des glomerulären Filtrationsdrucks (Dilatation des Vas afferens durch Prostaglandine sowie Aufrechterhaltung und Regulation des Gefäßtonus des Vas efferens über das RAAS-System bzw. Angiotensin II) inhibiert. Auch wenn die diuretischen Eigenschaften bei Indapamid in der geringen Dosierung nur schwach ausgeprägt sind, sind NSAR bei dieser Patientin sicherheitshalber zu vermeiden. Für die Selbstmedikation kann alternativ Paracetamol empfohlen werden. Bei unzureichender Wirksamkeit ist auf eine Vorstellung beim Arzt zu verweisen, der ggf. stärkere Analgetika wie schwache Opioide verordnen kann.
- Für Metformin werden mit bestimmten Arzneimitteln Wechselwirkungen bezüglich eines erhöhten Risikos der Laktatazidose angezeigt. Dieses Risiko ist vor allem zu Beginn einer Therapie mit Antihypertensiva, Diuretika oder NSAR erhöht, da diese Auswirkungen auf die Nierenfunktion haben können. Eine Laktatazidose tritt laut Fachinformation unter Metformin am häufigsten bei akuter Verschlechterung der Nierenfunktion oder kardiorespiratorischer Erkrankung oder Sepsis auf.
  - Der oben beschriebene Triple Whammy stellt auch hierfür einen Risikofaktor dar. Von der Ibuprofen-Einnahme wird daher für die Zukunft dringend abgeraten. Die Therapie mit Lisinopril

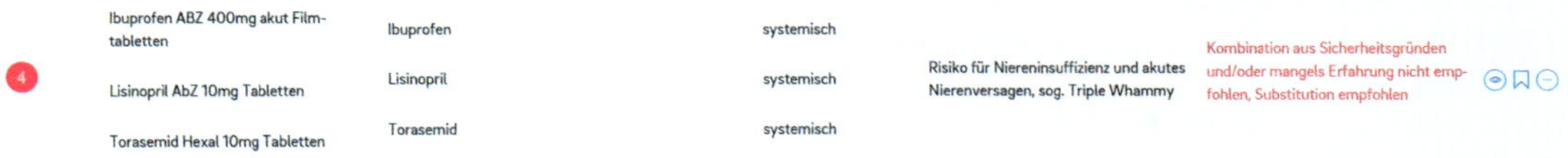

Abb. 13.6 Beispiel einer pharmakodynamischen Wechselwirkung in der Medikation von Frau Herbstlaub (Scholz amts)

und Indapamid besteht schon länger; Dosiserhöhungen werden aktuell nicht durchgeführt. Daher ist das Risiko einer akuten Beeinflussung der Nierenfunktion durch Lisinopril und Indapamid gering.

- Die Nierenfunktion von Frau Herbstlaub wurde zu Beginn der Metformin-Therapie überprüft; eine Beeinträchtigung der Nierenfunktion wurde laut Patientin nicht festgestellt. Die Nierenfunktion sollte unter Metformin-Therapie sowie unter Therapie mit ACE-Hemmern (jährlich) und Diuretika (halbjährlich) regelmäßig überwacht werden (Medikamentenmonitoring, S1-Leitlinie). Laut Metformin-Fachinformation ist die Nierenfunktion bei älteren Patienten unter Metformin-Therapie alle 3–6 Monate zu kontrollieren; bei Patienten ohne erhöhtes Risiko für Verschlechterung der Nierenfunktion einmal im Jahr.

- Aripiprazol und Solifenacin können das QT-Intervall verlängern. Das Risiko einer klinisch relevanten QT-Zeit-Verlängerung steigt bei Vorliegen von Risikofaktoren wie Alter >65 Jahre, weibliches Geschlecht, Hypokaliämie oder andere Elektrolytstörungen und erhöhte Blutplasmaspiegel der QT-Intervall-verlängernden Medikation. Frau Herbstlaub hatte in der Vergangenheit bereits eine Hypokaliämie und erhält ein Diuretikum, das die Kaliumausscheidung erhöht, ein Laxans und einen PPI, der bei Langzeittherapie ebenfalls den Elektrolythaushalt negativ beeinflussen kann. Als Alternative zu Solifenacin kann Trospiumchlorid, das laut Fachinformation kein erhöhtes Risiko für QT-Intervall-Verlängerungen aufweist und außerdem weitere Vorteile bietet (s. o.), empfohlen werden. Eine regelmäßige Kontrolle der Elektrolytspiegel ist wichtig und sollte laut der Leitlinie Medikamentenmonitoring (S1-Leitlinie) bei einer Therapie mit Diuretika generell halbjährlich erfolgen.

13.3.3 Hinweise zu alternativen Therapiemöglichkeiten der Nagelpilzinfektion (Onychomykose)

Da der Wirkstoff Itraconazol aufgrund pharmakokinetischer Interaktionen für Frau Herbstlaub nicht ohne Weiteres geeignet ist, wird empfohlen diesen zunächst abzusetzen. Zur Abklärung der Eigendiagnose ist Frau Herbstlaub ein Arztbesuch anzuraten.

Besteht keine Indikation für eine systemische Therapie, kann eine Onychomykose bei leichter bis moderater Ausprägung zunächst lokal therapiert werden (laut S1-Leitlinie Onychomykose: distale subunguale Onychomykose, weiße oberflächliche Onychomykose, max. 40 % der Nageloberfläche betroffen und/oder max. 3 von 10 Zehennägeln betroffen). Die entsprechenden Präparate können im Rahmen der Selbstmedikation abgegeben werden. Laut Leitlinie wird dazu die Anwendung eines wirkstoffhaltigen Nagellacks mit Amorolfin-HCl 5 %, Ciclopirox 8 % oder Terbinafin (78,22 mg Terbinafin/ml Nagellack) in Verbindung mit Entfernung der erkrankten Nagelbestandteile empfohlen. Die Präparate unterscheiden sich in Wasserlöslichkeit sowie Dauer und Häufigkeit der Anwendung.

Sollte die Indikation für eine systemische Therapie bestehen und Itraconazol eingesetzt werden, sind die oben genannten Maßnahmen und Dosisanpassungen zu beachten. Außerdem ist dann zu beachten, dass die Resorption bei gleichzeitiger Gabe eines PPI herabgesetzt wird. Der Therapieerfolg kann dadurch gefährdet sein.

Alternativ zu Itraconazol könnten Terbinafin oder Fluconazol eingesetzt werden. Fluconazol ist ein moderater CYP3A4-Inhibitor. Terbinafin ist zwar kein CYP3A4-Inhibitor, allerdings muss die moderate CYP2D6-Inhibition im Falle von Aripiprazol auch bedacht werden. Somit wäre in allen Fällen der systemischen Therapie eine engmaschige Überwachung der Patientin bzw. eine Kontrolle der Aripiprazol-Blutplasmaspiegel und ggf. eine Dosisanpassung zu empfehlen.

13.3.4 Exkurs: Harninkontinenz und Diuretikum

Diuretika, insbesondere Schleifendiuretika, können die Beschwerden einer bestehenden Harninkontinenz verstärken. Studien belegen einen Zusammenhang zwischen Drangsymptomen und der Einnahme von Schleifendiuretika (Harninkontinenz bei geriatrischen Patienten, Diagnostik und Therapie, S2e-Leitlinie). Laut Leitlinie wird empfohlen, Diuretika möglichst in retardierter Form zu geben und an den Tagesverlauf der Patienten anzupassen. Daher erscheint Indapamid in der hier eingesetzten niedrigen Dosierung und retardierten Darreichungsform für die Patientin geeignet.

13.4 Schritt 4: Lösungswege, Maßnahmen, Kommunikation mit den Ärzten

Die Ableitung der Lösungsvorschläge erfolgt in der Regel im Zuge der Detektion der ABP. Verschiedene Lösungsmöglichkeiten wurden daher bereits in ▸ Kap. 13.3 diskutiert. Die detektierten ABP und passenden Lösungsvorschläge inklusive Vorgehen werden hier nochmal zusammengefasst (◘ Tab. 13.3). Das allgemeine Vorgehen und die Hilfsmittel zur Erarbeitung von Lösungsvorschlägen werden in ▸ Kap. 9.4 beschrieben.

Des Weiteren sind potenzielle Interaktionen mit Nahrungsmitteln zu beachten. Generell gilt bei Einnahme sensitiver CYP3A4-Substrate (hier Aripiprazol, Solifenacin, Atorvastatin, ggf. Zopiclon), dass Grapefruitprodukte zu meiden sind. Auch der Konsum von Alkohol sollte aufgrund der Einnahme mehrerer zentralwirksamer Substanzen reduziert bzw. wenn möglich komplett vermieden werden.

Zur Information für den Arzt kann ein auf den Arzt zugeschnittenes Risikoprotokoll dienen. Bezüglich des Solifenacins wird mündlich Rücksprache gehalten und als Alternative Trospiumchlorid oder Mirabegron vorgeschlagen. Da Mirabegron teuer ist, von Lieferschwierigkeiten betroffen und die Patientin eine hohe Zuzahlung leisten müsste, spricht sich der Arzt dafür aus, als erstes Trospiumchlorid zu verordnen. Auch die Notwen-

◘ **Tab. 13.3** ABP inklusive Lösungsvorschläge

Arzneimittel, Indikation und ABP	Lösungsvorschlag	Rücksprache mit dem Arzt
Pantoprazol (Gastritis?): Einnahmegrund/Indikation fraglich, ungeeignetes Arzneimittel aufgrund des Alters (PIM)	Aktuell sind keine Indikationen erkennbar; in Abhängigkeit der Therapiedauer (< 8 Wochen) laut Priscus-Liste 2.0 als PIM eingestuft. Risiko der Hypomagnesiämie, Hypokaliämie und Knochenfrakturen bei langfristiger Einnahme → Absetzen empfehlen. Ggf. kann (vorübergehende) Substitution von Magnesium und bei Osteoporose-Risiko auch Vitamin D und Calcium sinnvoll sein.	Ja, Hausarzt, Handlungsbedarf
Solifenacin (Harninkontinenz): ungeeignetes Arzneimittel aufgrund des Alters (PIM), Beschwerden: Verstopfung, Mundtrockenheit, Verwirrtheit, Unruhe	Laut Priscus-Liste 2.0 als PIM eingestuft; stark anticholinerg, ZNS-gängig; QT-Intervall-Verlängerung; Plasmaspiegelerhöhung bei Komedikation mit Itraconazol. Austausch Solifenacin gegen Trospiumchlorid zur Reduktion der zentralen Nebenwirkungen: nicht ZNS-gängig (Reduktion der zentralen anticholinergen Effekte wie Verwirrtheit, Unruhe, Delir-Risiko); keine Interaktion mit CYP3A4-Inhibitoren; kein Risiko einer QT-Intervallverlängerung bekannt. Bei Fortbestehen von peripheren anticholinergen Symptomen könnten Mirabegron und leitliniengerechte nichtmedikamentöse Maßnahmen empfohlen werden. Auch Mirabegron kommt als Alternative infrage. Dieser Arzneistoff hat keine zentralen oder peripheren anticholinergen Effekte, ist aber teurer und aktuell von Lieferengpässen betroffen. Bei Fortbestehen der Obstipation sollten zunächst nichtmedikamentöse Maßnahmen ausprobiert werden. Bei fehlender Wirksamkeit der nichtmedikamentösen Maßnahmen kann Macrogol empfohlen werden.	Ja, Hausarzt, Handlungsbedarf
Doxylamin (Schlafstörungen): ungeeignetes Arzneimittel aufgrund des Alters (PIM), Beschwerden: Verstopfung, Mundtrockenheit, Verwirrtheit, Unruhe	Laut Priscus-Liste 2.0 als PIM eingestuft; stark anticholinerg; sedierend → weglassen. Beratung zu nichtmedikamentösen Maßnahmen. Gegebenenfalls bessern sich die Schlafstörungen durch Absetzen der anticholinergen Arzneimittel. Anpassung des Einnahmezeitpunkts: Empfehlung der morgendlichen Einnahme von Aripiprazol. Wenn andere Maßnahmen nicht wirksam sind: Umstellung auf eher sedierendes Antipsychotikum, z. B. Quetiapin. Bei weiter bestehenden Schlafstörungen ggf. Empfehlung eines alternativen, risikoärmeren Schlafmittels.	Weglassen von Doxylamin und Beratung zu nichtmedikamentösen Maßnahmen in der Apotheke. Falls die Maßnahmen nicht ausreichend, Facharzt informieren über Vorschläge bezüglich antipsychotischer Therapie.
Metformin (Diabetes mellitus Typ 2): Beschwerde: Magen-Darm-Probleme	Metformin: Einnahme nach dem Essen, Aufklärung, dass Symptome vor allem in der Initialphase oder bei sprunghafter Dosiserhöhung auftreten können und nach einiger Zeit selbstlimitierend sind.	Nein

Tab. 13.3 ABP inklusive Lösungsvorschläge (Fortsetzung)

Arzneimittel, Indikation und ABP	Lösungsvorschlag	Rücksprache mit dem Arzt
Aripiprazol (bipolare Störung): Einnahmezeitpunkt	Patientin befragen, ob Einnahmezeitpunkt durch den Arzt empfohlen oder selbst festgelegt. Da hier laut Patientin keine eindeutige ärztliche Empfehlung bezüglich des Einnahmezeitpunkts vorlag: versuchsweise Verlegung des Einnahmezeitpunkts auf morgens, da Aripiprazol Unruhe und Schlafstörungen verursachen kann (siehe oben).	Nein
Itraconazol (Onychomykose): pharmakokinetische Interaktionen durch CYP3A4-Inhibitor: Aripiprazol, Solifenacin, Atorvastatin, (Zopiclon), pharmakokinetische Interaktion mit Pantoprazol Dosierung, Einnahmezeitpunkt	Plasmaspiegel von Aripiprazol, Solifenacin, Atorvastatin (und Zopiclon) erhöht: Aripiprazol, Solifenacin: Risiko für Nebenwirkungen erhöht, z. B. Risiko für QT-Intervall-Verlängerung und TdP erhöht, Risiko anticholinerger Nebenwirkungen (wie Verstopfung, Mundtrockenheit, Verwirrtheit, Unruhe) erhöht, Schlafstörungen, Agitiertheit durch Aripiprazol. **Atorvastatin:** Risiko für Myopathien und Rhabdomyolyse erhöht. **Zopiclon:** verstärkte zentraldämpfende Eigenschaften, Sturzgefahr erhöht. **Itraconazol:** zunächst absetzen, da keine ärztliche Diagnose vorliegend, sondern es sich um eine Selbstmedikation mit Präparat des Ehemanns handelt. **Alternative Therapie der Nagelpilzinfektion:** Bei leichter bis moderater Infektion kann eine Beratung zur lokalen Therapie erfolgen. Ansonsten Verweis an den Arzt zur Diagnosestellung. Wenn eine Indikation zur systemischen Therapie besteht: **Terbinafin:** Weniger pharmakokinetische Interaktionen; allerdings ist hier ebenfalls die Interaktion mit Aripiprazol über eine Inhibition von CYP2D6 zu bedenken. **Fluconazol:** Auch hier ist die Interaktion mit Aripiprazol über eine Inhibition von CYP3A4 zu bedenken. **Itraconazol:** Während der Therapie mit Itraconazol sollte die Aripiprazol-Dosis unter Berücksichtigung des therapeutischen Effekts und möglicher Nebenwirkungen und ggf. unter Überwachung des Blutspiegels reduziert werden. Während der Therapie mit Itraconazol sollte die Atorvastatin-Dosis um 50 % reduziert werden. Solifenacin sollte unabhängig von dieser Interaktion gegen eine risikoärmere Alternative ausgetauscht werden (siehe oben). Zopiclon wird aktuell nicht eingenommen. Protonenpumpenhemmer können die Resorption von Itraconazol negativ beeinflussen (Pantoprazol wird abgesetzt). Zu niedrig dosiert nach Empfehlung der Fachinformation zur Therapie einer Nagelpilzinfektion des Zehennagels. Dosierungsempfehlung laut Fachinformation 200 mg 1 × täglich für 3 Monate. Wenn nach Diagnosestellung durch den Arzt eine Indikation besteht, sollte die Einnahme nach dem Essen empfohlen werden.	Gegebenenfalls: zunächst nein, Beratung zur lokalen Therapie in der Apotheke, nur bei Vorliegen einer schweren Onychomykose oder bei Versagen der lokalen Therapie ist der Patientin ein Arztbesuch anzuraten.
Ibuprofen (Rückenschmerzen): pharmakodynamische Interaktion: Triple Whammy	Als alternative Schmerzmedikation könnten zunächst Paracetamol und nichtmedikamentöse Maßnahmen empfohlen werden. Ansonsten Rücksprache mit dem Arzt (Diagnosestellung und ggf. Verordnung eines stärkeren Analgetikums, das nicht zur Klasse der NSAR gehört wie schwaches Opioid wie Tilidin oder Metamizol).	Wahrscheinlich Arztbesuch zur Verschreibung eines ausreichend wirksamen Analgetikums notwendig
Selbstmedikation: Tebonin® konzent®	Besserung der kognitiven Beeinträchtigungen durch Austausch von Solifenacin und Absetzen von Doxylamin möglich. Der Nutzen ist nicht eindeutig belegt. Daher ist dieses Arzneimittel zunächst abzusetzen. Aufgrund der unklaren Verwirrtheits-Symptomatik ist die Patientin an den Arzt zu verweisen, um ein Delir oder eine beginnende Demenz auszuschließen. Sollte ein Delirverdacht bestehen, ist dringend ein Arzt hinzuzuziehen.	Ja

digkeit von Pantoprazol wurde mündlich besprochen und aufgrund einer nicht mehr bestehenden Indikation wird es zunächst im neuen Medikationsplan nicht mit aufgenommen. Der Arzt erhält im Nachgang einen Ergebnisbericht inklusive personalisiertem Anschreiben und aktualisiertem Medikationsplan (siehe Kasten).

Musterergebnisbericht

03.02.2023

Sehr geehrter Herr Dr. ...,
wie bereits aus unseren Telefonaten bekannt ist, haben wir bei Hildegard Herbstlaub, geb. 16.07.1951, am 01.02.2023 die pharmazeutische Dienstleistung „Erweiterte Medikationsberatung bei Polymedikation" durchgeführt.
Wir danken Ihnen für die gute Zusammenarbeit bzgl. der bereits erfolgten Therapieanpassungen. Anbei erhalten Sie den abschließenden Ergebnisbericht. Wir bitten um Kenntnisnahme.
Mit freundlichen Grüßen
... Apotheker(in)

Muster-Apotheke,
Musterstr. 1,
12345 Musterstadt, E-Mail: ..., Tel.: ...

Mit dem Facharzt für Psychiatrie ist in diesem Fall ebenfalls Kontakt aufzunehmen (siehe Kasten). Hier können zentralnervöse Beschwerden wie Verwirrtheit, Unruhe und Schlafstörungen angesprochen werden. Er ist über den Austausch des Solifenacins zu informieren, da dies bereits zu einer Veränderung der beschriebenen Symptomatik führen kann. In diesem Zusammenhang kann die morgendliche Einnahme von Aripiprazol empfohlen werden mit der Begründung, dass sich die Schlafstörungen möglicherweise dadurch bessern könnten. Ebenfalls kann mit ihm diskutiert werden, dass im Falle fortbestehender Schlafstörungen der Einsatz einer sedierenden Substanz geprüft werden könnte. Dem Vorschlag der angepassten Einnahmezeitpunkte stimmt der Arzt zu. Des Weiteren wird er die kognitiven Symptome der Patientin überwachen.

Falls einer der Ärzte unmittelbare Änderungen an der Therapie vornimmt, sind diese im Medikationsplan noch zu berücksichtigen, bevor dieser Frau Herbstlaub im Abschlussgespräch ausgehändigt wird.

13.5 Schritt 5: Abschlussgespräch

Nach Rücksprache mit den behandelnden Ärzten kann Frau Herbstlaub über Maßnahmen wie die Änderungen Ihrer Medikation und Einnahmeschemata informiert werden.

Anhand des Medikationsplans sind zu jedem Arzneimittel die Dosierung, die Einnahmehinweise und der Grund für die Einnahme ausführlich und verständlich zu erläutern. Änderungen in der Therapie sind aufzuzeigen und laienverständlich zu erklären. Das Ziel des ausführlichen Gesprächs ist, das Verständnis für die eigene Arzneimitteltherapie zu stärken und Einnahmefehler zu vermeiden. Die Formulierungen im Medikationsplan, z. B. zu den Einnahmegründen, sind mit der Patientin abzustimmen.

> „Das Mittel für Ihre Blase wird in Abstimmung mit Ihrem Arzt ausgetauscht. Das neue Arzneimittel ist für Sie besser verträglich. Es hat keine Wechselwirkungen mit den anderen Arzneimitteln und möglicherweise reduzieren sich dann Ihre akuten Beschwerden wie die Verwirrtheit und Ihre Schlafstörung."

Musteranschreiben Facharzt

03.02.2023

Sehr geehrter Herr Dr. ...,
am 01.02.2023 haben wir bei Ihrer Patientin Hildegard Herbstlaub, geb. 16.07.1951, die pharmazeutische Dienstleistung „Erweiterte Medikationsberatung bei Polymedikation" durchgeführt. Diese basiert auf einer systematischen Datenerfassung inklusive eines Abgleichs der Arzneimittel aus einem sogenannten „Brown-Bag-Review" mit aktuellem Medikationsplan der Patientin. Danach folgt eine pharmazeutische AMTS-Prüfung mit Fokus auf Anwendungs- und Einnahmeprobleme, Neben- und Wechselwirkungen. Wir hoffen, Sie mit den Ergebnissen in Ihren Therapieentscheidungen unterstützen zu können.
Da die Patientin unter zentralnervösen Beschwerden wie Verwirrtheit, Unruhe und Schlafstörungen litt, wurde von ihrem Hausarzt bereits Solifenacin gegen Trospiumchlorid ausgetauscht. Darüber hinaus wurde eine Verlegung des Einnahmezeitpunkts von Aripiprazol auf morgens empfohlen. Die ausführliche Begründung und weitere Ergebnisse der Medikationsanalyse entnehmen Sie bitte dem beigefügten Ergebnisbericht.
Wir bitten um Kenntnisnahme und Rückmeldung bzgl. des oben genannten Vorschlags.
Mit freundlichen Grüßen
... Apotheker(in)

Muster-Apotheke,
Musterstr. 1,
12345 Musterstadt, E-Mail: ..., Tel.: ...

„Möglicherweise verbessern sich aber Ihr Gedächtnis und Ihre Verwirrtheit nach dem Austausch des Mittels für ihre Blase. Sie brauchen das „Tebonin® konzent® zunächst nicht weiter einzunehmen. Falls sich die Beschwerden nicht bessern, sprechen Sie uns noch einmal an."
„Auch die Verstopfung könnte sich ggf. durch den Wechsel des Arzneimittels bessern. Dennoch sind nichtmedikamentöse Maßnahmen unerlässlich. Dulcolax® kann eine kurzfristige Lösung sein, sollte aber nicht zur Dauertherapie werden. Bei langfristiger Verstopfung gibt es bessere Arzneimittel, die man einnehmen kann, um die Verdauung zu regulieren. Falls sich die Verstopfung nicht bessert, können wir darüber nochmal sprechen."
„Da sich das Arzneimittel, das Sie für Ihre Nagelpilz-Erkrankung einnehmen, auf die anderen Arzneimittel auswirken kann, ist es für Sie nicht geeignet. Generell sollten verschreibungspflichtige Arzneimittel nur nach Untersuchung und auf Verschreibung eines Arztes eingenommen werden. Fragen Sie gerne jederzeit bei uns in der Apotheke nach, bevor sie ein neues Arzneimittel einnehmen."

Bei leichter, bereits diagnostizierter Onychomykose:

„Wir können Ihnen gute Alternativen zur lokalen Behandlung empfehlen. Damit können wir versuchen das Problem in den Griff zu bekommen. Dies umfasst allerdings eine langfristige und konsequente Durchführung der Therapie. Sollte das für Sie nicht in Frage kommen, empfehlen wir Ihnen einen Besuch bei Ihrem Facharzt für Dermatologie zur Abklärung des weiteren Vorgehens."

Das Präparat zur lokalen Therapie der Nagelpilzinfektion sollte sorgfältig und passend zu den Bedürfnissen und Wünschen der Patientin ausgewählt werden. Die spezielle Anwendung ist ausführlich zu erläutern.

Bei Unklarheit zur Diagnose bzw. bei diagnostizierter mittelschwerer bis schwerer Onychomykose:

„Bitte wenden Sie sich zur weiterführenden Diagnostik und zur Auswahl einer geeigneten Therapie an Ihren Arzt."

„Die von Ihnen beschriebenen Magen-Darm-Beschwerden treten häufig vor allem zu Beginn einer Therapie mit Metformin, Ihrem neuen Medikament gegen den hohen Blutzucker, auf. Dies sollte sich demnächst bessern. Auch eine Einnahme von Metformin während oder nach dem Essen erhöht die Verträglichkeit. Sollten sich die Beschwerden auf Dauer nicht bessern, sprechen Sie uns oder Ihren Arzt bitte noch einmal dazu an."
„Das Schlafmittel, das sie selbst gekauft haben, ist für Sie nicht gut geeignet. Es könnte die von Ihnen geschilderten Beschwerden wie Verstopfung, Mundtrockenheit und Verwirrtheit verstärken. Daher empfehlen wir Ihnen alternativ ein pflanzliches Schlafmittel auszuprobieren. Des Weiteren werden auch die empfohlenen nichtmedikamentösen Maßnahmen Ihren Schlaf verbessern. Sollte sich die Schlafstörung mit den empfohlenen Maßnahmen nicht bessern, sprechen Sie uns oder Ihren Arzt bitte noch einmal an."
„Nach Abstimmung mit Ihrem Arzt wurde der Einnahmezeitpunkt von Aripiprazol auf morgens verlegt. Dies kann auch dazu beitragen, dass Sie in Zukunft besser schlafen können."
„Ibuprofen ist als Schmerzmittel für Sie generell nicht geeignet, da es sich nicht mit ihren anderen Arzneimitteln verträgt. Als Schmerzmittel in der Selbstmedikation wäre für Sie nur Paracetamol geeignet. Falls dies nicht ausreichend wirksam ist, sprechen Sie bitte noch einmal mit ihrem Arzt, damit dieser eine Diagnose stellen kann und gegebenenfalls ein alternatives, ausreichend wirksames Schmerzmittel verordnen kann."
„Es ist wichtig, dass Sie regelmäßig zum Arzt gehen, um ihre Blutwerte und Ihre Nierenfunktion prüfen zu lassen. Wahrscheinlich kommt bei Ihren Arzneimitteln eine viertel- bis halbjährliche Überwachung der Blutwerte und der Nierenfunktion in Frage. Sprechen Sie bitte noch einmal mit ihrem Arzt, wie häufig die Kontrollen durchgeführt werden."

Nichtmedikamentöse Empfehlungen für Frau Herbstlaub, die größtenteils den bereits in den oberen Abschnitten genannten Leitlinien zu entnehmen sind:

- Gegen die Verstopfung können nichtmedikamentöse Maßnahmen wie eine ausreichende Flüssigkeitsaufnahme (Faustregel laut deutscher Gesellschaft für Ernährung bei Menschen ab 65 Jahren: 30 ml/kg KG: ca. 10 ml stammen aus der Nahrung, 20 ml durch Flüssigkeitsaufnahme; das bedeutet ca. 1380 ml in kleinen Mengen über den Tag verteilt, keine großen Mengen vor dem Schlafen), ballaststoffreiche Ernährung und Bewegung hilfreich sein (s. o.).
- Die Verbesserung der Verstopfung ist außerdem wichtig, damit Frau Herbstlaub beim Stuhlgang nicht zu stark pressen muss. Dies belastet den Beckenboden und kann sich negativ auf die Inkontinenzsymptomatik auswirken. Zur Stärkung der Beckenbodenmuskulatur kann moderate Bewegung

Wirkstoff	Handelsname	Stärke	Form	morgens	mittags	abends	zur Nacht	Einheit	Hinweis	Grund
Dauermedikation										
Trospiumchlorid	Spasmex 15 Filmtabletten	15mg	FTbl	0	0	0	0	Stück	vor dem Essen	Harninkontinenz
Aripiprazol	Aripiprazol AbZ 20 mg Tabletten	20mg	Tbl	1	0	0	0	Stück		Depression, bipolare
Lisinopril	Lisinopril AbZ 10mg Tabletten	10mg	Tbl	1	0	0	0	Stück		Bluthochdruck
Indapamid	Indapamid Heum 1,5mg Heunet Retardtabletten	1.50mg	RTbl	1	0	0	0	Stück		Bluthochdruck
Metformin	Metformin 500 1A Pharma Filmtabletten	500mg	FTbl	1	0	1	0	Stück	zum Essen	Zuckerkrankheit vom Typ 2
Atorvastatin	Atorvastatin 1A Phar 20mg Filmtabletten	20mg	FTbl	0	0	1	0	Stück		Cholesterin, erhoe-htes
Bedarfsmedikation										
Bisacodyl	Dulcolax Dragee Dose Magensaftresistente Tabletten	5mg	TblM	Siehe Hinweis				Stück	bei Bedarf 1 Tablette vor dem Zubettgehen; nur im Ausnahmefall; besser Regulation durch Ernärhung und Bewegung	Verstopfung
Besondere Anwendung										
Amorolfin	Loceryl Nagell g Na Direkt Nagellack	50mg/ml	Nlck	Siehe Hinweis				Stück	1 x wöchentlich nach Anweisung der Packungsbeilage erneuern	Nagelpilz

Abb. 13.7 Aktualisierter Medikationsplan von Frau Herbstlaub nach der Intervention (erstellt mit Scholz amts)

empfohlen werden, starke Anstrengungen hingegen sind zu vermeiden. Auch ein gezieltes Beckenbodentraining ist empfehlenswert.

- Um das kardiovaskuläre Risiko zu senken, können laut Leitlinie bei Dyslipidämien Empfehlungen zur gesunden Ernährung (Nahrungsmittel mit geringem Gehalt an gesättigten Fettsäuren, Vollkornprodukte, Gemüse, Obst und Fisch) und regelmäßiger, moderater körperlicher Aktivität (laut ESC/EAS Pocket Guidelines Diagnostik und Therapie der Dyslipidämien 3,5–7 Stunden/Woche oder 30–60 Minuten an den meisten Tagen) gegeben werden. Das Ziel ist dabei auch eine leichte Gewichtsreduktion auf einen BMI unter 25 kg/m² und ein Taillenumfang von < 80 cm.
- Zur Verbesserung des Einschlafens bzw. des Durchschlafens gibt es vielfältige nichtmedikamentöse Maßnahmen. Zum Beispiel sind Stress und psychische Belastungen sowie der Konsum koffeinhaltiger Getränke am Nachmittag und Abend zu vermeiden; Bewegung und Spaziergänge an der frischen Luft fördern einen gesunden Schlaf. Vor dem Zubettgehen sollten körperliche und geistige Anstrengungen vermieden werden. Das Schlafzimmer sollte ruhig und abgedunkelt sein. Störungen durch elektrische Geräte sollten eliminiert werden. Schlafrituale helfen beim Einschlafen.
- Um die Rückenschmerzen zu lindern, kann Frau Herbstlaub die Teilnahme an einer Rehabilitationssport- oder Funktionstrainingsgruppe empfohlen werden.
- Da es sich bei Indapamid um ein Thiazid-Analogon handelt, besteht potenziell die Gefahr für Lichtempfindlichkeitsreaktionen. Daher ist Frau Herbstlaub darauf hinzuweisen, sich vor starker Sonneneinstrahlung wie Mittagssonne oder Solarium zu schützen. Große Körperoberflächen sollten durch Kleidung geschützt werden. Für unbedeckte Hautstellen ist ein Sonnenschutz mit hohem Lichtschutzfaktor zu verwenden.

Da es sich hier um eine Vielzahl von Informationen handelt und Frau Herbstlaub Probleme mit dem Gedächtnis beschrieben hat, können diese Empfehlungen für Frau Herbstlaub schriftlich notiert und ihr als Gedankenstütze mitgegeben werden.

13.6 Schritt 6: Dokumentation

Frau Herbstlaub werden ein aktualisierter Medikationsplan nach bundeseinheitlicher Spezifikation (o Abb. 13.7) sowie die schriftlichen Empfehlungen zu nichtmedikamentösen Maßnahmen ausgehändigt. Zum Schluss quittiert Frau Herbstlaub den Erhalt der Dienstleistung in der Vereinbarung über die Inanspruchnahme der erweiterten Medikationsberatung. Diese ist 4 Jahre lang aufzubewahren.

Der Arzt erhält von der Apotheke ein Risikoprotokoll, in dem die detektierten ABP und die Lösungsvorschläge sowie bereits erfolgte Maßnahmen dokumentiert sind. Des Weiteren erhält er unter Berücksichtigung der besprochenen Maßnahmen einen aktuellen und vollständigen Medikationsplan der Patientin.

Alle detektierten ABP, die erarbeiteten Lösungsvorschläge und die tatsächlich getroffenen Maßnahmen werden in der Apotheke dokumentiert. Auch der Medikationsplan und die schriftlichen Empfehlungen zu nichtmedikamentösen Maßnahmen werden in der Apotheke hinterlegt, damit bei späteren Beratungen oder pDL jederzeit darauf zurückgegriffen werden kann. Dies kann sowohl digital als auch in Printform erfolgen. Im Warenwirtschaftssystem wird vermerkt, wann die erweiterte Medikationsberatung stattgefunden hat. Es kann eine Erinnerung eingestellt werden, die auf die Möglichkeit einer erneuten erweiterten Medikationsberatung in 12 Monaten bei Frau Herbstlaub hinweist.

14 Fall 3 – Gisela Goldschmidt

Frau Goldschmidt (73 Jahre) ist eine freundliche ältere Dame, die seit vielen Jahren zu den Stammkundinnen der Apotheke zählt. Zur Therapie ihrer Herzinsuffizienz und Osteoporose muss sie mehrere Arzneimittel dauerhaft einnehmen. Heute kommt sie in die Apotheke, um ein Kassenrezept über 12 Tabletten Alendronsäure 70 mg und ein grünes Rezept über Calcium D_3 1000 mg/880 IE von ihrem Orthopäden einzulösen.

14.1 Schritt 1: Initiierung der erweiterten Medikationsberatung und Vorbereitung des Erstgesprächs

14.1.1 Kommunikation

Aufgrund der Anzahl ihrer Arzneimittel wird Frau Goldschmidt über die Möglichkeit der erweiterten Medikationsberatung bei Polymedikation informiert.

> „Frau Goldschmidt, da Sie regelmäßig mehr als 5 Medikamente verordnet bekommen, können wir Ihnen eine systematische und umfangreiche Überprüfung Ihrer Medikation anbieten. Die Kosten dafür übernimmt Ihre Krankenkasse. Hierbei überprüfen wir, ob alle Ihre Arzneimittel zueinander passen und besprechen mit Ihnen noch einmal die richtige Anwendung aller Arzneimittel sowie die Gründe für die Einnahme. Am Ende erhalten Sie von uns einen aktuellen Medikationsplan."

Frau Goldschmidt fragt noch einmal nach: „Macht das denn nicht schon mein Arzt?"

> „Natürlich wählt Ihr Arzt alle Arzneimittel sorgfältig aus und achtet darauf, dass diese zusammenpassen. Allerdings bekommen Sie Arzneimittel von verschiedenen Ärzten und vielleicht nehmen Sie zusätzlich Arzneimittel im Rahmen der Selbstmedikation ein, von denen Ihr Arzt nichts weiß. Wir prüfen Ihre selbst gekauften Arzneimittel und die Arzneimittel, die Ihnen von unterschiedlichen Ärzten verordnet wurden, in einem Vorgang. Außerdem erläutern wir Ihnen noch einmal ausführlich die Anwendung und Einnahmegründe. Für die optimale Wirkung und Verträglichkeit ist es wichtig, dass die Arzneimittel richtig angewendet und aufbewahrt werden. Auch darüber informieren wir Sie ausführlich. Des Weiteren klären wir Sie über die Wirkung und Gründe der Einnahme auf, damit Sie auch verstehen, warum die einzelnen Arzneimittel notwendig sind und sich dadurch sicherer fühlen."

14.1.2 Vorbereitung des Erstgesprächs und des Brown-Bag-Reviews

Frau Goldschmidt zeigt sich nun überzeugt. Nach Erläuterung des Ablaufs unterzeichnet sie die Vereinbarung. Der für das Erstgespräch festgelegte Termin wird auf einem Terminkärtchen notiert und mitgegeben. Sie erhält außerdem einen Flyer mit Informationen zur erweiterten Medikationsberatung und dem Inhalt der Brown Bag. Sinn und Zweck des Brown-Bag-Reviews sowie was sie alles in dieser symbolischen Brown Bag mitbringen soll, werden ihr noch einmal mündlich erläutert. Sie besitzt einen Medikationsplan vom Arzt, der zur Vorbereitung des Erstgesprächs für die Apotheke kopiert wird.

14.2 Schritt 2: Das Erstgespräch zur Vervollständigung der Datenerhebung/Datenerfassung

Frau Goldschmidt erscheint zum vereinbarten Termin mit einer Tasche, in der sie ihre Arzneimittel mitgebracht hat. Auf Basis des Medikationsplans konnten Fragen ermittelt werden. Laborwerte liegen nicht vor, sie gibt aber zu Protokoll, dass Kalium, Calcium und

Tab. 14.1 Medikationsplan und Angaben aus dem Erstgespräch

Arzneimittel	Einnahme laut Medikationsplan	Einnahmegrund laut Medikationsplan	Brown Bag	Dosierung laut Patientin	Einnahmegrund laut Patientin
Lisinopril 5 mg Tbl	1-0-0-0	Herzinsuffizienz	✓	1-0-0-0	Herz
Empagliflozin 10 mg Ftbl	1-0-0-0		✓	1-0-0-0	?
Bisoprolol 5 mg Tbl	1-0-0-0		✓	1-0-0-0	Herz
Eplerenon 50 mg Ftbl	1-0-0-0		✓	1-0-0-0	?
Torasemid 5 mg Tbl	1-0-0-0		✓	1-0-0-0	Wasser in den Beinen
Alendronsäure 70 mg	1-0-0-0, vor dem Frühstück	Osteoporose	✓	1-0-0-0	Knochen
Calcium/Vitamin D_3 1000 mg/880 IE BTbl	0-1-0-0	Osteoporose	✓	0-1-0-0	Knochen

BTbl = Brausetabletten, FTbl = Filmtabletten, Tbl = Tabletten

einige andere Werte sowie die Nierenfunktion regelmäßig geprüft werden. Außerdem wurde beim Orthopäden die Knochendichte bestimmt. Den Blutdruck misst sie regelmäßig zu Hause. Sie hat ein Blutdrucktagebuch dabei, das zeigt, dass die Werte tendenziell eher niedrig sind. Die Werte werden regelmäßig mit der Hausärztin besprochen und sind laut Hausärztin tolerierbar, solange keine akuten Beschwerden damit assoziiert werden. Unter Schwindel leide sie nicht. Generell gehe es ihr momentan gut.

Frau Goldschmidt nimmt alle Arzneimittel kurz vor dem Frühstück ein. Die Alendronsäure nimmt sie ca. 15 Minuten vor dem Frühstück.

Es fällt auf, dass nur ein Arzneimittel mittags eingenommen wird. Wenn einzelne Arzneimittel mittags oder abends eingenommen werden, während der Rest morgens eingenommen wird, kann es passieren, dass die Einzeleinnahme häufiger vergessen wird. Gerade mittags sind viele Patienten nicht zu Hause und vergessen dadurch die Einnahme von Arzneimitteln. Daher werden Praktikabilität und Adhärenz bei der mittäglichen Einnahme genau hinterfragt. Frau Goldschmidt gibt an, die Tablette tatsächlich gelegentlich zu vergessen, wenn sie tagsüber unterwegs ist.

In der Brown Bag befindet sich außerdem eine angebrochene Packung Hydrotalcit-Kautabletten. Auf Nachfrage gibt sie an, dass sie diese Tabletten sehr selten nehme, v. a. dann, wenn sie mittags oder abends das Essen nicht vertragen habe.

14.3 Schritt 3: Die pharmazeutische AMTS-Prüfung

Aufgabe

Definieren Sie die Ziele der Medikationsberatung unter Berücksichtigung der von Frau Goldschmidt geäußerten Erwartungen an die Medikationsberatung.

14.3.1 Anzustrebende Therapieziele (Beispiele)

Prioritär für die Patientin

- Erhöhung bzw. Erhaltung des Wohlbefindens und der Lebensqualität,
- Sicherheit in der Arzneimitteltherapie.

Aus fachlicher Sicht

Erfolgreiche Therapie der Grunderkrankungen (Arzt)

- Herzinsuffizienz: Verringerung des Mortalitäts- und Hospitalisierungsrisikos, Verminderung der Progression, Reduktion von Ödemen, Verbesserung der Symptome, der körperliche Belastbarkeit und der sozialen Teilhabe (Nationale VersorgungsLeitlinie Chronische Herzinsuffizienz, S3),
- Osteoporose: Reduktion des Frakturrisikos, Verhinderung von Frakturen (Prophylaxe, Diagnostik und Therapie der Osteoporose, S3-Leitlinie).

Reduktion von Risiken (Arzt und Apotheke)

- Verhinderung von Stürzen aufgrund des erhöhten Frakturrisikos.

Optimierung der Arzneimitteleinnahme (Apotheke)
- Reduktion Tablettenzahl bzw. Einnahmezeitpunkte,
- Erläuterung der richtigen Einnahme bzw. Anwendung,

Erhöhung der Adhärenz (Apotheke)
- Besseres Verständnis für die Arzneimitteltherapie,
- Reduktion der Einnahmezeitpunkte,
- Erläuterung der Einnahmegründe.

- **MERKE** Die Therapie der Grunderkrankungen liegt in der Verantwortung des Arztes. Überlegungen hierzu sind aber hilfreich zur Beurteilung des Nutzen-Risiko-Profils von Arzneimitteln, Erarbeitung von Lösungsvorschlägen bei Auffälligkeiten in der pharmazeutischen AMTS-Prüfung, zur Unterstützung der Kommunikation mit dem Arzt sowie zur Förderung der Adhärenz der Patienten.

Aufgabe
Welche ABP sind in der pharmazeutischen AMTS-Prüfung festzustellen?

14.3.2 Folgende ABP wurden detektiert

Einnahmezeitpunkt der Alendronsäure

Als Einnahmezeitpunkt gibt Frau Goldschmidt ca. 15 Minuten vor dem Frühstück an. Alendronsäure sollte allerdings mindestens 30 Minuten vor der ersten Nahrungsaufnahme eingenommen werden. Durch die exakte Beachtung der Einnahmehinweise von Alendronsäure-Tabletten können lokale und ösophageale Reizungen vermieden und die Resorption optimiert werden. Daher sind die folgenden Einnahmehinweise noch einmal eingehend zu erläutern und nach individueller Abstimmung auf dem Medikationsplan festzuhalten, selbst wenn diese Aufklärung schon bei der Abgabe der Alendronsäure-Tabletten erfolgte:

- nach dem ersten täglichen Aufstehen,
- mit einem vollen Glas Leitungswasser (mindestens 200 ml),
- nur als Ganzes schlucken,
- nach Einnahme nicht hinlegen,
- Nahrungsaufnahme und Arzneimitteleinnahme frühestens 30 Minuten nach der Einnahme der Alendronsäure,
- 2 Stunden Abstand zu:
  - Milchprodukten (Joghurt, Käse, Quark),
  - Tee, Kaffee,
  - Vitamin- und Mineralstoffpräparaten,
  - Antazida,
- gute Mundhygiene, regelmäßige Zahnvorsorge.

Die genaue Beachtung der Einnahmehinweise kann einen wirksamen Beitrag zur Verhinderung von unerwünschten Arzneimittelwirkungen und Sicherstellung des Therapieerfolgs leisten.

Um Einnahmefehler zu vermeiden, könnte die einmal wöchentliche Einnahme von Alendronsäure inklusive der wichtigen Einnahmehinweise auf dem Medikationsplan deutlicher hervorgehoben werden.

Einnahmegründe

Einnahmegründe sind nicht zu jedem Arzneimittel (Empagliflozin, Bisoprolol, Eplerenon, Torasemid) im Medikationsplan aufgeführt. Nach eigener Aussage weiß Frau Goldschmidt nicht genau, wozu sie Empagliflozin und Eplerenon einnimmt.

Adhärenz

Die mittägliche Einnahme von Calcium mit Vitamin D_3 wird gelegentlich vergessen, wenn Frau Goldschmidt tagsüber unterwegs ist. Der Einnahmezeitpunkt könnte auf abends verlegt werden.

Beschwerden

Das Sodbrennen tritt sehr selten auf und steht nach Aussage von Frau Goldschmidt im direkten Zusammenhang mit einer reichhaltigen bzw. fetthaltigen Mahlzeit. Die Beschwerden traten schon vor Einnahme des Bisphosphonats und haben sich seit Beginn der Bisphosphonat-Therapie nicht verschlechtert. Theoretisch könnte Sodbrennen aber auch eine Nebenwirkung der Alendronsäure sein und könnte sich durch das Arznei-

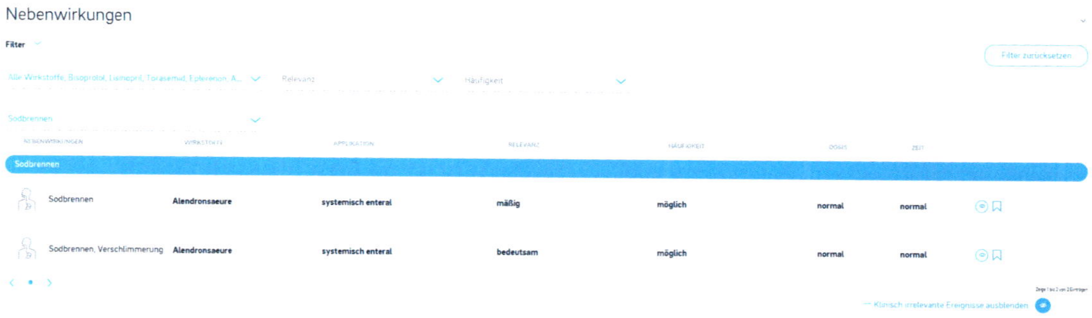

Abb. 14.1 Ausschnitt aus der Analyse der Nebenwirkungen als mögliche Ursache des Sodbrennens in Scholz amts (Funktion „Symptomatische Nebenwirkungen" nach Ausblendung nicht relevanter Begriffe)

mittel verschlimmern. Daher sind die Einnahmehinweise und der Hinweis darauf, dass bei häufigerem Auftreten oder Verschlimmerung der Beschwerden der Arzt kontaktiert werden sollte, sehr wichtig.

Gegebenenfalls könnte man Calcium in Kombination mit Vitamin D_3 als Kautablette verabreichen, damit der Magen weniger gereizt wird.

Wechselwirkungen

Resorptionshemmung bei gleichzeitiger Einnahme von Alendronsäure und Calciumpräparaten bzw. calciumhaltigen Nahrungsmitteln: Durch die Empfehlung der Einnahme des Calciumpräparats am Mittag, wird diesem Problem vorgebeugt (weitere Überlegungen zum Einnahmezeitpunkt siehe unten). Nach der Vergewisserung, dass die Einnahme auch wirklich nach Plan erfolgt, kann noch einmal darauf hingewiesen werden, dass auch calciumhaltige Nahrungsmittel zum Frühstück am Einnahmetag der Alendronsäure vermieden werden sollten.

Beeinflussung des Elektrolytspiegels: ACE-Hemmer (hier Lisinopril) und Aldosteronantagonisten (hier Eplerenon) können den Kaliumspiegel erhöhen. Gleichzeitig erhält die Patientin ein Schleifendiuretikum. Dies erhöht die Kaliumausscheidung, was den Effekt der Kaliumspiegel erhöhenden Arzneimittel wieder relativiert. Da der Gesamteffekt nicht vorhergesagt werden kann, sind die Elektrolytspiegel sowie die Nierenfunktion mindestens alle 6 Monate zu kontrollieren (Nationale VersorgungsLeitlinie Chronische Herzinsuffizienz, S3). Laut der Patienten erfolgt eine regelmäßige Kontrolle beim Hausarzt.

Ergebnis

Obwohl keine näher spezifizierten Diagnosen vorliegen, ist anhand der Medikation davon auszugehen, dass die Patientin an einer moderaten bis schweren Herzinsuffizienz (NYHA Stufe II oder III) mit reduzierter linksventrikulärer Ejektionsfraktion (HFrEF) leidet. Die Kombination eines ACE-Hemmers (hier Lisinopril), eines Betablockers (hier Bisoprolol), eines Mineralocorticoid-Rezeptorantagonisten (MRA, hier Eplerenon) und eines SGLT-2-Inhibitors (hier Empagliflozin, auch ohne bestehenden Typ-2-Diabetes) ist bei Herzinsuffizienz mit HFrEF ab NYHA II laut der aktuellen Leitlinie (Nationale VersorgungsLeitlinie Chronische Herzinsuffizienz, S3) bei bestehender Symptomatik unter Therapie mit einer Dreifachkombination aus ACE-Hemmern bzw. Angiotensinrezeptorblockern, Betarezeptorenblockern und MRA indiziert. Diese Vierfachkombination senkt nachweislich die Mortalität und Hospitalisierungsrate. Somit können vermeintliche Kontraindikationen, Anwendungsbeschränkungen und pharmakodynamische Wechselwirkungen dieser Arzneimittel untereinander vernachlässigt werden. Eventuelle pharmakokinetische Wechselwirkungen müssten dennoch beachtet werden. Bei Flüssigkeitsretention kann der Therapie ein Diuretikum hinzugefügt werden.

14.4 Schritt 4: Lösungswege, Maßnahmen, Kommunikation mit den Ärzten

14.4.1 Lösungsvorschläge

Die Ableitung der Lösungsvorschläge erfolgt in der Regel im Zuge der Detektion der ABP. Verschiedene Lösungsmöglichkeiten wurde daher bereits in ▸Kap. 14.3 diskutiert. Die detektierten ABP und die passenden Lösungsvorschläge inklusive Vorgehen werden hier noch einmal zusammengefasst. Das allgemeine Vorgehen und die Hilfsmittel zur Erarbeitung von Lösungsvorschlägen werden in ▸Kap. 9.4 beschrieben.

14.4.2 Information der Hausärztin

Die wenigen arzneimittelbezogenen Probleme, die in diesem Fall detektiert wurden, können vollständig in der Apotheke gelöst werden. Frau Goldschmidt erhält einen vollständigen Medikationsplan und eine umfangreiche Beratung zur Einnahme ihrer Arzneimittel. An die Hausärztin wird ein kurzes Anschreiben mit Ergebnisprotokoll versendet.

Musteranschreiben Hausärztin

16.05.2023

Sehr geehrte Frau Dr. …,
wir haben bei Frau Gisela Goldschmidt, geb. 12.03.1950, am 16.05.2023 die pharmazeutische Dienstleistung „Erweiterte Medikationsberatung bei Polymedikation“ durchgeführt.
Anbei erhalten Sie den Ergebnisbericht zur Kenntnisnahme. Es besteht für Sie kein Handlungsbedarf.
Mit freundlichen Grüßen,
… Apotheker(in)

Muster-Apotheke,
Musterstr. 1,
12345 Musterstadt,
E-Mail: …/Tel.: …

14.5 Schritt 5: Abschlussgespräch

Frau Goldschmidt wird im Abschlussgespräch auf die Möglichkeit des Wechsels von einer Calcium-Vitamin-D_3-haltigen Brausetablette auf eine Kautablette auf-

Tab. 14.2 ABP inklusive Lösungsvorschläge

Arzneimittel, Indikation und ABP	Lösungsvorschlag	Rücksprache mit dem Arzt
Alendronsäure (Osteoporose) Einnahmehinweise, potenzielle Wechselwirkungen	Erläuterung der Einnahmehinweise, Aufnahme der wichtigsten Einnahmehinweise in den Medikationsplan, z. B. Einnahme mindestens 30 Minuten vor dem Frühstück mit einem großen Glas Leitungswasser, nach der Einnahme nicht hinlegen, Aufklärung zu Wechselwirkungen: 2-stündiger Abstand zu Calciumpräparaten und calciumhaltigen Nahrungsmitteln, ebenso wie zu weiteren Mineralstoffpräparten	Nein
Empagliflozin (Herzinsuffizienz) Einnahmegrund	Aufklärung zum Einnahmegrund und Ergänzung im Medikationsplan	Nein
Eplerenon (Herzinsuffizienz, Ödeme) Einnahmegrund	Aufklärung zum Einnahmegrund und Ergänzung im Medikationsplan	Nein
Calcium/Vitamin D_3 (Osteoporose) Adhärenz	Um die regelmäßige Einnahme sicherzustellen könnte die Einnahme auf abends verlegt werden.	Nein
Beschwerden (Sodbrennen)	Obwohl die Beschwerden eindeutig mit bestimmten Mahlzeiten assoziiert sind und sehr selten auftreten, sollten sie vor dem Hintergrund der Alendronsäure Medikation genau beobachtet werden. Aufklärung der Patientin, dass sie sich bei Verstärkung oder Verschlimmerung an Ihre Apotheke oder Ihre Ärztin wendet. Frau Goldschmidt könnte ein alternatives Calcium-Vitamin-D_3-Präparat in Form einer Kautablette vorgeschlagen werden.	Nein

merksam gemacht, um ggf. die Verträglichkeit zu erhöhen. Allerdings möchte sie weiterhin die Brausetablette einnehmen, da ihr diese vom Arzt verordnet wurde. Sie wird diese in Zukunft zum Abendessen trinken.

Anhand des Medikationsplans sind zu jedem Arzneimittel die Dosierung, die Einnahmehinweise und der Grund für die Einnahme ausführlich und verständlich zu erläutern. Änderungen in der Therapie sind aufzuzeigen und laienverständlich zu erklären. Das Ziel des ausführlichen Gesprächs ist, das Verständnis für die eigene Arzneimitteltherapie zu stärken und Einnahmefehler zu vermeiden. Die Formulierungen im Medikationsplan, z. B. zu den Einnahmegründen, sind mit der Patientin abzustimmen.

„Um eine optimale Wirksamkeit der Alendronsäure zu gewährleisten und das Risiko von Nebenwirkungen zu minimieren, sollten Sie folgende Hinweise zur Einnahme unbedingt beachten:

- Diese Tablette hat die Besonderheit, dass sie in der Speiseröhre zu Schleimhautschäden führen kann. Daher ist es wichtig, die Tablette in aufrechter Position mit einem großen Glas Leitungswasser einzunehmen und sich danach nicht mehr hinzulegen.
- Außerdem wird die Aufnahme in den Körper durch Nahrungsmittel und Mineralstoffe wie Calcium, Magnesium und Eisen reduziert. Um eine optimale Wirkung zu gewährleisten, achten Sie darauf, dass Sie die Tablette mindestens 30 Minuten vor dem Essen und vor der Einnahme anderer Arzneimittel einnehmen.
- Außerdem sollten Sie Ihren Zahnarzt von der Einnahme in Kenntnis setzen und Ihre Zähne gut pflegen. Das ist eine reine Vorsichtsmaßnahme.
- Falls Sie Schwierigkeiten haben diese Maßnahmen umzusetzen oder Sie verstärkt unter Beschwerden wie Sodbrennen, Magenschmerzen oder Schluckbeschwerden leiden, kontaktieren Sie uns oder Ihren Arzt.“

„Es ist wichtig, dass Sie regelmäßig zum Arzt gehen, um Ihre Blutwerte und Ihre Nierenfunktion prüfen zu lassen. In der Regel kommt bei Ihren Arzneimitteln eine mindestens halbjährliche Überwachung der Blutwerte und der Nierenfunktion in Frage. Sprechen Sie bitte noch einmal mit Ihrem Arzt, wie häufig die Kontrollen durchgeführt werden.“

Wirkstoff	Handelsname	Stärke	Form	morgens	mittags	abends	zur Nacht	Einheit	Hinweis	Grund
Dauermedikation										
Lisinopril	Lisinopril AbZ 5mg Tabletten	5mg	Tbl	1	0	0	0	Stück		Herzinsuffizienz
Empagliflozin	Jardiance 10mg Filmtabletten	10mg	FTbl	1	0	0	0	Stück		Herzinsuffizienz
Bisoprolol	Bisoprolol Stada 2,5mg Tabletten	2.50mg	Tbl	1	0	0	0	Stück		Herzinsuffizienz
Torasemid	Torasemid AL 5mg Tabletten	5mg	Tbl	1	0	0	0	Stück		Oedeme
Eplerenon	Eplerenon ratiopharm 50mg Filmtabletten	50mg	FTbl	1	0	0	0	Stück		Herzinsuffizienz
Colecalciferol Calciumcarbonat	Calcium D3 acis 1000mg/880IE Brausetabletten	880IE 2500mg	BTbl	0	0	1	0	Stück	in Wasser auflösen und zum Essen trinken	Osteoporose
Einmal wöchentlich am Montag										
Alendronsaeure	Alendronsäure AL 70mg Tabletten	70mg	Tbl	1	0	0	0	Stück	Mindestens 30 Minuten vor dem Essen vor dem Frühstück mit einem großen Glas Leitungswasser, nach der Einnahme nicht hinlegen, 2 Stunden Abstand zu Milchprodukten und Antazida.	Osteoporose
Bedarfsmedikation										
Hydrotalcit	Talcid Kautabletten	500mg	KTbl	siehe Hinweis				Stück	Bei Bedarf 1-2 Kautabletten; 2 Stunden Abstand zur Alendronsäure-Einnahme	Sodbrennen

Für Vollständigkeit und Aktualität des Medikationsplans wird keine Gewähr übernommen.
de-DE Version 2.6

Abb. 14.2 Aktualisierter Medikationsplan von Frau Goldschmidt nach der Intervention (erstellt mit Scholz amts)

„Haben Sie noch Fragen? Falls Ihnen noch Fragen einfallen, kommen Sie gerne jederzeit zu uns in die Apotheke."

„Das Hydrotalcit können Sie weiterhin bei Bedarf einnehmen. Allerdings ist zur Einnahme der anderen Arzneimittel, insbesondere der Alendronsäure ein Einnahmeabstand von 2 Stunden einzuhalten. Sollten Sie das Gefühl haben, dass sich Ihre Beschwerden verstärken oder häufiger sowie nicht im Zusammenhang mit Nahrung auftreten, kontaktieren Sie uns oder Ihren Arzt."

Nichtmedikamentöse Empfehlungen für Frau Goldschmidt, die größtenteils den bereits in den oberen Abschnitten genannten Leitlinien zu entnehmen sind:

- Eine regelmäßige körperliche Aktivität ist von großer Bedeutung. Diese fördert einerseits die Muskelkraft, das Gleichgewicht und die Koordination, was Stürzen vorbeugt und somit vor Frakturen im Rahmen der Osteoporose schützen kann, andererseits können auch der Verlauf der Herzinsuffizienz und die Lebensqualität positiv beeinflusst werden. Es können Spaziergänge oder die Teilnahme an einer Herzsportgruppe empfohlen werden.
- Rauchen und übermäßiger Alkoholkonsum sind zu vermeiden.
- Unter- und Übergewicht sind zu vermeiden.
- Ausreichende Versorgung mit Vitamin D (800–1000 IE/Tag) und Calcium (1000 mg/Tag). Bei unzureichender Calciumzufuhr mit der Nahrung wird Calcium substituiert wie in diesem Fall. Eine Liste mit calciumhaltigen Lebensmitteln, z. B. Milchprodukte oder calciumhaltige Gemüse wie Brokkoli oder Grünkohl könnte Osteoporose-Patienten generell mitgegeben werden.
- Im privaten Umfeld sollten Sturzrisiken reduziert werden.
- Die jährliche Grippeschutzimpfung sollte wahrgenommen werden.

14.6 Schritt 6: Dokumentation

Frau Goldschmidt wird ein aktualisierter Medikationsplan nach bundeseinheitlicher Spezifikation ausgehändigt, außerdem die schriftlichen Empfehlungen zu nichtmedikamentösen Maßnahmen. Zum Schluss quittiert Frau Goldschmidt den Erhalt der Dienstleistung in der Vereinbarung über die Inanspruchnahme der erweiterten Medikationsberatung. Diese ist 4 Jahre lang aufzubewahren.

Die Ärztin erhält von der Apotheke einen Ergebnisbericht inklusive kurzem Anschreiben. Des Weiteren erhält sie einen aktuellen und vollständigen Medikationsplan der Patientin.

Alle detektierten ABP, die erarbeiteten Lösungsvorschläge und die tatsächlich getroffenen Maßnahmen werden in der Apotheke dokumentiert. Auch der Medikationsplan und die schriftlichen Empfehlungen zu nichtmedikamentösen Maßnahmen werden in der Apotheke hinterlegt, damit bei späteren Beratungen oder pDL jederzeit darauf zurückgegriffen werden kann. Dies kann sowohl digital als auch in Printform erfolgen. Im Warenwirtschaftssystem wird vermerkt, wann die erweiterte Medikationsberatung stattgefunden hat. Je nach Warenwirtschaftssystem kann eine Erinnerung eingestellt werden, die auf die Möglichkeit einer erneuten erweiterten Medikationsberatung in 12 Monaten bei Frau Goldschmidt hinweist.

Literatur und Quellen

ABDA – Bundesvereinigung Deutscher Apothekerverbände e. V. Faktenblatt Polymedikation (Stand 17.08.2021). www.abda.de/fileadmin/user_upload/assets/Faktenblaetter/Faktenblatt_Polymedikation.pdf (Zugriff 22.03.2023)

ABDA– Bundesvereinigung Deutscher Apothekerverbände e. V. Grundsatzpapier zur Medikationsanalyse und zum Medikationsmanagement; Stand: 24.06.2014

ABDA – Bundesvereinigung Deutscher Apothekerverbände e. V. Themenbereich pharmazeutischen Dienstleistungen, Zugriff 02/2023: www.abda.de/pharmazeutische-dienstleistungen/

Aly AF (Arzneimittelkommission der deutschen Ärzteschaft, AkdÄ). Ein „Was ist Was" der Sicherheit. www.akdae.de/fileadmin/user_upload/akdae/Kommission/Presse/DAe/20141031.pdf (Zugriff 22.03.2023)

AMB. Neue europäische „Leitlinie" zur Lipidsenkung: As low as possible? Der Arzneimittelbrief, 53: 73, 2019

Avery AJ, Sheikh A, Hurwitz B et al. Safer medicines management in primary care. Br J Gen Pract, 10: 52 Suppl, 2002

AVP. Arzneiverordnung in der Praxis, Lipidtherapie: „Je niedriger, desto besser" – und was nützt das den Patienten? Ausgabe 1, 2023

Bartschneider M. Verordnungssicherheit per Mausklick. MMW-Fortschritte der Medizin, 149 (16): 50–52, 2007

Baum S, Radtke F. Das Delir im Krankenhaus, Krankenhauspharmazie, 43: 81–90, 2022

Beardon PH, McGilchrist MM, McKendrick AD et al. Primary non-compliance with prescribed medication in primary care. Bmj, 307 (6908): 846–848, 1993

Braun B. hkk Gesundheitsreport 2017 – Polypharmazie. www.hkk.de/fileadmin/dateien/allgemeines_uebergeordnet/reports/gesundheitsreports/2011-2018/2017_gesundheitsreport_polypharmazie.pdf (Zugriff 22.03.2023)

Bayer Vital GmbH. Leitfaden zur Verringerung von Arzneimittel- und Anwendungsrisiken – Angehörige der Heilberufe: Xarelto®. www.bfarm.de/SharedDocs/Downloads/DE/Arzneimittel/Pharmakovigilanz/Risikoinformationen/EducationMaterial/Anlagen/rivaroxaban-xarelto-aerzte.pdf?__blob=publicationFile&v=4 (Zugriff 22.03.2023)

Das S, Behera SK, Xavier AS et al. Are drug-drug interactions a real clinical concern? Perspectives in clinical research, 10 (2): 62, 2019

Deutscher Apothekerverband e. V. Arbeitsmaterialien für die pharmazeutischen Dienstleistungen „Erweiterte Medikationsberatung bei Polymedikation", „Vereinbarung zwischen Apotheke und Versichertem/er über die Inanspruchnahme der Dienstleistung", Stand 10.06.2022; „Leistungsbeschreibung", Stand 13.06.2022; „Prozessbeschreibung", Stand 13.06.2022, Arbeitshilfen

Dormann H, Sonst A, Muller F et al. Adverse drug events in older patients admitted as an emergency: the role of potentially inappropriate medication in elderly people (Priscus). Dtsch Arztebl Int, 110, 213–219, 2013

Eckardt R, Steinhagen-Thiessen E, Kämpfe S, Buchmann N. Polypharmazie und Arzneimitteltherapiesicherheit im Alter. Zeitschrift für Gerontologie und Geriatrie, 47 (4): 293–301, 2014

Geng T, Chen JX, Zhou YF et al. Proton Pump Inhibitor Use and Risks of Cardiovascular Disease and Mortality in Patients with Type 2 Diabetes. J Clin Endocrinol Metab, dgac750, doi: 10.1210/clinem/dgac750, 2022

Gravas S, Cornu J, Gacci M et al. EAU Guidelines on management of non-neurogenic male lower urinary tract symptoms (LUTS), incl. benign prostatic obstruction (BPO). European Association of Urology, 2019

Hakkarainen KM, Sundell KA, Petzold M, Hägg S. Methods for assessing the preventability of adverse drug events. Drug safety, 35 (2): 105–126, 2012

Heinemann L, Deiss D, Siegmund T et al. Glukosemessung und -kontrolle bei Patienten mit Typ-1- oder Typ-2-Diabetes. Diabetologie, 15 (Suppl 1): S18–S39, 2020

Henschel F, Redaelli M, Siegel M, Stock S. Correlation of Incident potentially Inappropriate Medication Prescriptions and Hospitalization: An Analysis Based on the Priscus List. Drugs Real World Outcomes, 2: 249–259, 2015

Holt S, Schmiedl S, Thurmann PA. Potentially inappropriate medications in the elderly: the Priscus list. Dtsch Arztebl Int, 107: 543–551, 2010

Kiesel EK, Hopf YM, Drey M. An anticholinergic burden score for German prescribers: score development. BMC Geriatr, 18 (1): 239, 2018

Kiesel E, Pudritz Y, Drey M. An anticholinergic burden score for German prescribers: Score development. BMC Geriatrics, 8 (1): 239, 2018

Kohn L, Corrigan J, Donaldson M. To err is human: Building a Safer Health System. National Academy of Sciences, 2000

Lenhart S, Albus M. Arzneimittelinteraktionen: Was bedeutet „klinisch relevant "? Eine Gegenüberstellung verschiedener Interaktionsdatenbanken. Krankenhauspharmazie, 37 (2): 46–53, 2016

Mann NK, Mathes T, Sönnichsen A et al. Potentially inadequate medications in the elderly: Priscus 2.0 – first update of the Priscus list. Dtsch Arztebl Int, 120: 3–10, 2023

MediCheck: das webbasierte Programm für Ihre Medikationsanalyse. Informationen und Screenshots. pharma4u GmbH, 12/2022

Medinspector®. Interprofessionelles Medikationsmanagement für jeden Patienten. Informationen und Screenshots. Viandar GmbH, 12/2022

Miernik A, Gratzke C. Current treatment for benign prostatic hyperplasia. Dtsch Arztebl Int, 117: 843–854, 2020

Moßhammer D, Haumann H, Mörike K, Joos S. Polypharmacy – an upward trend with unpredictable effects. Dtsch Arztebl Int, 113 (38): 627, 2016

Nobili A, Pasina L, Tettamanti M et al. Potentially severe drug interactions in elderly outpatients: results of an observational study of an administrative prescription database. J Clin Pharm Ther, 34: 377–386, 2009

PCNE. Klassifikation arzneimittelbezogener Probleme V9.00. Pharmaceutical Care Network Europe Association, 2019. www.pcne.org/upload/files/343_PCNE_V9.0_German_translation.pdf (Zugriff 22.03.2023)

PRAC (Pharmacovigilance Risk Assessment Committee), EMA/762563/2014. Good practice guide on recording, coding, reporting and assessment of medication errors, 2015

Richling I (Hrsg). Medikationsanalyse. 2. Aufl., Deutscher Apotheker Verlag, Stuttgart 2023

Rochon PA, Gurwitz JH. Optimising drug treatment for elderly people: the prescribing cascade. BMJ, 315: 1096–1099, 1997

Saal K, Hoffmann B, Blauth E et al. Analyse des Behandlungsprozesses bei der oralen Antikoagulationstherapie zur Identifikation von Sicherheitsproblemen in der hausärztlichen Versorgung. Z Allg Med, 85 (4), 148–155, 2009

Scholz W. Zur Pharmakokinetik von Arzneimitteln bei multiplen Interaktionen – Theoretische Überlegungen und praktische Umsetzung. Krankenhauspharmazie, 37: 497–505, 2016

Schubert I, Küpper-Nybelen J, Ihle P, Thürmann P. Prescribing potentially inappropriate medication (PIM) in Germany's elderly as indicated by the Priscus list. An analysis based on regional claims data. Pharmacoepidemiol Drug Saf, 22 (7): 719–727, 2013

Thomsen LA, Winterstein AG, Sondergaard B et al. Systematic review of the incidence and characteristics of preventable adverse drug events in ambulatory care. Ann Pharmacother, 41 (9), 1411–1426, 2007

Viktil KK, Blix HS, Moger TA, Reikvam A. Polypharmacy as commonly defined is an indicator of limited value in the assessment of drug-related problems. Br J Clin Pharmacol, 63: 187–195, 2007

Fachinformationen

Abilify® Tabletten (Stand 03/2022)

Amitriptylin-neuraxpharm 75 mg (Stand 01/2022)

Amlodipin (besilat) Dexcel 5 mg/10 mg Tabletten (Stand 01/2018)

Atorvastatin AbZ 10 mg/20 mg/40 mg/80 mg Filmtabletten (Stand 08/2017)

Betmiga® 25 mg/50 mg (Stand 10/2021)

Candesartan AAA® 16 mg Tabletten (Stand 10/2021)

Dulcolax® Dragees (Stand 07/2022)

Ibuflam® akut 400 mg Filmtabletten (Stand 07/2022)

Indapamid ratiopharm® 1,5 mg Retardtabletten (Stand 07/2021)

Itraconazol Heumann 100 mg Hartkapseln (Stand 05/2022)

Lisinopril Heumann (Stand 12/2020)

L-Thyroxin Henning 75 (Stand 11/2022)

Metformin-ratiopharm 500 mg/850 mg Filmtabletten (Stand 07/2022)

MetoHEXAL Succ 47,5 mg Retardtabletten (Stand 05/2021)

Pantoprazol Heumann 20 mg/40 mg magensaftresistente Tabletten (Stand 11/2021)

RamiLich 5 mg Tabletten (Stand 05/2019)

Spasmex® 15 mg Filmtabletten (Stand 02/2019)

Tamsulosin-ratiopharm® 0,4 mg Hartkapseln (Stand 09/2020)

Tebonin® konzent® 240 mg (Stand 07/2019)

Torasemid-ratiopharm® 5 mg/10 mg Tabletten (Stand 05/2020)

Vesikur™ 5 mg/10 mg Filmtabletten (Stand 12/2018)

Xarelto® 20 mg Filmtabletten (Stand 12/2022)

Zopiclon AbZ 7,5 mg Filmtabletten (Stand April 2018)

Leitlinien und Guidelines

Diagnose und Behandlung von Vorhofflimmern. ESC Pocket Guidelines, Börm Bruckmeier Verlag GmbH, Grünwald 2020

Diagnostik und Therapie Bipolarer Störungen (S3-Leitlinie). AWMF-Register-Nr. 038–019, Stand 01.03.2019, gültig bis 28.02.2024

Diagnostik und Therapie der Dyslipidämien. ESC/EAS Pocket Guidelines. Börm Bruckmeier Verlag GmbH, Grünwald 2019

Diagnostik und Therapie des Benignen Prostatasyndroms (BPS, S2e-Leitlinie). AWMF-Register-Nr. 043–034, Anmeldung 19.03.2018, geplant 31.12.2022 (in Überarbeitung)

Erhöhter TSH-Wert in der Hausarztpraxis. (S2k-Leitlinie). AWMF-Register-Nr. 053–046, Stand 01.06.2016, gültig bis 31.05.2021 (in Überarbeitung)

Harninkontinenz bei geriatrischen Patienten, Diagnostik und Therapie (S2e-Leitlinie). AWMF-Register-Nr. 084–001, Stand 02.01.2019, gültig bis 01.01.2024

Harninkontinenz der Frau (S2k-Leitiline). AWMF-Register-Nr. 015–091, Stand 02.01.2022, gültig bis 31.01.2024

Hausärztliche Leitlinie Multimedikation (S3-Leitlinie). AWMF-Register-Nr. 053–043, Stand 05.05.2021, gültig bis 04.05.2026

Leitlinie der Bundesapothekerkammer zur Qualitätssicherung: Medikationsanalyse (Stand der Revision: 29.11.2017)

Management der arteriellen Hypertonie, ESC/ESH Pocket Guidelines. Börm Bruckmeier Verlag GmbH, Grünwald 2018

Medikamentenmonitoring (S1-Leitlinie). AWMF-Register-Nr. 053–037, Stand 09/2013, gültig bis 09/2018 (abgelaufen), www.degam.de/files/Inhalte/Leitlinien-Inhalte/Dokumente/DEGAM-S1-Handlungsempfehlung/053-037%20Medikamentenmonitoring/oeffentlich/S1-HE_Medikamentenmonitoring_Langfassung_201406_mit%20Hinweis%20auf%20Aktualisierung.pdf

Medikamentenmonitoring (S3-Leitlinie). AWMF-Register-Nr. 053–037, angemeldet 16.01.2023, geplant: 01.01.2025

Nationale VersorgungsLeitlinie Chronische Herzinsuffizienz (S3-Leitlinie). AWMF-Register-Nr. nvl-006, Stand 22.10.2019, gültig bis 21.10.2024

Nationale VersorgungsLeitlinie Typ-2-Diabetes (S3-Leitlinie). AWMF-Register-Nr. nvl-001, Stand 25.03.2021, gültig bis 24.03.2026 (in Überarbeitung)

Nicht erholsamer Schlaf/Schlafstörungen – Schlafbezogene Atemstörungen (S3-Leitlinie). AWMF-Register-Nr. 063–001, Stand 23.12.2016, gültig bis 22.12.2021 (in Überarbeitung)

Onychomykose (S1-Leitlinie). AWMF-Register-Nr. 013–003, Stand 12.05.2022, gültig bis 30.04.2027

Prophylaxe, Diagnostik und Therapie der Osteoporose (S3-Leitlinie). AWMF-Register-Nr. 183–001, Stand 31.12.2017, gültig bis 30.12.2022 (in Überarbeitung)

Schwindel, akut in der Hausarztpraxis (S3-Leitlinie). AWMF-Register-Nr. 053–018, Stand 30.11.2015, gültig bis 29.11.2020 (in Überarbeitung)

Vestibuläre Funktionsstörungen (S2k-Leitlinie). AWMF-Register-Nr. 017–078, Stand 28.03.2021, gültig bis 27.03.2026

Gesetze und Vorschriften

Apothekenbetriebsordnung (ApBetrO) vom 26. September 1995 (BGBl. I S. 1195), zuletzt geändert durch Artikel 3d des Gesetzes vom 28. Juni 2022 (BGBl. I S. 938)

Das Fünfte Buch Sozialgesetzbuch(SGB V) – Gesetzliche Krankenversicherung – (Artikel 1 des Gesetzes vom 20. Dezember 1988, BGBl. I S. 2477, 2482), zuletzt geändert durch Artikel 1 des Gesetzes vom 7. November 2022 (BGBl. I S. 1990)

Rahmenvertrag über die Arzneimittelversorgung nach § 129 Absatz 2 SGB V in der Fassung vom 01.10.2021 (rechtlich unverbindliche Lesefassung mit integrierter Anlage 11 vom 15.12.2021, erster Änderungsvereinbarung vom 20.12.2021, zweiter Änderungsvereinbarung vom 03.05.2022, dritter Änderungsvereinbarung vom 15.07.2022 sowie mit dem Schiedsspruch vom 19.06.2022 zu den einzelnen pharmazeutischen Dienstleistungen, Anhänge Erweiterte Medikationsberatung bei Polymedikation, Pharmazeutische Betreuung von Organtransplantierten, Pharmazeutische Betreuung bei oraler Antitumortherapie, Erweiterte Einweisung in die korrekte Arzneimittelanwendung mit Üben der Inhalationstechnik, Standardisierte Risikoerfassung hoher Blutdruck) zwischen dem Spitzenverband Bund der Krankenkassen, Berlin (GKV-Spitzenverband) und dem Deutschen Apothekerverband e. V., Berlin (DAV)

VOASG. Gesetz zur Stärkung der Vor-Ort-Apotheke. Gesetz zur Stärkung der Vor-Ort-Apotheke. BGBl. I S.2870 (Nr. 61), www.buzer.de/outb/dipbt/19-2517/74.htm (Zugriff 23.03.2023)

Dateien zum Download

Zum Download der Checklisten, Arbeitstabellen und Mustertexte gelangen Sie auf www.Online-PlusBase.de. Im Bereich „Apotheke“ unter „Medikationsanalyse – Arbeitshilfe“ finden Sie den Downloadbereich. Für den Zugang benötigen Sie eine E-Mail-Adresse und dieses Buch.

Checkliste 1: Vorbereitung der pDL „Erweiterte Medikationsberatung bei Polymedikation“	▸ Kap. 3
Checkliste 2: Beispielhafte Inhalte zur spezifischen Teamschulung „Erweiterte Medikationsberatung bei Polymedikation“	▸ Kap. 3.2
Checkliste 3: Erforderliche Dokumente, formelle Mindestanforderungen	▸ Kap. 3.3
Checkliste 4: Inhalte der Vereinbarung zwischen Apotheke und Versichertem	▸ Kap. 3.3.1
Checkliste 5: Vorbereitung des Beratungsplatzes inklusive Materialien zur Unterstützung der dort durchzuführenden Patientengespräche	▸ Kap. 3.4.2
Checkliste 6: Datenerhebung/Datenerfassung	▸ Kap. 8.1
Checkliste 7: Prüfung arzneimittelbezogene Probleme	▸ Kap. 9.2
Checkliste 8: Mögliche Maßnahmen bei Vorliegen von ABP	▸ Kap. 9.4.1
Checkliste 9: Beispiele für Anpassungen und Maßnahmen, die in der Regel ohne Rücksprache mit dem Arzt erfolgen können	▸ Kap. 9.4.2
Checkliste 10: Dokumentation	▸ Kap. 10
Checkliste 11: Inhalte des Ergebnisprotokolls	▸ Kap. 10.2.1
Checkliste 12: Inhalte des Arztanschreibens (Arztbrief)	▸ Kap. 11.1.2
Checkliste 13: Inhalte des Abschlussgesprächs	▸ Kap. 11.2
Musteranschreiben Fall 1	▸ Kap. 12.4.1
Musterergebnisbericht Fall 2	▸ Kap. 13.4
Musteranschreiben Facharzt Fall 2	▸ Kap. 13.4
Beispielhafte Agenda für das Arztgespräch (◻ Tab. 4.1)	▸ Kap. 4.2
Fragenkatalog Datenerfassung (◻ Tab. 8.1)	▸ Kap. 8.1.3

Bildnachweis

Abb. 2.1: Nach: Eckardt R, Steinhagen-Thiessen E, Kämpfe S, Buchmann N. Polypharmazie und Arzneimitteltherapiesicherheit im Alter (modifiziert nach Rochon et al. 1997). Zeitschrift für Gerontologie und Geriatrie, 47 (4): 293–301, 2014

Abb. 2.2: Nach: Lenhart S, Albus M. Arzneimittelinteraktionen: Was bedeutet „klinisch relevant"? Eine Gegenüberstellung verschiedener Interaktionsdatenbanken. Krankenhauspharmazie, 37 (2): 46–53, 2016

Abb. 5.1: Rezeptvorlage und Text Apothekenbeleg: Deutscher Apothekerverband e. V., Berlin

Abb. 6.1, Abb. 9.2: Grafikvorlage Dr. Stefanie Brune

Abb. 8.1, Abb. 8.2, Abb. 9.1, Abb. 9.7, Abb. 9.8, Abb. 9.9, Abb. 12.2, Abb. 12.3, Abb. 12.4, Abb. 12.5, Abb. 13.1, Abb. 13.2, Abb. 13.3, Abb. 13.4, Abb. 13.5, Abb. 13.6, Abb. 13.7, Abb. 14.1, Abb. 14.2: Screenshots aus Scholz online (Scholz amts), www.scholzon.de, WVG mbH Stuttgart, ePrax GmbH, München, Stand März 2023

Abb. 9.3, Abb. 9.4: Screenshots aus MediCheck, pharma4u GmbH, Eschborn, Stand März 2023

Abb. 9.5, Abb. 9.6: Screenshots aus Medinspector®, Viandar GmbH, Lengerich, Stand März 2023

Abb. 12.1 Brune S. Medikation unter der Lupe. Dtsch Apoth Ztg, 41: 28, 2022

Foto Autorin: studioline Lüdenscheid GmbH & Co.KG

Sachregister

A

ABDA-Datenbank 82–83
Abgabe, fehlerhafte 10
Abhängigkeit 12
ABP (arzneimittelbezogene Probleme)
– Adhärenz 12, 60–61, 71–72
– Anwendungsprobleme 69–71
– Arzneimittel ohne Indikation 70
– Beschwerden, Einordnung 13, 70, 73
– Bewertung 77–78
– Checkliste 70
– Compliance 60–61
– Darreichungsformen 71
– Definition 9, 67–68
– Diagnose ohne Arzneimitteltherapie 70
– Dokumentation 101
– Dosierungsintervall 69
– Dosierung, ungeeignete 12
– Einnahme 69–70
– Ergebnisprotokoll 102
– Fall 1 117, 120
– Fall 2 134–138
– Fall 3 143
– Klassifizierungssystem 10
– kumulierende Nebenwirkungen 70
– Lagerung, Aufbewahrung 12, 70, 72
– Lösungsvorschläge 79
– Maßnahmen 79
– Missbrauch 12, 70
– Monitoring-Maßnahmen 79
– pharmakodynamische Wechselwirkungen 13, 76
– pharmakokinetische Wechselwirkungen 13
– potenzielle Nebenwirkungen 70
– Priorisierung 52, 77–78
– Risiko durch Polymedikation 8
– Symptome 13, 70
– Therapietreue 60–61, 70–72
– Typ der Medikationsanalyse 68
– Übersicht 12–13, 68
– ungeeignete Arzneimittelauswahl 12
– Wechselwirkungen 13, 70, 75–78
Abrechnung 6, 26
– Bedruckung 52–53
– Formulare 51–53
– Fristen 51
– Honorar 51
– Sonder-PZN 51
– Sonderbeleg 51–53
– Vergütung 51
Abschlussgespräch 106–109
– Beendigung 109
– Fall 1 122–123
– Fall 2 136–137
– Fall 3 142–144
– Material 33
– Nichterscheinen, Patient 28
– Prozess 26
Absetzen, Arzneimittel 79–82
Absorption 75
Abstand, pDL 6, 29, 43
ACE-Hemmer
– Fall 1 113–123
– Fall 2 125–138
– Fall 3 140–144
additive Effekte 76
Adhärenz 12, 60–61, 71–72, 80–81
Agenda, Arztgespräch 50
Agranulozytose 76
AkdÄ (Arzneimittelkommission der deutschen Ärzteschaft) 98
Aktionstage 41
Akutmedikation 43
Aldosteronantagonisten, Fall 3 140–144
Alendronsäure
– Einnahmezeitpunkt 141
– Fall 3 139–144
Alkoholkonsum 70
Allergien 13
Allgemeinpharmazie, Weiterbildung 5, 39
Alpha-Rezeptorenblocker, Fall 1 113–123
Altenheim 5, 29, 32, 46
ältere Patienten, Risikogruppe 9
Alternativarzneimittel 80–82, 104–105
Amitriptylin
– Alternative 121
– Fall 1 113–123
AMK (Arzneimittelkommission der deutschen Apotheker) 98
Amlodipin, Fall 1 113–123
AMTS
– Definition 11
– Fortbildungsangebote 37
– Masterstudiengang 37, 40
AMTS-Software 82–98
– Anforderungen 83
– Arztbrief 88
– Ergebnisprotokoll 87–88
– Kontaktdaten 88
– Kosten 88
– Medizinprodukt 84
– Nebenwirkungsrisiko, kumulatives 86
– QT-Zeit-Verlängerung 86
– Schnittstellen zur Warenwirtschaft 84–85
– Testmöglichkeit 88
– Update 84
– Vergleich 84–88
– Verordnungskaskaden 85
AMTS-Tool 31–33
Amtsapotheker, QMS 25
Analgetika, Fall 2 126–138
Angehörige 27–28
Anlage 11, Rahmenvertrag 3–4, 42
Anonymisierung 28
Anschreiben 103–106
– Inhalte 104
– Muster 122, 136
anspruchsberechtigte Patienten
– Identifikation 41–47
– Rekrutierung 41–47
Anspruchsberechtigung 5, 7, 24
– Arzneimittel 43
– Bedingungen 43
– Betreuung 43
– Häufigkeit 5–6, 29, 43
– häusliche Umgebung 43
– Heimversorgung 43
– Indikatoren 44
– Therapieumstellung 29
– Umstellung der Medikation 6, 43, 51
Antagonismus 13, 76
anticholinerge Effekte
– Beispiele 76
– Fall 2 125–138
– Ursachen 128
anticholinerge Last 76, 86, 129
Antidepressiva, Fall 1 113–123
antihypertensive Effekte 76
Antikoagulanzien, Fall 1 113–123
Antitumortherapie, pDL 4–5
Anwendungszeitpunkte 12, 69, 71
Anwendungsbeschränkungen 13
Anwendungsprobleme 71
ApBetrO s. Apothekenbetriebsordnung
Apo-AMTS, Fortbildung 5, 38
Apothekenbetriebsordnung (ApBetrO)
– § 2a 24–25
– § 20 3, 31
– § 3 34–35
Apothekenpersonal s. Personal
Apotheker, Aufgaben pDL 23
Applikation
– Anwendungsprobleme 71
– transdermale 43
Approbation 5
Äquivalenzdosierungen 80, 98–99
Arbeitserleichterung 84
Arbeitshilfe
– Datenerfassung 63
– Erstgespräch 63
Arbeitsplatz 30, 32
Aripiprazol
– Einnahmezeitpunkt 135
– Fall 2 125–138

ARMIN, Weiterbildung 5, 38
Arten der Medikationsanalyse 66
Arzneimittel
– Absetzen 79–82
– Austausch 104–105
– Auswahl 12, 70
– fehlerhafte Anwendung 10
– fehlerhafte Auswahl 10
– Information 12
– Informationsstellen 28, 98
– Lichtempfindlichkeit 72
– lokal wirksame 43
– Missbrauchspotenzial 61
– Substitution 79–82
– Suche nach Alternativarzneimitteln 80
– ungeeignete im Alter, Fall 2 129–130
arzneimittelbezogene Probleme s. ABP
Arzneimitteldatenbanken 82–99
– ABDA-Datenbank 82–83
– Anforderungen 83
– Unterschiede 83
– Vor- und Nachteile 83
Arzneimittelkommission
– der deutschen Apotheker (AMK) 98
– der deutschen Ärzteschaft (AkdÄ) 98
Arzneimittelrichtlinie 43
Arzneimitteltherapiesicherheit s. AMTS
Arztbrief
– AMTS-Software 88
– Anschreiben 103–106
– Checkliste 100, 104
Ärzte, Kooperation 50
Arztpraxis, Information zu den pDL 24, 49
Asthma, Anspruchsberechtigung 44
ATHINA 5, 38
Atorvastatin, Fall 2 125–138
AUC-Erhöhung, Fall 2 132
Aufbewahrung 12, 30, 72, 102
Aufbewahrungsfrist 30, 58, 102
Aufgabentrennung Arzt und Apotheker 67
Aufgabenverteilung, Apothekenmitarbeiter 23, 25–26
Aufklärung, unzureichende 10
Ausgangszustand 100
Austausch, Arzneimittel 104–105
Auswahl, Alternativarzneimittel 82
AWMF (Arbeitsgemeinschaft der Wissenschaftlichen Medizinischen Fachgesellschaften) 96
Azol-Antimykotika, Fall 2 126–138

B

BA KlinPharm, Weiterbildung 38
Backoffice 32
BAK-Curriculum
– gleichgestellte Fortbildungen 5, 36, 38
– Inhalte 36
Bedarfsmedikation
– Anspruchsberechtigung 43
– Brown Bag 63, 65
– Medikationsplanerstellung 101
Bedruckung 6, 52–53
BEERS-Kriterien 99
Benefit s. Nutzen
Beratung nach ApBetrO und SGB V 3
Beratungsplatz
– Checkliste 33
– Erstgespräch 30
Beschwerden
– häufige Fragen 74
– Notfallsituationen 73
Betablocker
– Fall 1 113–123
– Fall 3 140–144
Betreuung 27, 46
Betriebshaftpflichtversicherung 35, 47
Bettlägerigkeit 31
Bewertung, Relevanz von Interaktionen 78
Bewertungs- und Priorisierungskriterien für ABP 77
BfArM 95
Biguanide, Fall 2 125–138
Bioverfügbarkeit 69, 77
bipolare Störung, Fall 2 125–138
Bisoprolol, Fall 3 140–144
Bisphosphonate
– Einnahmezeitpunkt 71
– Fall 3 139–144
Blut-Hirn-Schranke 13
Bluthochdruck
– Fall 1 113
– Fall 2 125–138
Blutungsgefahr 76
BMP (bundeseinheitlicher Medikationsplan) 30, 101
Brown Bag, Inhalt 58, 65
Brown-Bag-Review 30–32, 63–65
– Fall 1 114
– Qualitätsmängel 64
– Verfalldatum 64
bundeseinheitlicher Medikationsplan (BMP) 30, 101

C

Calcium, Fall 3 139–144
Calciumkanalblocker, Fall 1 113–123
Checklisten
– Abschlussgespräch 106
– Anpassung ohne Arztrücksprache 80
– Arztanschreiben 104
– Beratungsplatz 33
– Datenerhebung 60
– Dokumentation 100
– Ergebnisprotokoll 102
– Erstgespräch 60
– Maßnahmen ABP 79
– Material für Patientengespräche 33
– Mindestanforderungen 27
– Prüfung ABP 70
– Teamschulung 24
– Übersicht 148
– Vereinbarung mit Patienten
– Vorbereitung pDL 22
Cholesterinwerte, Fall 2 125
Cochrane Library 97
Compliance 60–61, 71–72
COPD, Anspruchsberechtigung 44
CYP-Inhibition, Fall 2 131–132

D

Darreichungsformen 71
Datenbankrecherche, Nebenwirkungen 75
Datenerfassung s. Datenerhebung
Datenerhebung 26, 59
– Arbeitshilfen 62–63
– Brown-Bag-Review 63–65
– Checkliste 60
– Datenquellen 63
– Einbindung, Patient 61–62
– Fall 1 114
– Formulierungsbeispiele 64
– häusliches Umfeld 31
– Material 58
Datenquellen, Medikationsanalyse 67
Datensammlungen 82–99, 95–99
– Übersicht 99
Datenschutz 28
Datenschutz-Grundverordnung (DSGVO) 28, 30, 59
Datenspeicherung 59
Datenweitergabe 28, 30
Dauermedikation 43
DAV (Deutscher Apothekerverband) 3
Deckelung, Honorar 49, 52
DELBI (Deutsches Leitlinien-Bewertungs-Instrument) 97
Delirrisiko 76
Demenz, Anspruchsberechtigung 44
Deprescribing 107
Depression, Anspruchsberechtigung 44
Deutscher Apothekerverband (DAV) 3
Deutsches Leitlinien-Bewertungs-Instrument (DELBI) 97
Diabetes mellitus Typ 2
– Anspruchsberechtigung 44
– Fall 2 125–138
Diagnose
– fehlende 10
– fehlerhafte 10
Dienstleister, externe 35
DIMDI 95
Distribution 75

Diuretika
– Fall 2 125–138
– Fall 3 140–144
DocCheck-Passwort 95–96
Dokumentation 26, 30
– Fall 1 123
– Fall 2 138
– Fall 3 144
Dokumente
– Checkliste 27
– erforderliche 25
Doppelmedikationen 13
Dosierung 12
Dosierungsintervall 12, 69
Dosisanpassung, Fall 2 131–132
Doxylamin, Schlafstörungen 134
Drug-Safety-Mail 98
DSGVO (Datenschutz-Grundverordnung) 28, 30, 59
Dysphagie 71

E

eGFR (geschätzte glomeruläre Filtrationsrate) 99
Einbindung, Patienten 59
einfache pDL 52
Einflussfaktoren, Relevanz von Wechselwirkungen 76
Einführung der pDL in der Apotheke
– Checkliste 22
– Vorbereitungen 21
Einnahme, Arzneimittel 12
Einnahmeabstand 71
Einnahmehinweise 81
Einnahmezeitpunkte
– Nahrung 69, 71
– ungeeignete 12
Einscannen der Arzneimittel, externes 31–32
Elektrolytwerte
– Fall 2 125
– Monitoring 76, 133
Elektrolytstörungen 76
EMA (European Medicines Agency) 95
EMBASE 97
embryotox 99
Empagliflozin, Fall 3 140–144
Empfehlungen für Patienten 107
Empfehlungsgrad 97
Enzyme
– metabolisierende 13
– Plasmaspiegelerhöhung 77
Enzyminduktion 77
Enzyminhibition 77
Eplerenon, Fall 3 140–144
Ergebnisbericht 30, 101
– Arzt 100
– Inhalte 102
Ergebnisprotokoll 30
– AMTS-Software 87–88
– Arzt 100
– Inhalte 102
– Patient 107
Erhöhung, Plasmaspiegel 74
Ernährung
– Empfehlungen Fall 1 123
– Empfehlungen Fall 2 138
erneute Leistungserbringung 29
Erstgespräch
– Fall 1 114
– Fall 2 124
– Fall 3 139
– Gesprächsgrundlage 59
– Inhalte 60
– Material 33, 58
– Vorbereitung 114
erweiterte Einweisung in die korrekte Arzneimittelanwendung mit Üben der Inhalationstechnik 4–5
erweiterte Medikationsberatung bei Polymedikation 11
Etablierung der pDL in der Apotheke 21
Evidenzklassen, Leitlinien 96
Exkretion 75
externe Dienstleister 35

F

Fachinformationen 95, 99
Fall-Kontroll-Studie 96
Fallbeispiele
– Auswahlkriterien 112
– Gisela Goldschmidt 139–144
– Hildegard Herbstlaub 124–138
– Magnus Mistral 113–123
– Training 37
First-Pass-Effekt 13
Flüssigkeitsaufnahme 121, 123
Flyer
– Ärzte 49
– Patienten 46
Follow-up 102, 109
Formulare, erforderliche 25
Formulierungen, nach bundeseinheitlichem Medikationsplan 101
Formulierungsbeispiele
– Abschlussgespräch 107–109, 122–123
– Abschlussgespräch Fall 2 136–137, 143
– Adhärenz 61
– Arztkommunikation 105
– Beschwerden 74
– Datenerhebung 64
– Interesse wecken 46
– Klärung Einnahme und Anwendungsprobleme 61
– Nutzen bei zweifelnden Patienten 139
– Nutzen für Patienten 14, 45
– Patientenansprache 45
– Symptome 74
– Therapieänderungen 108
FORTA-Liste
– AMTS-Software 85–86
– Internetadresse 99
– Prüfung ABP 70
Fortbildung
– Angebote 37
– Allgemeinpharmazie 39
– AMTS 37
– Apo-AMTS 5, 38
– ARMIN 5, 38
– Fallbeispiele 37
– Geriatrische Pharmazie 39
– Literaturempfehlungen 66
– Nutzen 40
Fortbildungen, gleichgestellte zum BAK-Curriculum
– Angebote 5, 36–37
– Schulungsinhalte 38–39
Fototoxizität 72
Fragenkatalog, Datenerfassung 64
Freiberufler 35
Fristen
– Abrechnung 51
– Aufbewahrung der Unterlagen 30, 102
– Wiederholung erweiterte Medikationsberatung bei Polymedikation 5–6, 29, 43, 51

G

Gastrointestinaltrakt 13
Gegenanzeigen 13
Geriatrische Pharmazie, Weiterbildung 39
Gerinnungshemmung 76
Gesetz zur Stärkung der Vor-Ort-Apotheken (VOASG) 3
Gesprächsplatz 30
Ginkgo-Präparate, Fall 2 126–138
GKV-Spitzenverband 3
Google Scholar 97

H

Haftpflichtversicherung 35, 47
Handhabungs- und Anwendungsprobleme 12
Hardware 32
Harninkontinenz, Fall 2 125–138
Häufigkeit, Durchführung pDL 5–6, 29, 43
häusliches Umfeld 31
HbA_{1c}-Wert, Fall 2 125
Heilmittelwerbegesetz 44, 46–47
Heimversorgung 32, 46
Herzinsuffizienz
– Anspruchsberechtigung 44
– Fall 3 139–144
Hilfsmittel
– Abschlussgespräch 33

- Erstgespräch 33
Homeoffice 33, 41
Homepage 46
Honorar 5–6, 51
Hydrotalcit, Fall 3 140–144
Hypercalciämie 76
Hypercholesterinämie
- Anspruchsberechtigung 44
- Fall 2 125–138
Hyperkaliämie 76
Hypermangesiämie 76
Hypernatriämie 76
Hypertonie
- Anspruchsberechtigung 44
- Fall 1 113
- Fall 2 125–138
Hypocalciämie 76
Hypokaliämie
- Elektrolytstörungen 76
- Fall 2 126–138
Hypomagnesiämie 76
Hyponatriämie 76
Hypothyreose, Fall 1 113

I
Ibuprofen, Alternativen 135
Identifikation anspruchsberechtigter Patienten 41–47
- Arzneimittel 43
- Grunderkrankungen 44
- Hilfestellungen 44
- Suchkriterien 44
- Warenwirtschaftssystem 44
Indapamid, Fall 2 125–138
Induktion, Enzyme und Transportproteine 77
Information
- Aufklärung zu den Arzneimitteln 12
- unzureichende 12
Informationsmaterial
- Agenda Arztgespräch 50
- Ärzte 48–50
- Patient im Abschlussgespräch 107
Inhalationstechnik, pDL 4–5
Inhalativa 43, 71
Inhibition, Enzyme und Transportproteine 77
Interaktionen s. Wechselwirkungen
interprofessionelle Zusammenarbeit 48–50, 82
Itraconazol
- Alternativen 135
- Fall 2 126–138

K
Kaffee 71
Kaliumwert, Fall 2 126–138
Kausalzusammenhang 73
KIM (Kommunikation im Medizinwesen) 103
klinische Daten 67
klinische Relevanz, Wechselwirkungen
- Bewertungskriterien 77–78
- Einflussfaktoren 76
klinische Studien 96–97
Kohortenstudie 96
Kombination mehrerer pDL 4, 41, 109
Kombinationsarzneimittel 43
Kommunikation
- AMTS-Software 88
- Ärzte 24, 30, 48–50, 80, 82, 103
- im Medizinwesen (KIM) 103
Kommunikationstraining 24, 37
komplexe pDL 52
Kontaktdaten, AMTS-Software 88
Kontaktierungsversuch, telefonischer 28
Kontraindikationen 13
Kontraindikationsanalyse, Fall 2 130
Kooperation, Ärzte 50
Kosten 49
- AMTS-Software 88
- Reduktion 16
Krankenkassen 5
Kreatinin-Clearance 99
Kündigung
- Anlage 11, Rahmenvertrag 3
- Vereinbarung zwischen Apotheke und Patienten 28–29

L
Laborwerte
- Checkliste 70
- Fall 2 125
- Umrechnung 125
LADME-Modell 75
Lagerung 12, 72
Lebensstil 70
Leberfunktion, ABP 13
Leberinsuffizienz 70
Leistungsbeschreibung
- Anspruchsberechtigung 42
- Dokumentation 100
- Umfang der pDL 4–5
Leistungserbringung, erneute 29
Leistungsnachweis 100
Leistungsvoraussetzung 5, 34
Leitlinien 82, 99
- AWMF 96
- DELBI 97
- Empfehlungsgrad 97
- Evidenzklassen 96
- Fall 1 116
- Fall 2 127–128
- Fall 3 140–141
- Gültigkeit 97
- Medikamentenmonitoring 80, 133
- Multimedikation 80
Levothyroxin
- Einnahmezeitpunkt 117
- Fall 1 113–123
Lichtempfindlichkeit 72
Lipidwerte, Fall 2 125
Lisinopril
- Fall 2 125–138
- Fall 3 140–144
Literatur
- AMTS 66
- Recherche 95–99
Lizenzkosten, AMTS-Software 88
Lookalike 10
Löslichkeit 13, 69, 75
Lösungsvorschläge 26, 79–82, 102
- Fall 1 119–123
- Fall 2 134–138
- Fall 3 142–144

M
Magen-Darm-Beschwerden
- Fall 2 126–138
- Metformin 137
- Ursachen Fall 2 128
magensaftresistente Arzneimittel, Einnahmezeitpunkt 71
Mahlzeit, Einnahmezeitpunkt 71
MAO-Hemmer 76
Marketingstrategien 24, 46
Maßnahmen 102
- Adhärenzförderung 81
- Aufklärung der Patienten 80
- Checkliste 80
- Suche nach Wirkstoff-Alternativen 80–82
- Wechselwirkungen 79–82
Masterstudiengang Arzneimitteltherapiesicherheit 37, 40
MDDI
- Calculator (multi drug drug interactions) 86–87
- Fall 2 132
- Protokoll 132
Medication Reconciliation 15, 49, 63
MediCheck
- Eigenschaften 84–90
- Screenshots 89–90
Medikamentenmonitoring
- unzureichendes 12
- Leitlinie 133
Medikation, Umstellung 29
Medikation unter der Lupe, Seminar 37
Medikationsanalyse
- Arten 66
- Datenbasis 67–69
- Typ 1 67–69
- Typ 2a 67–69
- Typ 2b 67–69
- Typ 3 67–69
- Umfang 68
Medikationsfehler
- Beispiele 10

- Definition 9
- Polymedikation 8
Medikationsmanager BA KlinPharm 5
Medikationsplan
- Abschlussgespräch 106
- AMTS-Software 88
- Dokumentation 30, 100
- Erstellung 101
- Fall 1 113
- Fall 1, aktualisiert 123
- Fall 2, aktualisiert 138
- Fall 3, aktualisiert 144
- Gesprächsgrundlage 59
- Gliederung 101
Medikationsprozess 11
Medinspector®
- Eigenschaften 84–88
- Screenshots 91
Medizinische Fachangestellte (MFA) 48
Medizinprodukt 43, 84
Medizinprodukte-Betreiberverordnung (MPBetreibV) 94
MEDLINE 97
Metaanalyse 97
Metabolismus 75, 77
Metformin
- Beschwerden 134, 137
- Einnahmezeitpunkt 71, 134
- Fall 2 125–138
- Nierenfunktion 133
Metoprolol
- Fall 1 113–123
- Teilbarkeit 117, 120
MFA (Medizinische Fachangestellte) 48
Milchprodukte 71
Missbrauch, Arzneimittel 12, 61
Mitwirkungspflicht 27
Monitoring
- Elektrolytspiegel 133
- Maßnahmen 79–82
- Nierenfunktion 133
- unzureichendes 12
Multimedikation 7
Multimorbidität, Definition 7
Mundtrockenheit
- Fall 2 124–138
- Ursachen 128
Musteranschreiben, Arzt 122, 136, 142

N

Nachfassung 109
Nacht- und Notdienstfonds (NNF) 4, 51–53
Nagelpilzinfektion
- Fall 2 126–138
- Therapie 133–135
Nahrung, proteinreiche 71
Nahrungsaufnahme 69, 71
Nahrungsergänzungsmittel 43
Nationale Versorgungsleitlinien (NVL) 96
Nebenwirkungen
- Definition 72
- häufige 74
- Kategorien 72
- kumulierende 13
- potenzielle 70, 74
- schematisches Vorgehen in der pDL 75
- Ursachen 73, 75
- Wechselwirkungen als Trigger 74
Nebenwirkungsanalyse
- Fall 1 120
- Fall 2 129
- Fall 3 141
Negativempfehlung 97
Neuroleptika, Fall 2 125–138
nichtapprobiertes pharmazeutisches Personal 23, 34–35, 57
Nichteinhaltung, Vertrag 28
nichtmedikamentöse Empfehlungen
- Fall 1 121, 123
- Fall 2 137
- Fall 3 144
Nierenfunktion
- Einschränkung 13
- Fall 2 133
- Metformin 133
- Monitoring 133
Niereninsuffizienz 70, 99
NNF (Nacht- und Notdienstfonds) 4, 51–53
Nocebo-Effekt 73
Non-Adhärenz
- absichtliche 72
- Maßnahmen 81
- Patientenansprache 60–61
- unabsichtliche 72
- Ursachen 71–72
Notfallsituationen 73
Nutzen 11
- Angehörige 16
- Apotheke 16–17, 40
- Ärzte 14–16
- Formulierungsbeispiele, Patienten 14, 45
- Fortbildung, regelmäßige 40
- Krankenkassen 16
- MFA 14–16
- Patienten 14
- Pflegekräfte 16
NVL (Nationale Versorgungsleitlinien) 96

O

Onchomykose s. Nagelpilzinfektion
Organtransplantierte, pDL 4–5
Osteoporose, Fall 3 139–144
OTC s. Selbstmedikation
Outsourcing 35
Over-Alert 11, 80

P

Pantoprazol
- Empfehlungen 134
- Fall 2 125–138
Parkinson, Anspruchsberechtigung 44
Patienten
- ältere 9
- Arten 44
- Nichterscheinen zum Abschlussgespräch 28
- redselige 109
Patientenansprache
- Checkliste Patientengespräch 33
- Flyer ABDA 47
- Formulierungsbeispiele 45–46
- Pflegeheim 46
- Rekrutierung 44
Patientendaten
- Basisdaten 70
- Risikofaktoren 70
Paul-Ehrlich-Institut (PEI) 95
PCNE (Pharmaceutical Care Network Europe Association) 9–10
- Medikationsanalysetypen 67–69
pDL (pharmazeutische Dienstleistung)
- einfache 52
- erweiterte Einweisung in die korrekte Arzneimittelanwendung mit Üben der Inhalationstechnik 4–5
- Heimversorgung 32, 46
- komplexe 52
- pharmazeutische Betreuung bei oraler Antitumortherapie 4–5
- pharmazeutische Betreuung von Organtransplantierten 4–5
- standardisierte Risikoerfassung hoher Blutdruck 4–5
- Support-Center 35, 98
- Überblick 4–5
PEI (Paul-Ehrlich-Institut) 95
Pens, Anwendungsprobleme 71
Personal 23–26, 34–36, 57
- Ansprache, Patienten 25
- Apotheker 5, 23–26, 34–35, 57
- approbiertes 5, 23–26, 34–35, 57
- Aufgabenverteilung 23–26, 34–35, 57
- Einsatz 23, 25–26, 33–36, 57
- Leistungsvoraussetzung 34
- nichtapprobiertes 23, 34–35, 57
- PhiP 35–36
- PKA 23–26, 34–35, 57
- Planung 41
- PTA 23–26, 34–35, 57
- Qualifikation 4–5, 33–40
- Rezertifizierung der Qualifikation 5

Pflaster, transdermale 43
Pflegeheim 5, 29, 32, 46
pH-Wert, Wechselwirkungen 13
Pharmaceutical Care Network Europe 9–10
pharmakodynamische Wechselwirkungen 13, 75
– Fall 2 132
pharmakokinetische Wechselwirkungen 13, 74–78
– Fall 2 130
Pharmazeut im Praktikum (PhiP) 35–36
pharmazeutische AMTS-Prüfung 26
pharmazeutische Betreuung bei oraler Antitumortherapie 4–5
pharmazeutisches Konsil 49
Pharmazierat, QMS 25
PhiP (Pharmazeut im Praktikum) 35–36
PIM (potenziell inadäquate Medikation) 9
– BEERS-Kriterien 99
– Fall 2 129–130
– FORTA-Liste 99
– Priscus-Liste 99
– START-STOPP-Kriterien 99
PKA, Aufgaben pDL 23–26, 34–35, 57
Plasmaspiegel
– Erhöhung 73–74, 77
– Erhöhung, Fall 2 132
– Veränderung 75–78
– Verminderung 77
Polymedikation
– Definition 7
– Folgen 8
– Gefahren 7
– Ursachen 7–9
Polymorphismus, genetischer 13, 70
Polypharmazie 7
Positivempfehlung 97
potenziell inadäquate Medikation s. PIM
Preise, AMTS-Software 88
Presse, Kommunikation pDL 46
Priorisierung, ABP 52, 78
Priscus-Liste 9, 70, 99
– AMTS-Software 85–86
– Fall 2 129–130
Prostatasyndrom, Fall 1 113
Protonenpumpenhemmer
– Einnahmezeitpunkt 71
– Fall 2 125–138
Prozess
– Abrechnung 26
– Abschlussgespräch 26
– Ansprache 25
– Beschreibung 25, 57
– Datenerhebung 26
– Dokumentation 26
– Einschreibung 25
– erweiterte Medikationsberatung 57
– geführter 59
– Lösungsvorschläge 26
– pharmazeutische AMTS-Prüfung 26
– Schritte 25
– Schulung 24
Pseudodoppelmedikation 13
PTA, Aufgaben pDL 23–26, 34–35, 57
Pubmed 97

Q

QMS (Qualitätsmanagement)
– Amtsapotheker 25
– ApBetrO § 2a 24
– Pharmazierat 25
– Verantwortlicher 25
– Zertifizierung 25
QT-Zeit-Verlängerung 76, 86, 99
– Fall 2 126, 133
– Risikofaktoren 76
Qualifikation, Personal 4–5
Qualitätsmanagement s. QMS
Qualitätsmängel 64
Qualitätssicherung 100
Qualitätszirkel 50
Quittierung der pDL 28, 30, 100, 102
– erneute 29

R

Rahmenvertrag, Anlage 11 3
Ramipril, Fall 1 113–123
Rauchgewohnheiten 70
RCT (randomisiert-kontrollierte Studie) 96
Reaktionsfähigkeit, verminderte 74
Rekrutierung, Patienten 41–47
Resorption 13, 69
Rezertifizierung 5
Risikoerfassung hoher Blutdruck, pDL 4–5
Risikofaktoren 13, 70
Risikoprotokoll 102
Rivaroxaban
– Einnahmezeitpunkt 71, 117, 120
– Fall 1 113–123
Rote-Hand-Brief 98
Rückenschmerzen, Fall 2 138
Rücksprache, Arzt 82

S

SB-pDL (Sonderbelege zur Abrechnung der pharmazeutischen Dienstleistungen) 51–53
Scannen der Arzneimittel, externes 31–32
Schaufenster 46
Schiedsspruch 3
Schilddrüsenhormone
– Einnahmezeitpunkt 71
– Fall 1 113–123
Schilddrüsentablette, Einnahmezeitpunkt 117
Schlafmittel, Fall 2 125–138
Schlafstörungen
– Fall 1 113–123
– Fall 2 124–138
– Fall 2, Lösungsvorschläge 134, 138
– Fall 2, Ursachen 128
Schluckbeschwerden 71
Schmerzen, Fall 2 126–138
Schnittstellen zur Warenwirtschaft, AMTS-Software 84–85
Scholz online
– Eigenschaften 84–88
– Einbindung Patient, Fall 1 115
– häufige Beschwerdebilder 74
– Kontraindikationsprüfung 118, 130
– MDDI-Protokoll 132
– Nebenwirkungsanalyse 120, 129, 141
– Screenshots 62, 74, 92–93, 115, 118, 120, 129–133, 141
– Skalen zur Patienteneinbindung in Datenerfassung 62
– Visualisierung Datenerfassungsprozess 62
– Wechselwirkungsanalyse 131–133
Schulung
– AMTS-Software 88
– Arzneimittelanwendung 106
– Team 23–24
Schwangerschaft 70, 99
Schweigepflichtentbindung 28–29
Schwindel
– Fallbeispiel 1 113–123
– Lösungsvorschläge 121
– Selbstmedikation 119
– Symptome 118
– Ursachen 119
Screenshots
– MediCheck 89–90
– Medinspector® 91
– Scholz online 62, 74, 92–93, 115, 118, 120, 129–133, 141
Selbstmedikation 12, 43
– Fall 2 126
– Ginkgo 135
– ungeeignete 10
– verordnungsfähige OTC-Präparate 43
Selektivität 73
Seminar, Medikation unter der Lupe 37
Serotonin-Syndrom 76
Service, AMTS-Software 88
SGB V, § 129 3
SGLT-2-Inhibitoren, Fall 3 140–144
Skalen zur Selbsteinschätzung 59, 61

Sodbrennen
- Fall 2 125–138
- Fall 3 140–144
Software
- Ausstattung 32
- Schulung 24
- Tools 31–33
- Vergleich 84–88
Solifenacin
- Alternativen 134
- Fall 2 125–138
Sondengängigkeit 71, 99
Sonder-Pharmazentralnummern
- Polymedikation 6, 51, 53
- Polymedikation mit erheblichen Umstellungen 6, 43, 51, 53
Sonderbeleg, pDL 51–53
Sonderkennzeichen 53
Sonnenschutz 138
Sortierung nach bundeseinheitlichem Medikationsplan 101
Soundalike 10
Sozialgesetzbuch s. SGB V
Spritzen, Anwendungsprobleme 71
SPZN (Sonder-Pharmazentralnummer) 6, 43, 51, 53
Stabilität, Arzneimittel 72
standardisierte Risikoerfassung hoher Blutdruck 4–5
START-STOPP-Kriterien 99
Statine, Fall 2 125–138
Stillzeit 70, 99
Studien, klinische 96–97
Studientypen 96
Sturzgefahr 74, 76, 86
- Fall 1 115–123
- Fall 3 140, 144
Substitution
- Arzneimittel 79–82, 104–105
- Arzneistoffe, wichtige Aspekte 82
Suchkriterium 44
Symptome, akute 73

T
Tageszeit 69
Tamsulosin
- Einnahmezeitpunkt 71, 117, 120
- Fall 1 113–123
Team, Vorbereitung pDL 21
Teamschulung, Medikationsberatung bei Polymedikation 23–24
Teilbarkeit, Tabletten 71
Telepharmazie 31–32
Terminvergabe 41
Testmöglichkeit, AMTS-Software 88
Therapiedauer 12
Therapiehoheit, Arzt 67
Therapieleitlinien s. Leitlinien
Therapietreue 60–61, 71–72, 80
Therapieumstellung 6, 29, 43, 51
Therapieziele
- Fall 1 116
- Fall 2 127–128
- Fall 3 140–141
Thiazide, Sonnenschutz 138
Torasemid, Fall 3 140–144
Torsade de pointes, Fall 2 126
Transportproteine 13, 77
Triglyceride, Fall 2 125
Trinkmenge 121, 123
Triple Whammy 76, 86
- Fall 2 132
- Screenshot Scholz online 133
Typen, Medikationsanalyse 66

U
UAW s. Nebenwirkungen
Üben der Inhalationstechnik, pDL 4–5
Überwachung 79–82
Umfeld, häusliches 31
Umstellung der Medikation, erhebliche 6, 29, 43, 51
unerwünschte Arzneimittelwirkungen s. Nebenwirkungen
Unruhe, Fall 2 126–138
Update, AMTS-Software 84

V
Vereinbarung zur Inanspruchnahme einer pharmazeutischen Dienstleistung 4, 113
Vereinbarung zwischen Apotheke und Patienten
- Inhalte 28
- Kündigung 28–29
- Lang- und Kurzfassung 27
- Quittierung 28
- Schweigepflichtentbindung 28
Verfalldatum 64
Vergleich, Software-Tools 84–88
Vergütung 5, 51
- Begrenzung 49, 52
- Deckelung 49, 52
Verkehrstüchtigkeit 74
Verordnungskaskaden 7–8, 73
- AMTS-Software 85
- Schema 8
Verstopfung
- Empfehlungen, Fall 2 137
- Fall 2 124–138
- Ursachen 128
Verträglichkeit 69
Verwirrtheit
- Fall 2 126–138
- Ursachen 128
Vitamin D, Fall 3 139–144
VOASG (Gesetz zur Stärkung der Vor-Ort-Apotheken) 3
Völlegefühl, Fall 2 126–138
Vorbereitung
- Checkliste 22
- Team 21
Vorhofflimmern
- Anspruchsberechtigung 44
- Fall 1 113
Vorsorgevollmacht 27

W
Warenwirtschaftssystem
- Dokumentation 123
- Identifikation anspruchsberechtigter Patienten 44
Wechselwirkungen 8, 13
- Fall 1 118
- Fall 2 130–133
- Fall 3 142
- Nahrung 71
- pharmakodynamische 75–76
- pharmakokinetische 74–78
- zeitliche Aspekte 77
Weiterbildung
- Allgemeinpharmazie 5, 39
- Geriatrische Pharmazie 5, 39
Weitergabe von Daten 28, 30
Werbung 46
WHO, Definition Non-Adhärenz 72
Wiederholung der pDL 6, 29, 43
Wirkungsverstärkung 13
Wirtschaftlichkeit 36, 40, 42
Wortwahl, Arztkommunikation 105

Z
Zeitaufwand, Medikationsberatung 40, 49
Zeitersparnis
- Apotheke 40
- Software 84
- Arzt 15
Zeitmanagement 40, 41
zentraldämpfende Effekte 76
Zertifizierung, QMS 25
Zielgruppe, pDL 5
ZNS-Gängigkeit 13, 73
Zopiclon, Fall 2 125–138
Zusammenarbeit, interprofessionelle 11, 48–50
Zweitgespräch s. Abschlussgespräch

Die Autorin

Dr. Stefanie Brune

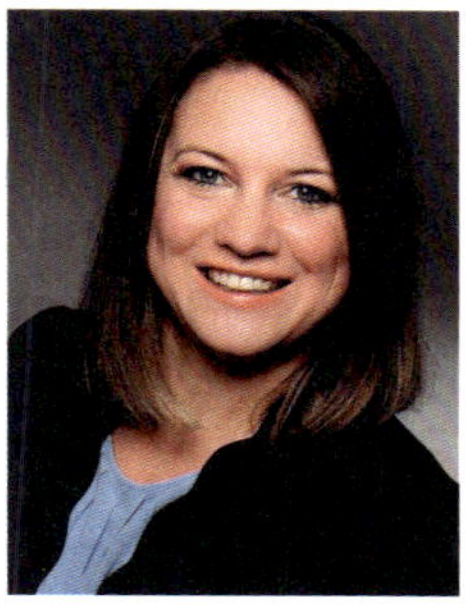

Dr. Stefanie Brune ist Apothekerin und leitet die medizinisch-wissenschaftliche Abteilung der ePrax GmbH, deren Hauptprodukt die Scholz Datenbank darstellt. Im Rahmen dieser Tätigkeit veröffentlicht sie regelmäßig Publikationen in Fachzeitschriften mit dem Themenschwerpunkt Interaktionen und hält Seminare zum Thema Medikationsanalyse mit der Scholz Datenbank. Frau Dr. Brune war und ist nebenberuflich auch als Apothekerin in der öffentlichen Apotheke tätig. Seit 2015 ist sie zertifizierte AMTS-Managerin im Rahmen des Programms Apo-AMTS der Apothekerkammer Westfalen Lippe. Sie ist außerdem seit einigen Jahren als Referentin für verschiedene Apothekerkammern tätig. Der Fokus liegt dabei auf dem Umgang mit Arzneimittelrisiken in Theorie und Praxis.

Endlich sind sie da –
Die pharmazeutischen Dienstleistungen!

Von Ina Richling und Constanze Schäfer
X, 89 Seiten. 25 farbige Abbildungen.
22 Tabellen. 12 QR-Codes. Kartoniert.
ISBN 978-3-7692-8059-3

E-Book, PDF. ISBN 978-3-7692-8184-2

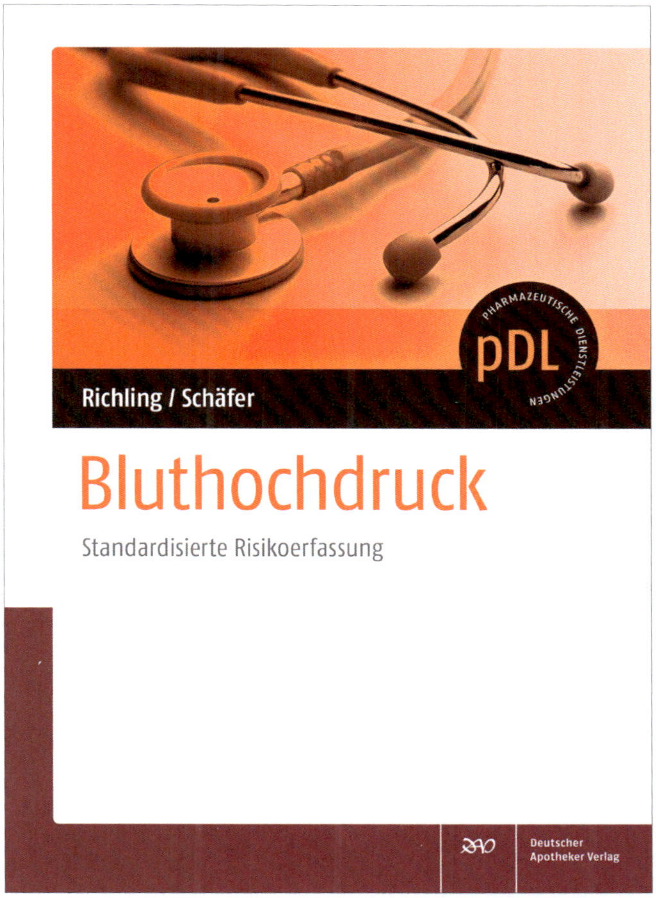

Die Dienstleistung **„Standardisierte Risikoerfassung hoher Blutdruck"** ermöglicht jeder Apotheke auf einfache Weise, ihr Angebot zu erweitern. Nutzen Sie diese Chance! Diese Arbeitshilfe bietet Ihnen die Grundlage dafür. Sie finden übersichtliche Informationen zur Entstehung der Hypertonie und die leitliniengerechte medikamentöse Therapie. Schritt für Schritt werden Sie durch die praktische Blutdruckmessung nach Standardarbeitsanweisung zur individuellen Beratung und anschließender Abrechnung geführt.

In dieser Arbeitshilfe finden Sie ergänzend:

- Rechtliche Vorgaben zum Umgang mit Medizinprodukten/ Blutdruckmessgeräten
- Häufig gestellte Fragen und Fallbeispiele
- Wissenswertes zum Qualitätsmanagement
- Arbeitshilfen und Formulare als Kopiervorlage

Stärken Sie Ihre Apotheke vor Ort!

Deutscher Apotheker Verlag

www.deutscher-apotheker-verlag.de

Gut beraten – befreit atmen

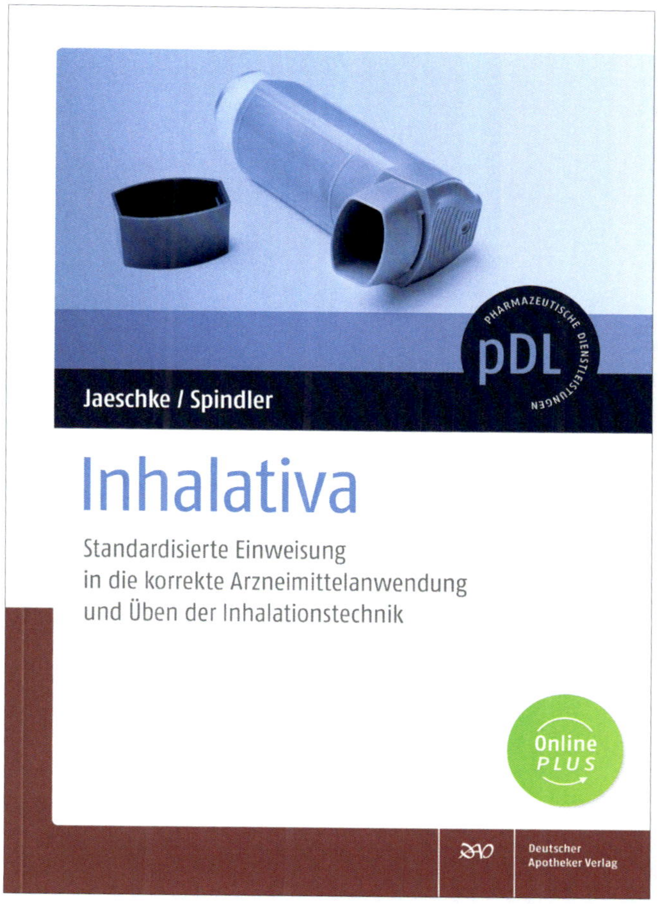

Von Robert Jaeschke und Thomas Spindler

X, 165 Seiten. 189 farbige Abbildungen.
13 Tabellen. Merkblätter und Monitoringbögen zum Download von www.Online-PlusBase.de.
Kartoniert.

ISBN 978-3-7692-8061-6

E-Book, PDF. ISBN 978-3-7692-8184-2

Nur die korrekte Anwendung von Inhalationsgeräten garantiert eine optimale Wirkung. Patientinnen und Patienten profitieren daher von einer präzisen Anleitung und Betreuung in der Apotheke. Nutzen Sie die Möglichkeiten der neuen pharmazeutischen Dienstleistung „Erweiterte Einweisung in die korrekte Arzneimittelanwendung mit Üben der Inhalationstechnik"! Dieses Buch bietet Ihnen professionelle Hilfe und Unterstützung.

Die Herausgeber und Autoren sind erfahrene Experten für die Betreuung inhalativer Therapien bei Kindern, Jugendlichen und Erwachsenen. Sie haben unterschiedliche Schwerpunkte und beleuchten das Thema aus verschiedenen Perspektiven:

- verwaltungstechnische Regularien und Rechtsrahmen zur Erbringung der pDL mit Hinweisen zu Dokumentation und Abrechnung
- aktuelle Standards bei der Therapie von Asthma und COPD sowie erkrankungsspezifische Besonderheiten
- physikalisch-technische Grundlagen der Inhalation
- Besonderheiten von Inhalationsgeräten in Bezug auf Technik und Anwendung
- Anleitung zur praktischen Umsetzung der Dienstleistung in der Apotheke mit SOP
- Hilfestellungen zum Setting und zur Kommunikation für eine qualitativ gute Beratung und Instruktion

Die Inhalte sind praxisorientiert in unterschiedlicher Tiefe und Detailliertheit aufbereitet. Das Buch eignet sich für Neulinge und erfahrene Fachkräfte – Sie wählen zum Einstieg in die Materie die individuell für Sie passende Intensität!

Hilfreiche Arbeitsmaterialien, wie gerätespezifische Merkblätter zur Mitgabe an Patienten und Patientinnen und separate Monitoringbögen bzw. Checklisten für jedes Device ergänzen das Paket. Diese stehen Ihnen zum Download auf Online-PlusBase zur Verfügung.

Deutscher Apotheker Verlag

www.deutscher-apotheker-verlag.de